# Blood
# Relations

# 征血

## 推动人类遗传学的
## 血液输送史

### Transfusion and the Making of
### Human Genetics

[英] 珍妮·班厄姆 / 著
Jenny Bangham

依然 / 译

北京联合出版公司
Beijing United Publishing Co.,Ltd.

**图书在版编目（CIP）数据**

征血：推动人类遗传学的血液输送史 /（英）珍妮
·班厄姆著；依然译. -- ：北京联合出版公司，
2023.7

　　ISBN 978-7-5596-6775-5

　　Ⅰ.①征… Ⅱ.①珍… ②依… Ⅲ.①医学遗传学
Ⅳ.①R394

中国国家版本馆CIP数据核字（2023）第048974号

审图号：GS（2023）1862号

# 征血：推动人类遗传学的血液输送史

[英] 珍妮·班厄姆（Jenny Bangham）　　著

依然　译

出 品 人：赵红仕
出版监制：刘 凯　赵鑫玮
选题策划：联合低音
特约编辑：王冰倩
责任编辑：夏应鹏　管 文
封面设计：小椿山
内文排版：黄 婷

关注联合低音

北京联合出版公司出版
（北京市西城区德外大街83号楼9层　100088）
北京联合天畅文化传播公司发行
北京美图印务有限公司印刷　新华书店经销
字数225千字　710毫米×1000毫米　1/16　26.5印张
2023年7月第1版　2023年7月第1次印刷
ISBN 978-7-5596-6775-5
定价：80.00元

致我的父亲，J. 安德鲁·班厄姆（J. Andrew Bangham）

# 目 录

# 血液、文件与遗传学

Blood, Paper, and Genetics

1939 年 7 月，英国公民第一次响应全国范围内的献血呼吁。战争迫在眉睫，卫生部希望覆盖全国的输血服务[1]能有助于缓解空袭导致的流血损失。在伦敦、曼彻斯特和布里斯托尔，数万人响应报刊、街边海报和广播中的广告，去往当地医院接受耳垂或指尖穿刺。征募中心里，护士从每名志愿者的血样中抽出几滴，滴入玻璃试管，用生理盐水稀释，再将其交与受过专业训练的血清分析员，他们负责鉴定献血者的"血型"——这一步骤对确保献血者和受血者血型相容至关重要（图 0.1）。在护士和血清分析员处理血液的同时，文员将献血者的姓名、地址和整体健康状况填入表格和索引卡片。几天后，每名志愿者会收到邮政系统寄送的献血卡，卡片的不同颜色对应不同血型，有了它，志愿者就对响应献血要求做好了准备。输血一事并非创新，在一些国家，地方范围的小规模输血机构已运作了将近 20 年，然而这是英国政府首次直接向其民众呼吁献血。人们对刚刚拉开序幕的战时动员热情极高，到 7 月底，应急输血服务（Emergency Blood Transfusion Service，EBTS）已将十万

---

[1] 输血服务：一种行政机制，负责管理输血用血液和血液制品的组织或医院部门。——译注（下文若无特殊说明，均为译注）

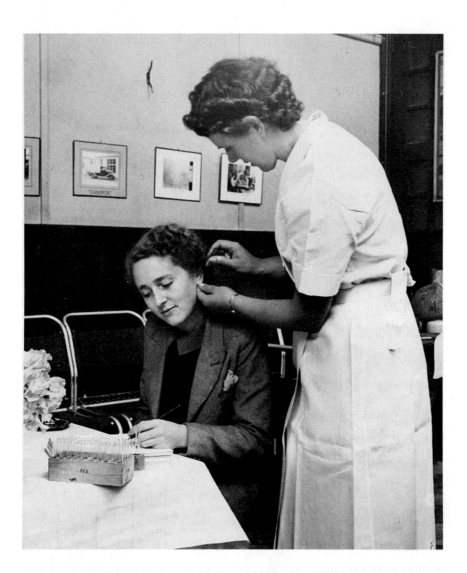

**图 0.1**　照片内容为一名献血者在位于斯劳（Slough）的西北伦敦血液供应站（North West London Blood Supply Depot）采血，以鉴定血型。一名身着白色制服的护士站在献血者身旁，通过耳垂穿刺采集血样。在铺着平整桌布的桌子上，一束鲜花旁边摆放着木制试管架，架内装有收集小量样本时所用的试管。该照片是 1940—1943 年应急输血服务的系列宣传照之一，它呈现了供应站的安宁氛围，以及献血者的平静姿态。21 厘米 ×16 厘米，感谢牛津大学博德利图书馆（Bodleian Libraries）提供翻印授权

人登记在册。持有献血卡成了英国民众为战争事业做贡献的新方式。

在英国人民聚力献血支持国防的同时，科学家也视这次大规模采血为机会，寻求遗传学上的进展。英国医学研究委员会（Medical Research Council, MRC）的一群遗传学家已经在开展一个项目，期望以血型为突破口，将人类遗传学转变为一门依托数学、精确严密的科学。其中包括统计与遗传学家 R. A. 费希尔（R. A. Fisher），他供职于伦敦市中心的伦敦大学学院（University College）下属的高尔顿血清学实验室（Galton Serological Laboratory），刚刚被任命为优生学教授。费希尔相信，血型或许可作为诊断遗传疾病的工具，以及用来测试理论演化模型的数据。面对 7 月拥来的大量志愿者，输血服务的策划者求助于高尔顿血清学实验室，急需他们对血型鉴定提供援手；费希尔视此为拓展自身研究规模的绝佳机会。他的同事，也是血清学家的乔治·泰勒（George Taylor）和实验室的其他成员开始着手培训数百名年轻女性，教她们掌握分辨血型的技术。与此同时，费希尔和他的秘书芭芭拉·辛普森（Barbara Simpson）转录了成千上万张献血卡上的血型鉴定结果，将临床信息转化为遗传多样性数据。伦敦的献血者并不知道科学家正在将他们的血液变为研究遗传学多样性的宝贵资源，然而事实是，他们就这样参与了人类历史上的一场早期大规模人类基因调查。

本书探究的是采集、运送和输受血液如何为 20 世纪中期人类遗传学奠定基础。1939 年 7 月是二者产生联系的重要时间点。自 20 世纪 20 年代以来，输血逐渐从危险的外科手术范畴转化为常规治疗。这变化得以发生，部分是由于人们了解了输血成功率可以通过关注献血者和受血者的血型而得到提高。随着输血逐渐普及，登记的献血者数量渐长，记录血型鉴定结果的清单也越来越长。与此同时，对人类遗传学和优生学感兴趣的研究者需要面对一个新生事物：在 20 世纪 30 年代，学界认定人类血型的遗传遵循遗传学先驱格雷戈尔·孟德尔（Gregor Mendel）预测出的明确规律。对许多人而言，最先得到分辨的 ABO 血型系统代表着通向测绘人类染色体和了解"种族"这两个目标最有希望的路径，在认为人类遗传学需要更加稳固根基的人士看来，研究血型极为重要。输血服务产生的大量行政文书为这项科学事业提供了绝佳的原材料。在战争前夕的英国，输血和遗传学研究首次通过社会公共机构建立起联系。血型遗传学研究者越发参与到输血服务的实际操作中，成为其不可或缺的一部分，而在之后的 20 年里，输血服务和遗传学研究一直联系紧密。战时输血服务令数量可观的人员进入行政管理系统，在其中，人类的遗传学差异可以得到定义与详解。

此后的 20 年间，英国和世界各地的输血服务令研究人类遗传和多样性的学者接触到大量数据。作为回报，遗传一致度和遗传过程的研究也极大推动了安全取用人类血液技术的进步。第二次世界大战后，费希尔的实验室"重生"为两个位于伦敦切尔西区、隶属于李斯特预防医学研究所（Lister Institute of Preventive Medicine）的新实验室。其中，血型参比实验室（Blood Group Reference Laboratory）由血液学家亚瑟·穆兰特（Arthur Mourant）统领。凭借自身的科学管理天赋，他日后成为人口血型多样性领域的世界级权威。作为邻居的血型研究小组（Blood Group Research Unit）则由罗伯特·雷斯（Robert Race）执掌，他与英美两国的医生和血清学家关系密切、融洽，因而成为血型遗传学的领头人。在实操输血服务工作的同时，两个实验室也开展遗传学研究。他们的努力建立起了一个早期全球人类群体遗传学数据库，以及首次详细分析了人类基因位点。作为率先得到确认的人类遗传性状之一，血型预示了人类遗传学有潜力具有的形式：基于严密数学计算和大量数据。此外，上述一切成就中的大部分都是在 20 世纪 50 年代末人类遗传学和医学遗传学领域受世人瞩目之前取得的：此时，DNA 结构尚未被发现，染色体变化和复杂病理状况间、生物学分子的结构和遗传病间的联系也尚未得到认识。[1]

如今，我们中有很多人都熟悉这样的响亮说法：通过遗传学可以窥见有关人口特性、家庭关系和生物学世系的秘密，还可以预测关键的健康状况。[2] 本书将讲述我们是如何对遗传学产生了这样的认识。现代遗传学不仅仅是理论成就或实验科学的胜利：它的起源根植于国家主义和 20 世纪中叶的政治形势，根植于实验室和诊所间物质材料和知识的流通，还根植于管理工作单调乏味的现实。[3] 西奥多·波特（Theodore Porter）反思了人类遗传学依托于大量精神病院文书记录的早期历史，提醒我们，是"军队、监狱、移民局、人口统计局和保险公司中的巨大数据文件柜"令遗传学研究成为可能。[4] 在这一点上，20 世纪中叶的血液供应站扮演了核心角色。这段遗传学历史的舞台中央站着血液、身体和行政管理系统。

对于这一形式的人类遗传学而言，英国是重要地点。在常规输血逐渐步入正轨的 20 世纪 20 年代，全球版图最大的大英帝国是一张由无线电和电报通信、航运线、贸易联系、政府行政管理机构和殖民人口构成的网络，而英国则处于它的中心。尽管帝国江河日下，英国政府仍清晰地认识到英国在帝国的广袤辖地中拥有核心地位，以及若想保持这个地位，需要科学来扮演何等角色。[5] 第二次世界大战后，通过参与联合国（United Nations, UN）等组织的工作，英国的科学家彰显出自信，认为自己有能力创建符合战后国际主义世界秩序的理性氛围。[6] 此外，长久以来，英国的技术专家官员一直都志愿肩负推动社会进步的责任，这有助于在民众间塑造出献血造福全人类的观念。[7]第二次世界大战期间，英国政府建立了涵盖输血服务的全国性统一规划应急医疗保健制度，它为和平年代的国民医疗服务体系（National Health Service，NHS）打下了基础。由于这一公共机构及其前身的存在，本书将英国作为个案研究对象，探索血液和遗传学间关系，这能够令研究具有高针对性，国民医疗服务体系的前世今生，以及根植于特定时期的历史实录，展现科学研究如何受战时公众医疗保健服务影响发生巨变，之后又如何同遗传学领域意图重建自身形象而采取的人类共同性以及国际主义的说辞联系到一起。

## 材 料

血型是什么？它不是看得见、摸得着的实体，而是血样的免疫学特性，可以通过一系列简单测试推断得出。1939 年，犯罪小说家多萝西·L. 塞耶斯（Dorothy L. Sayers）在她的短篇小说《血祭》（*Blood Sacrifice*）中呈现出血型分类的神秘，也呈现出它的平凡。塞耶斯的故事与其说是犯罪惊悚题材，不如说更像着重心理元素的正剧。叙述者是剧作家约翰·斯凯尔斯（John Scales），他在自己的剧院外目击了一场危及生命的车祸。夹在清醒与幻觉间的他看着一名医生将剧场空旷的舞台变为临时手术室，准备输血救人。鉴定在场意欲献血者的血型时，医生用的是手边一切可用的东西，包括一个施有粉色蔷薇图案釉面的瓷碟。斯凯尔斯观察着医生的一举一动，后者仔细地用油彩笔在碟子上画圈，将血滴入碟子，然后加入鉴定血清：

血液与血清相遇混合……斯凯尔斯垂眼凝视着碟子。发生什么变化了吗？这些小小液滴中……有没有哪个开始凝固、分裂成小颗粒，就好像有人在上面撒了红辣椒粉？他不确定。碟子靠近他的一侧，上面每个液滴都一模一样。他再次读了一遍标签；再次注意到一朵粉蔷薇在烧制过程中被蹭花——这朵粉蔷薇——这朵粉蔷薇真是奇怪——但它有什么可奇怪的？一个液滴明确开始变了。它的边缘逐渐形成一个固态圆环，辣椒粉般的微小颗粒颜色开始变深，越来越明显。[8]

斯凯尔斯看到的是医生在按常规鉴定血型。操作过程中，一系列的鉴定血清或许能（又或许不能）导致红细胞凝集，也就是"凝结"成为"辣椒粉般的颗粒"。不久后，医生走了过来，"使用便携式显微镜仔细检查样本"。他轻轻舒了一口气，直起身来："未见凝集迹象……咱们可以放心了。"[9]对于医生而言，凝集的规律可以显示出受鉴定血液的"型"，因此也就可以明确它能否用于具体某次输血。塞耶斯的描绘使血型鉴定同时具有神秘、平凡（发生在餐碟上）以及专业（需要一名配备显微镜的医生凭专业知识解读）的色彩。鉴定步骤结束后，医生告知了斯凯尔斯他的血型，可斯凯尔斯却还是不清楚这是什么意思。

斯凯尔斯并非孤例。即便是到了 20 世纪 30 年代末，也很少有人知道自己的血型。尽管此时外科医生及普通医生已经对血型不再陌生，但在英国和欧洲的其他国家，绝大多数地方对于输血的推行仍旧不全面，而且仅限于本地，甚至连血型的名称也都没有彻底统一标准。在登记时，现实中的献血者和斯凯尔斯一样感到困惑。响应早期战时献血动员的一名志愿者——他明显为成为献血行动的一分子而激动不已——讲述了接受检测及之后收到一张 O 型血告知卡的两段奇异经历。据他回忆，他对收到的血型信息不明所以，但后来在得知"'O 型'血特别神奇，能和任何人的血混合"时高兴极了。[10] 在上述现实和虚构事例中，人们对于血型的反应凸显出血型是隐藏的，看不见也摸不着；人们凭自身分辨不出血液的这项特性，得靠献血卡告知他们。

与此同时，对于血清学家和医生而言，血型是可以创建的对象（图 0.2）。在血型初次得到定义的 19、20 世纪之交，它们是用于将人归入不同群组的分类学类别。维也纳的免疫学家和血清学家卡尔·兰德施泰纳（Karl Landsteiner）观察到在载物片上混合自同事体内抽取的血液，经常（但不总是）会导致红细胞凝结成块，或称凝集。兰德施泰纳归纳自己观察到的凝集规律，将被采血者分成数组，这些组别最终统一为 A、B、O 和 AB。在瓷质或白色玻璃质载物片上，或在试管中，鉴定出的血型是罗列血清学关系规律的工具。"血清"是血液中液体部分的名称，它在血液凝结时会分离出来。"血清"一词来自拉丁语单词"乳清"（serum）。来自人体和其他动物体内的血清会含有抗体以及其他可溶性蛋白质。兰德施泰纳的操作属于血清学领域。自 19 世纪 80 年代起，细菌学家和免疫学家就在利用血清辨别细菌，以及进行动物（后来还包括植物）分类。[11] 兰德施泰纳向世人展示，血清学技术也可以用于分类健康人类——不久之后，这一科学发现就让对种族有兴趣的人士大受启发。

与此同时，对兰德施泰纳和其他免疫学家而言，血型（Blutgruppen）[1] 不仅是分类学类别，也指代生物化学实体。兰德施泰纳和他的同事明白，他们观测到的凝集规律是一个简单免疫学反应的产物。可

---

[1] 原文为德语。

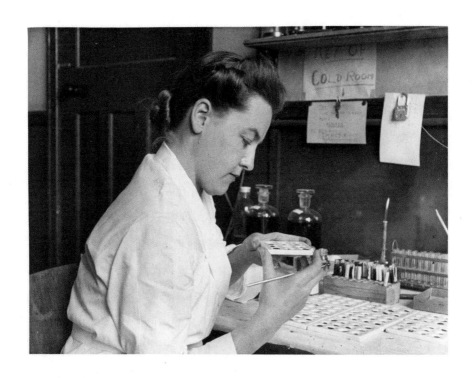

**图 0.2** 在西北伦敦血液供应站进行的"血型鉴定"(group determination)照片,摄于1940—1943年。一名女性血清分析员身着干净整洁的实验服,正在检视白色瓷质载物片上的凝集反应,载物片上有供血液混合的小凹槽。供应站的实验室经常使用"瓷砖"(tile)技术分类血液。在成排载物片的后方摆着木制试管架,架上有贴有标签的试管,其中盛装的是经过稀释的献血者血样。21厘米×16厘米,感谢牛津大学博德利图书馆提供翻印授权

溶性抗体（时称"凝集素"）可以与抗原（"凝集原"）结合，从而导致血样中的红细胞聚在了一起（凝集）。兰德施泰纳等免疫学家知道 A 型血的人红细胞中带有"A"抗原，B 型血的人有"B"抗原，AB 型血的人二者皆有，O 型血的人二者皆无。[12] 免疫学家也明白，瓷质载物片上的血清凝集规律是红细胞表面上特定蛋白质抗原的表征。在这些科学家看来，血型是真正存在的生物化学实体，可通过血清处理观测到。

兰德施泰纳等免疫学家以及当时其他所有人都没有意识到的是，血型和输血有关。在 20 世纪的最初十年间，将血液自一人体内转移至另一人体内的操作风险实在过大，所以导致血液的相容性不受学界重视，对其的研究也仅限于理论层面。但在第一次世界大战后，越来越多的外科医生开始采用血液保存技术防止血液凝结堵塞注射器，输血的可行性逐渐拓展。医院开始为愿意献血的人建立名单，他们之中包括医学生、病人家属和护士。在 20 世纪 20 年代，随着血液采集工作的行政管理系统不断发展扩张，临床病理学家（他们接受过训练，能利用血清学技术对传染性微生物分类）开始将他们的专业知识用于人类血液。此时，人们对"输血的成功取决于献血者和受血者的血型"一事的认识已较之前明朗了许多——A 型血和 B 型血互不相容，但 O 型血总体上适用于任何受体。因此，医院记录下的献血者名单变得更长，登记簿和索引卡片承载的血型拥有者清单不断积累，血液的流通速度更快，距离也更长。血型的故事有关血液在战场和手术台上的灵活性，以及其随着第一次世界大战后输血的逐渐普及而与日俱增的流动性。

到了 20 世纪 30 年代，对于输血服务的工作人员而言，血型鉴定的操作步骤已经相对简单，可以就地开展，使用日常实验器具便能完成。然而也需要高度专业的材料：血清。动物血清已经在细菌学和公共卫生领域拥有核心地位：研究者向家兔或豚鼠体内接种特定微生物，之后将它们产生的抗体用作诊断试剂以分类细菌；这些抗体也广泛用于治疗接种所用微生物导致的疾病。"血清疗法"就是所谓的被动免疫，目的是增强病患免疫系统的功能。[13] 到了 20 世纪 20 年代，负责制作和分发动物血清的机构已经成为当时公共卫生机制不可或缺的一部分，血清的相关标准由国际联盟（League of Nations）[1] 协调制定。[14] 输血的普及使得一些机构开始专门制作内含血型鉴定所用抗体的血清。血型抗血清——有时是液态，有时是冷冻状态，后来则经过冷冻干燥处理——经常源自人类血液本身，随着血型鉴定的推广，它成为至关重要的材料，在多家输血中心间流通。本书讲述的几间实验室日后就是通过血清成品巩固自身权威，因此得以向全国上下的血液供应站索要样本和数据。负责血清流通的机构也成了拓展、细化血型遗传学研究的中心。

如果说以上都是实验室中需要"上手"的工作，血型也有需要"动笔"的一面，那就是文书工作。作为"科学簿记"（scientific bookkeeping）工具的书面规程、登记簿、索引和记录卡片，可以产生或限制有关自然世界的知识。[15] 血型看不见也摸不着，它们的存在有赖于血样、载物片、移液管和测试的空间排布——以及纸和笔。[16] 血型是人为设计出来的分类标记，用于归纳和解释观测到的凝集规律。在图 0.3 中，一名血清分析员正在分析瓷片上的凝集规律，把血型符号直接写在瓷片上。[17] 随着"直接"输血（用导管连接献血者和受血者的身体）逐渐由更简便的"间接"输血（用血瓶或注射器盛装捐献出的血液）所取代，脱离人

---

[1] 国际联盟：成立于 1920 年 1 月，是史上首个以促进国际合作，维持国际和平与安全为目的的跨政府组织。国际社会普遍认为它是联合国的前身。国际联盟于 1946 年 4 月被新成立的联合国取代。

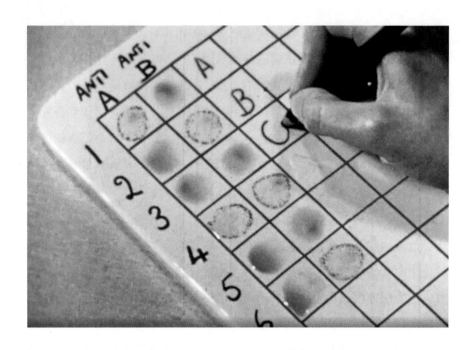

**图 0.3** 彩色影片《血型鉴定》(*Blood Grouping*, 1955) 截图。本片的拍摄目的是向医学生和实习医生展示医院化验室使用的一些常规血型鉴定技术。影片的这一部分解释了如何在白色瓷质载物片上准备、分析和记录血型相关血清学反应。六份未知的血样（每份对应一行）已经和抗 A、抗 B 这两种抗血清（每种对应一列）相混合。一名操作员正在观察哪些反应导致了凝集——现象为血液凝结成辣椒粉样的颗粒。操作员用油脂蜡笔将对反应结果的分析记录在瓷质载物片上。影片摄于伦敦麦尔安德医院（Mile End Hospital）的血型化验室。西里尔·詹金斯制片有限公司（Cyril Jenkins Productions Ltd.），《血型鉴定》[ 帝国化学工业有限公司（Imperial Chemical Industries Limited），1955]，片长 20 分 33 秒，有声，彩色。截图时间为 00：05：07。惠康博物馆（Wellcome Collection），伦敦，https://wellcomelibrary.org/item/b17505963

体的血液需要得到标记，才能保证献血者和受血者身份无误。随着血液和其标记的运输范围越来越广，速度越来越快，20 世纪 30 年代，新的保存技术出现，国际社会也在着力为血型的命名制定标准。[18] 待到第二次世界大战期间，经由抗凝剂、冰箱、抗生素和用于冻干血清和血浆的分离机的帮助，血液得以保存长达两周之久。经过保存处理的血液要靠血瓶、冰箱、货车、电话以及邮政网络四处运输，统筹一切的正是文件，许许多多、大大小小的纸质文件。通知特定献血者在某时某地采血的信函、决定血液目的地的标签、在输血中心和医院间传递的索引卡片——这一个个文书环节成了献血者、血瓶和病患间的纽带，让血液得以传递下去（图 0.4）。为了确保输血的结果可以回溯至具体某次献血，应急输血服务采用了可以系在血瓶上也可以自血瓶上取下的标签，由此跨越时间和空间，将献血者和受血者联系起来。

自 20 世纪的最初十年以来，血型也逐步固化为"遗传学"研究对象。[19] 20 世纪 20 年代，德国保险精算师和数学家费利克斯·伯恩斯坦（Felix Bernstein）将新型数学技术应用在自献血者处收集来的血型鉴定结果之上。利用这些数据，伯恩斯坦证明 ABO 血型——其中的 ABO 抗原——的遗传是通过可能存在于一个基因位点上的三个等位基因 A、B 和 O。和血型一样，这些等位基因无法直接观察到，但可以通过凝集规律和纸笔计算推断出来。[20] 人们就 ABO 血型具有明确遗传规律一事达成共识，这令血型有潜力在一系列崭新领域中得到应用，在急于将孟德尔式遗传学技术用于人类的科学家看来尤其如此。

在德国，这一发展的一个直接后果显现在司法鉴定领域。20 世纪 20 年代结束前，血型已经在数千起亲子鉴定中作为证据。[21] 在英国，血型则获得了另一个用处：在为人类遗传学的研究方法设计新标准时，科

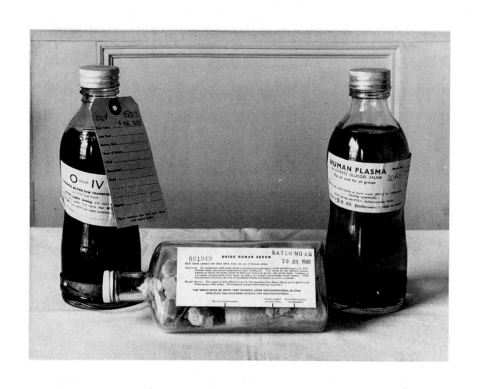

**图 0.4** 照片内容为血瓶上的纸质标签，血瓶内盛装的是（自左至右）全血、干燥血清和血浆。该照片是 1940—1943 年间应急输血服务的系列宣传照之一。全血的标签上以大号字印着血型的官方名称（O）以及它仍有部分人使用的别名（IV）。系在瓶颈上的附加表格在输血完成后填写，而后送还血液供应站；其上的信息包括：采血日期、用血日期、用血原因、病患姓名、输血结果，以及医院名称。21 厘米 ×16 厘米，感谢牛津大学博德利图书馆提供翻印授权

学家参考了血型数据。到了 30 年代，遗传学家在研究理论群体遗传学、测绘基因多样性，以及探索更加复杂的人类性状的遗传性时，都把血型作为基础。在剑桥和伦敦的实验室中，血型鉴定的结果经由数学加工，转化分解为基因型（决定一个性状的数组基因，此处的"性状"指血型）。基因型则成为针对遗传形式和多样性的试验工作对象。血型记录在输血中心和医院作为临床工具，而在遗传学实验室中则变身为研究客体。

文件平整、便宜且灵活，可以从血液供应站中取出，在其他社会群组手中转换角色。[22] 文件形式的血型流通便利，也能在血清学实验室、采血中心、人类学信息交换中心和医院中承担其他用途。输血记录的流通使得医生和科学家间建立了全新的联系：寄送血清时附带的信函决定了二者间交流的形式；血样上的标签令献血者和病患的身份对研究的方法和结论造成影响。[23] 这些独立且可分类整理的血型记录成了理想的遗传学研究材料：与依托数学、数据众多的现代遗传学相契合。输血的实际操作成了由理论组成并由纸质记录承载的客观遗传学研究的基础。[24] 因此，迅速发展的输血医疗行政管理系统不仅影响了科学研究的组织形态，也成为新形式人类遗传学的物质根基本身。[25]

## 身 体

尽管我对新形式人类遗传学的文书方面着墨颇多，但这并非一场不流血的革命。人类遗传学的进步不光需要文书工作和无色试剂，也需要血管里流淌着鲜血的人。放血一事并不困难：血液可以从伤口中流出，在不合适的地方留下痕迹，带来麻烦。但它也不简单：采血具有潜在危险，它的过程有可能复杂混乱，一些时候还会造成痛苦。就像纸品有长处和局限，人体也一样。不论目的是研究还是治疗，采血都需要针管、棉花球、血瓶、消毒器具、专业训练和说服力。此外，脱离人体的血液一贯富于意义。唐娜·哈拉韦（Donna Haraway）阐明了它的暗示性显然无可回避："这红色的液体太过有力，而对于血债的记忆又太过新鲜，即便是思维最为谨慎实际的人也会产生联想。"[26]

历史、文学和人类学研究已经指出，在不同历史时期和不同文化中，血液具有多种多样的含义与功能：作为宗教崇拜的对象、个人与群体身份定位的依托，或是种族纯洁性的象征。[27]这些有关血液的往事令一些人凝聚在一起，又将一些人排除在外。分享血液的仪式意味着忠诚和归属，而有关盗取血液的传说则表达出对殖民统治的忧虑和反抗。[28]献血者受到"献血是公民义务"或"献血有助于保家卫国"等言论的劝说。[29]恐怖主义暴行发生后，长长的献血志愿者队伍昭示了悲痛、震惊和支持。[30]对禁止男同性恋者献血的政策的抗议活动构建并巩固了多个社群。[31]人们赋予血液的这些不同含义深刻影响了献采过程中医务人员和献血者的互动。[32]在本书的叙述中，在不同时间地点发生的献血和受血彰显了人们对于家庭、社区、民族、国家以及全人类的支持和奉献。

想要重建人们选择给予或获得血液时的背景环境，就需要关注是**谁**的身体成了遗传学研究的对象。[33]因血液流通而建立的关系深远地影响了可采集数据的种类和数量。本书形容的采血过程发生在知情同意原则和正规的生物伦理学得到采用之前。[34]然而，围绕血液展开的互动形式很大程度上取决于社会公共机构这种互动发生地，也取决于献血者、医生和科学家间的权力关系。[35]这样的接触出现在种类繁多的政治环境中：例如由受大英帝国官方支持的科学家在肯尼亚乡村发起，或由医生在英国医院发起，又或由护士在战时移动采血点发起。采血者（通常是科学家、医生和护士）的权威和他们让献血者置身的环境（医院、战时工厂、学校、自己家中）影响了采血者接触献血者的频率和可以取用的血液量。

而这又意味着，上述地点、人员和背景环境决定了可以获得多少数据，哪些采样策略可行，谁可以保证多次供血，以及能否收集到家族数据。换言之，地点和权力关系深刻影响了血液来自谁，以及如何处理采来的血液。在一些地方，采血者可以一次次拜访献血者重复采血，也许还可以收集到一些家族所有成员的血液；而在另一些地方，可行的只有单次采血。这些不同形式的互动导致的结果是，一些种类的样本适用于多样性研究，另外的一些适用于测绘连锁遗传，还有一些则适用于阐明新血型或者新蛋白质。采血发生时，存在的权力关系赋予了采集和分析加工的形式与含义，对血液来说如此，对数据来说亦是如此。

本书讲的是血液跟遗传学这一研究亲缘关系的正规学科之间的实际联系。**血液和亲缘关系**间存在强烈的比喻意义上的关联。在字面定义中，"血"是"流淌在……动脉、毛细血管和静脉中的红色液体"，但在过去 800 余年间，英语中"血"一词也带有比喻义，指遗传特征、世系、出身、家庭和民族。[36] 经过引申，"血"可以用来形容生物学上的关联。即便是在当今的人类学研究中，"血"一词也经常用作"生物学相关性"的同义词。[37] 因此，在讲述遗传学和输血间的联系的过程中，关注上述字面含义和比喻义是如何——以及如何没能——交织在一起颇为引人深思。

在许多地点和环境内，交换例如血液、器官和精液等人体物质可以造就超越家庭和种族的团结感以及社群。[38] 在常规输血操作的初年，许多人注意到血型相容与否并不遵循预期的亲缘规律：家庭成员间经常不能相互供血。[39] 基于此现象，20 世纪 50 年代的电影、宣传册和小说称血型相容性可以打破并消弭传统的"家庭"和"种族"概念，因此在终结种族不平等方面格外有力。1952 年上映的电影《紧急呼叫》（*Emergency Call*）宣告："全世界白种人、黑种人、棕种人和黄种人的血液都一样。"[40]

在现实中，脱离人体的血液通常依照熟悉的路线流淌。[41] 血液分享通常密切遵循家庭（以 20 世纪 20 年代限于当地的输血操作为例）、种族（诸如美国基于血统的隔离政策）和国籍（在英国战时动员期间）的亲疏关系。[42] 因为血型遗传学有赖于输血服务的基础结构和相关社会行为，所以研究受到行政管理的区划和结构影响，这经常会加剧种族间权力关系的不平衡。

与此同时，实验室里的科学家通过交换血样和同事建立并维持关系。研究者例行将血样送往位于其他机构和国家的同事处，以巩固相互间的职业和社交纽带。许多实验室视自身员工的血液为易于获取的测试用试剂，这证实了机构对采血操作的形式影响深刻。战时输血服务惯常在工厂和办公楼中征募大量献血者，采集他们的血液。这类外出采血依托于同事、社群、种族和家庭间的关系（图 0.5）。血液的传递和交换遵循国家、阶级、友谊、机构团体以及种族的形态和界限——血型由此可以反过来用于确认家族谱系和测绘遗传多样性。人类遗传学的产生有赖于通过血液交换形成并细化的社会关系。

这些具有社交意义的交换也令人关注人类遗传学究竟是何种科学，以及研究它的是何种科学家。本书讲述的许多实验室主管都是天才管理者，要管理数据、血样、人员和各类网络。他们也展现出有助于确保血液和文件流通的交际能力。罗伯特·雷斯和露丝·桑格（Ruth Sanger）

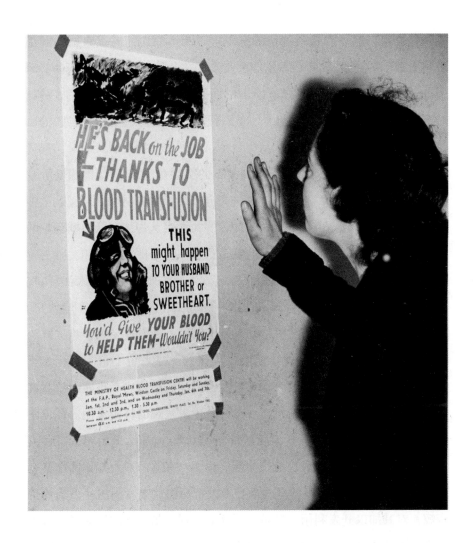

**图 0.5** "这有可能发生在你的丈夫、兄弟或男友身上。你会为他们献血的，对吧？"在一幅像是摆拍的照片中，一名女性看向应急输血服务的征募海报。海报从亲缘关系出发动员献血，让这名女性感受到自己的血液也许可以拯救亲人或爱人的生命。海报下方附加的短笺通知读者，"1 月 1 日、2 日和 3 日（周五、周六和周日）以及 1 月 6 日和 7 日（周三和周四）的上午 10:30—12:30，以及下午 1:30—3:30，卫生部输血中心会在位于温莎城堡（Winsor Castle）皇家马厩（Royal Mews）的急救点开展工作"。该照片是 1940—1943 年应急输血服务的系列宣传照之一。感谢牛津大学博德利图书馆提供翻印授权

活跃且友善，这令有研究价值的样本可以流通到他们的实验室；穆兰特频繁通信的习惯确保了英国皇家人类学学会（Royal Anthropological Institute，RAI）能收到源源不断的纸面数据。与此同时，这些材料也对实验室性别分工造成了影响。上述管理者雇用了大量女性作为文员、秘书、统计员和图书管理员，从事分拣、罗列和分析血型及记录。按费希尔的说法，她们做着遗传学中"真正的实验室工作"。[43]女性血清分析员做常规血型检测，并进一步关注和分析疑难血清学现象。实验室主管相信她们尤其适合血清学研究，而这些女性也认为这个新领域对她们尤其开放，有助于她们在科学界造就一番事业。[44]

第二次世界大战期间和战后在英国发生的采血与输血令人注意到，人的身体受"外界"影响：国家治理和医务工作的规则及程序造就它，加以限制它，也维系它的存在。[45]人体也以另一种方式受到影响：就如同疫苗接种和血清疗法，输血也会在人体的免疫系统上留下印记。研究者利用了这一事实：在输入他人的血液后，病患体内有可能产生新抗体，而在一些时候，这些新抗体对应的是尚未发现的特定血型。部分体内出现新抗体的病患成了极有价值的研究对象；到了 20 世纪 50 年代，英国全国开展治疗用输血已超过十年，这令一些人——尤其是慢性贫血患者——全然成为抗体库。寻找新型血型抗原的研究者视这些人为珍贵资源，对其加以开发利用。这是个循环的过程：献血者的抗原可以刺激病患产生抗体，而病患的血液则可以用于定义新血型（通常以最初的献血者命名）。献血者和病患成为传递抗血清、发现差异和分类血液的科技系统不可或缺的组成部分。

这一循环过程不仅创造并标记血清学和遗传学特异性，也凸显了本书中阐述的人体具有关联性。接受输血的病患血液中的抗体经过加工，成为用以发现新抗原（血型）的试剂。这些血型作为分类则可以更为详尽具体地定义血液。只有在瓷质载物片上或试管中将献血者和受血者相互联系起来，血型和抗血清才能得到定义。这一切的存在有赖于一个行政管理系统，通过它，医生可以追溯经过混合或输血的血液的来源。上述存在于实操和文书层面的血清学关系令抗体和抗原相互接触，也令科研工作者关注到了这二者。

## 群 体

上文谈及的书中元素——血清、文件和人体——由一个行政管理系统（献血者登记系统）加以统合；有了它，作为人体间特定的一类相似和差异之处的遗传变异得以显现。遗传学的研究有赖于对变异的定义：一个表现型，或者说一个可观察的特征，需要先得到界定，之后才能在代际间和空间中加以追踪。变异这一概念需要人体的集合，以及得自人体的信息集合。就像其他种类的归档和编目工作，将英国公民纳入覆盖全国的标准化输血登记系统令人与人产生关联，显现出他们内部的变异情况。献血者登记系统不仅是管理血液和人员的工具，也是研究人类变异的科技手段。随着采血和输血令这些新发现的人类变异成为可供遗传学家和血清学家研究的对象，研究者利用这一不断发展的采血输血体系，以越发复杂的方式详尽定义血液。第二次世界大战后，输血服务系统内献血者（以及接受治疗的病患）数量的增加让研究者和医生发现了更多血型。相应地，新血型也进入输血服务系统的分类框架，献血者血液的分类因此更为具体。这一系统征募的献血者和病患越多，血液的区分就越细致。

就这一方面而言，用社会学家尼古拉斯·罗斯（Nikolas Rose）的话说，第二次世界大战期间和战后的输血服务——其人员、用具、规程和文件——是管控人类差异的基础结构。[46]罗斯解释，在人们大量聚集在诸如医院、学校或工厂等地时，之间的异同才得以显现：通过把大众归于一处，这些机构造就了一个世界，在其中，每个人都具有特性。[47]通过对特征及缺陷的记录和管理，变异得到定义；通过对特质的分类和调整，每个人成了与众不同的"个体"。罗斯的研究对象是心理科学，但战中和战后的输血行政系统（以及相关的血型遗传学研究项目）的作用完全同上。献血者索引卡片将人纳入标准化的分类系统，它促成发现各种血型。此类分类和详释工作发生在各个层级：血清分析员的操作令不同血样在瓷片上相互接触，导致红细胞按规律凝结成块；文员书写的献血者名单令血型可以得到对比与罗列；医生对贫血患者多次输血的记录意味着，研究者可以对给这些病患提供血液的献血者加以比较和关注。

个体间的价值差异便是来源于此。有些血液在用于治疗时比其他血液更安全；有些人体相较于其他能产生更多的高滴度试剂；另外一些人体包含的抗体种类和数量尤其丰富。[48]个人可以由自身血型定义。第二次世界大战期间，大众视拥有 O 型血的人为珍贵的"普遍适用"献血者（按上文中隐去姓名的献血者说法，这些人的血液"特别神奇，能和任何人的血混合"）。然而战后的输血服务则按照精细得多的血型分类划分众人。随着越来越多的血型为人所知，献血和受血操作的安排方式不可逆转地和免疫特异性规律产生联系，致使一些种类的血液（以及一些人）相对更为稀有，也更受到珍视。[49]

亚瑟·穆兰特试图在另一个规模层级上诠释人类差异。他的项目将来自世界各地的数据收归到一个机构中，测绘出全球范围的遗传变异情况，导致一些群体相较于其他显得更为稀有珍贵，更具研究价值。因此，对于差异的分类、记录和罗列是血型遗传学的基本要素，不论研究的是遗传性还是多样性（它与遗传性是一体两面）。输血的实际操作和笔头工作一同造就了一个有效的机制，可以对人类遗传学差异分类并赋予其价值。

因此，本书描绘的是一种依赖国家管控的行政系统的遗传学研究。[50]输血的行政系统也将输血的历史和20世纪中叶的优生学，特别是对于群体的界定和管理联系在一起。20世纪20年代，国际联盟将人类群体视作人口迁移、人口统计、土地经济和殖民扩张等地缘政治问题的核心。[51]30年代，德国纳粹党人在管控民众时试图以对包括血型在内的生物学差异的判定为标准。在第二次世界大战的疮痍之后，冷战形势诞生，随之而来的是几个承担起人类群体管理职能的新机构。[52]联合国、联合国教科文组织（UNESCO）、世界卫生组织（WHO，下文简称为"世卫组织"）和粮农组织（FAO）致力于对公共卫生、教育、粮食生产和科学的国际化管理。[53]在对重新规划国际社会、去殖民化，以及制定全球的公共卫生标准这几项事务中，这些机构都赋予针对人类群体的研究和管理核心地位。[54]在英国，战后政府面临经济危机，又希望加强对大英帝国的掌控，因而制定了新的移民政策，用以管理本国人口以及殖民地和自治领土人口的流入和流出。[55]通过关注此类"群体"（populations）的概念（在英国和海外）如何构建，可以揭示人类遗传学研究以及人口流动、国家主义、种族和公共卫生之间的联系。[56]通过关注围绕献血的当地政治背景和分类操作，我将群体管理和人类遗传学这两个宽泛问题结合起来。[57]

"群体"也在针对演化历史的研究中获得了核心角色。[58]在19世纪末和 20 世纪初，比较解剖学家和古生物学家关注人类演化历史，将其和人类学领域内的种族研究加以联系。[59]20 世纪 60 年代以来，诸如"分子人类学"（molecular anthropology）、"人类遗传学"（anthropological genetics）和"遗传人类学"（genetic anthropology）等术语逐渐开始指称通过比较蛋白质（日后还包括 DNA）推断演化关系的做法。[60]群体血型研究自 20 世纪 20 年代开始，在 50 年代末达到顶峰，在时间上正好位于上述两类研究之间。群体血型研究总体关注的是揭示历史上种族间的联系，而不是人类和其他灵长目动物间的种系关系。[61]有诸如朱利安·赫胥黎（Julian Huxley）、J. B. S. 霍尔丹（J. B. S. Haldane）、费希尔和兰斯洛特·霍格本（Lancelot Hogben）等巨擘领头，在投身遗传学和演化问题的学者中，许多人也感兴趣于这类研究能为人类社会做出何等贡献。[62]在一些人看来，血型似乎为自然界中的遗传学研究和紧迫的社会问题这二者提供了一条联系途径。

的确，研究人类遗传和演化的一大有力动机是明确人类种族差异。[63]"人类可以经由分类归入不同组别"这一概念推动了二十世纪二三十年代以种族分类为目的的血液采集计划，以及四五十年代的"人类学"血型多样性研究。[64]在上述调查活动中，血液采集的形式几乎都取决于研究者对人口划分和罗列方式的既有认识。[65]殖民地医院和（尤其是）美国血库的工作者经常用当地的种族分类划分病患和献血者的身体——而这些标签有时会随血样和数据一起流入研究实验室。在美国，医院和输血中心使用的是当地通行的"白种"（white）和"有色人种"（colored）的划分，两个类别经常出现在发表的论文中。[66]实际上，自 20 世纪 40 年代起，"白种"和"有色人种"群体间的血型基因频率差异经常作为一种新血型存在的证据。后来，有关种族和血液的病理学发现构成了针对"自然选择对人类群体影响"的研究基础。[67] 有赖于意义重大的实际操作，种族成了血型研究不可或缺的组成部分。

血型遗传学具有极其显著和灵活的宣传和政治功能，尤其是在种族科学相关方面。在两次世界大战间隔期的欧洲，一些人类学家和内科医生相信，血型可以证明基于种族差异的政策合理有效。[68] 另外的一些则以血型多样性作为证据，论证种族界限具有流动性。第二次世界大战后，血型的分布成为驳斥种族优越论的证据。20 世纪 50 年代初，联合国教科文组织大举开展了反种族歧视活动，与该组织合作的科学家提出了"血型分布证伪种族优越论"的观点（费希尔是其主要反对者之一）。据他们称，如果人类多样性可以理解为具有遗传性，那么种族的概念就失去了引发偏见与危害的能力。[69] 联合国教科文组织主张，遗传学为认可"在多样性中求统一"的做法提供了一个客观科学的基础，这与组织的整体理念相符。[70] 战后遗传学的公共形象重塑以几份主要期刊将"优生学"一词自刊名中除去为标志。[71] 与此同时，原子辐射的遗传性，以及分子变异和遗传疾病间新发现的联系等问题赋予了人类遗传学研究全新的紧迫性。[72] 经由此，血型推动了人类遗传学新阶段的到来，遗传学现已成为了解人类的过去、现在和未来的方式。

于是，本书原标题中的"关系"一词具有了多层含义。[1] 它涉及决定谁可以从谁的体内采血的权力关系。它指代令血样和纸面数据在科学家内部，或医生、输血服务工作者和科学家间流通的社会关系。它令人联想到生物体内抗原和抗体的免疫学关系，以及令抗原和抗体能在瓷质载物片上发生让科学家观察到的生物体外凝集现象。它暗示献血者和受

---

[1] 本书原名为"血液关系：输血与人类遗传学的构建"。——编注

血者之间通过输血形成一种受到仔细管理的关系，以及供血者和国家间加强的纽带。它表明人类间的生物学差异（即血型差异）之所以产生，是因为献血者进入了一个致力于管理身体和血液的行政系统。它还暗指可以受遗传学所定义也可以被其打乱的家庭和亲缘关系。以上所有关系都受血液、其比喻义、其物质性，及其治疗价值的驱使。

## 章节概要与原始资料

本书探索的是输血的工具、人员、习俗、材料和网络如何造就了人类遗传学这一新生领域。本书的结构半基于主题，半基于时间顺序。第一章探讨了 20 世纪前 30 年间血型——作为免疫学和生物化学领域的新生事物、孟德尔式遗传学特征、种族差异标记，以及和输血相关的医学信息——在欧洲各地间的效价和用途。第二章聚焦 20 世纪 30 年代的英国，当时学界和政局均纷争不断，一群有影响力的生物学家试图改革人类遗传研究，在这一过程中他们利用了血型。这两章彰显了血型发挥医学、科学和政治用途时灵活的适用性。

第二次世界大战前夕，人类遗传学和输血首次通过社会公共机构建立起日后长久的联系。第三章描绘了在负责采集、储存和运输血液的战时血液供应站网络迅速建立的背景下，上述联系的运作机制。伴之而生的是，研究者将索引卡片和献血者名单——它们组成了覆盖全国的纸面行政管理系统，可以确保和献血者联系通畅——转化为遗传学研究材料。各类文书工作将大规模、现代化的输血项目和大规模、多数据的人类群体遗传学研究相结合。第四章目光转向临床意义重大的 Rh 血型。在 20 世纪 40 年代，发生了一场令人瞩目的针对血型如何命名的激烈纷争，这凸显出各界在对于血型的不同要求间存在竞争关系，以及命名法在输血和遗传学领域都具有实际应用。名称、符号和其他标记揭示了血型广泛的用途：从标签到身份标记，再到诊断表征和科学数据。

战后岁月见证了英国医疗制度翻天覆地的变化，其中包括国民医疗服务体系的建立，它将输血服务纳入自身的管辖范畴。[73]血液的治疗潜力得到拓展：此时它应用在常规手术、新生儿护理和疾病治疗中，这些创新与输血行政管理系统的标准化是分不开的。上述所有变化改变并拓展了输血服务和血型遗传学家的工作内容和权威。第五章记述了英国输血服务下属地区中心的组织结构如何与新血型的发现产生联系，如何因此与更细致的血液分类产生联系。此章特别聚焦伦敦的血型研究室，以及科学家罗伯特·雷斯，追溯了血液及其标签在献血者、医生、血清分析员、研究者和病患间转移的循环过程，它的步骤包括详述、归类、总结规律，以及诊断。对血型特性的关注引起人们对"稀有血液"和可以提供这类血液的珍贵献血者的极大兴趣。第六章探索了稀有血液在文化和医学方面的意义，也检视了可以提供特殊血液的特定人体还能由于哪些原因而在研究者眼中尤具价值。这部分人包括接受过多个献血者血液的病患，他们因此有潜力携带种类甚多的抗体，其中部分抗体针对的是全新的血型。对血型研究室成员和他们的同事而言，接受过多次输血的个人是尤其珍贵的资源。

在血液研究室因其对血型遗传的研究工作声名鹊起的同时，亚瑟·穆兰特的血型参比实验室也发展为血型多样性研究的卓越中心。第七章记述了这个实验室如何不仅为英国的输血服务，也为世卫组织制作、分发血型抗血清的标准参照抗血清。待到冷冻干燥成为抗血清的常规处理方式，抗血清便能在国际流通；亚瑟·穆兰特抓住机会，利用抗血清流通建立的人际关系收集血型频率数据并绘制地图，这些数据来自世界各地的远征考察、医院、传教活动和实验室。穆兰特将这些数据集中到皇家人类学学会建筑群后部的一栋小屋中，这也是有史以来规模最大的人类遗传学数据收藏地。第八章关注穆兰特和他的同事对这些数据做了哪些处理，令它们反映出人类的历史和多样性。该章检视了他们在处理血型频率数据的过程中是如何罗列、按种族将其分类，通过计算、制表，最终绘制出地图；以及身处战后移民和非殖民化动荡时期的他们是如何利用绘出的地图阐明历史上人类迁徙的规律的。

与此同时，穆兰特收集的血型资料也用于支持战后的国际主义诉求。联合国教科文组织的反种族歧视运动标志着在战后初年间，该组织相信"中立"、普世的科学知识有能力作为社会问题的解药和外交工具。第九章考察了联合国教科文组织以及英国广播公司（BBC）为赋予血型遗传学"普遍存在、助人开化、政治中立"的形象而在宣传辞令、组织和战略方面所做的工作。在二十世纪五六十年代，两者持续朝这一目标努力，此时血液一分为多，从中发现一系列具有多态性的蛋白质，包括血红蛋白、酶和白细胞抗原。研究者采集到的血型数据一如既往地丰富，但这一系列新发现的蛋白质开始让血型在遗传学研究中退居次席。第十章讲述了人类遗传学和输血服务基础结构相互脱钩的过程，以及穆兰特的研究因此受到的影响。

本书内容受多批档案收藏和其他原始资料的构成所影响，而这些档案收藏本身则受书中 20 世纪中叶人类遗传学领域内的操作和政治所影响。本书的主人公们在地处伦敦、受政府资助的科学与医疗机构工作，享有的资源和网络特定存在于第二次世界大战期间的英国，以及战后奉行国际主义的欧洲和美国。因此，我主要采用的馆藏资料来自伦敦：

惠康图书馆（Wellcome Library，WCL）中的三批（亚瑟·穆兰特的文件、血型研究室的文件，以及罗伯特·雷斯和露丝·桑格的文件），英国国家档案馆（UK National Archives）中的两批（卫生部文件，以及医学研究委员会文件）。这些原始资料的背后有一小群富于影响力的医生和科学家，他们在欧洲殖民国家的主要大都会工作和生活，利用由此获得的地位和财政支持建造了数个计算和采集中心。他们将跨越许多"地区"的网络变为定义人类遗传变异的工具，并由此对远离伦敦的通信人的劳动付出和专业知识加以利用。结果是，这些特定的资源——它们汇聚在数量不多的机构和科学家兼管理者周围——带来了范围更广（尽管仍不全面）的一系列研究助理、研究对象、观察者和采集者：格拉斯哥市（Glasgow）输血中心的外科医生、牛津市医院里接受输血的病患、埃塞克斯郡乡间的献血家族、纽约私人血库血清学家、俄勒冈州（Oregen）有巴斯克血统的律师、伦敦西区医生的妻子、肯尼亚的"医学助理"……如此丰富的资料来源织就了一则意义重大的国际故事，赋予我们思考遗传学历史的新方式。在战后的英国，生物医学研究受到政府的财政支持，该领域的政治环境导致身处伦敦的雷斯、桑格和穆兰特都具有中心—边缘式视角，上述资料来源也反映出了此情况。

上述的一些档案收藏为本书的考据工作中带来了有助益的挑战。惠康图书馆藏有的血型研究室文件和穆兰特文件内容翔实、管理细致、编目详尽。在我撰写本书的过程中，惠康图书馆开始实施一个项目，将馆藏的人类遗传学相关材料在网络上免费向公众开放。[74] 这项大胆的计划致力于令所有人都有权接触资料，无论他们是否属于某学术研究机构；惠康基金会支持基因组信息免费开放，近来它也支持"开放使用权"出版发行，图书馆的此项目与基金会的立场相契合。[75] 然而，在数字化的过程中，档案管理员依照惠康图书馆的使用权方针，重新审核了血型研究室文件和穆兰特文件中的"敏感个人数据"。[76] 这一耗费人力的修订工作由两名档案管理员负责，在此过程中，我在成书早期阶段曾使用过的大量文件受到封存。[77] 在重新分类中，档案管理员将与姓名以及附加的家庭和医疗信息相挂钩的血型归为敏感材料，一如其他种类的医疗信息。他们认为，在诸如长期通信的一些情况中，一系列信件也许可以将血型与某种疾病，进而又与某个姓名或家系联系在一起，造成个人隐私数据信息泄露。审核数量如此之多的材料难度巨大，负责此事的档案管理员肩负的任务令人生畏。为了保证工作顺利进行，在一些情况下，敏感的私人数据占大比重的文件夹需要整个封存。（举个例子，）一些血型的名称源自个人姓氏，数据的封存导致有关此类个人的部分信息无法公开。

上述事件也凸显了历史学家斟酌该透露出笔下人物的多少信息时面临的一些矛盾。[78] 一方面，在保护曾作为医疗和科学研究对象的个人时，隐私和匿名性至关重要。另一方面，有关隐私的规定可能会将为医疗和科学知识的取得而贡献过劳力和专业技能的许多个人（例如各个年代和各个环境中的献血者）从历史记录中抹去。这些规定对于保护隐私必不可少，但它们也令做过贡献的人难以获得应有的承认。尊重隐私并提供保护和透露信息并给予承认之间的平衡不好掌握，需要认真细致地权衡。[79] 人类遗传学历史的一部分组成是可见性、价值和身份定位的历史，历史学家必须同档案管理员保持积极沟通。[80]

惠康图书馆的档案管理员对文件的封存也凸显出本书的一些主题。在2012年受到仔细检阅的档案中记录了一系列努力，它们将遗传学塑造为在人类的身份定位、家庭和历史方面具有权威的领域——本书讲述的就是此事。档案中有关遗传学权威地位的言论不仅历久弥新，而且随着20世纪90年代和21世纪初人类基因组计划（Human Genome Project）获得资金和研究支持，它们骤然提高了音量。遗传学目前有能力在某些方面揭示人类的身份，这也影响了惠康图书馆馆藏档案等生物医学档案收藏的查阅制度。如今的档案管理员视血型为"个人信息"，类似于他们对基因序列的看法；造就这一事实的恰恰是惠康血液研究档案收藏中记录的一些前人的工作，本书试图呈现的也是它们。于是，尽管我试图揭示历史上血型是如何通过姓名、国籍和"种族"等常见人类识别凭据得到采集和罗列，但也正是这些识别凭据令我更难接触到研究材料。如今，人们认知中使用权、隐私和保护的概念影响着我们能对过去了解多少，而我们自身对于历史的理解也在不断重塑和调整这些概念。

第一章

# 两次世界大战之间：
# 输血普及与人群分类

## Transfusion and Race
## in Interwar Europe

在第一次世界大战的战场上，血型第一次对输血起到了影响。重型火炮导致许多士兵严重失血，甚至发生可能危及生命的休克，面对这一情况，野战医院将大量伤员集中至一处。[1] 在野战医院内，避免血液发生凝结的试验告知医生可以通过血瓶和注射器在人体间输送血液。尽管血型自 1900 年就已为人所知，但欧洲西部战线上输血次数之多让输血首次对临床医疗产生影响。血型鉴定这一操作非常成功，到了 1920 年，英国输血专家杰弗里·凯恩斯（Geoffrey Keynes）在医学期刊《柳叶刀》（Lancet）中写道："几乎不存在任何理由……在输血前不先鉴定献血者血型。"[2]

随着输血服务规模的扩张，获取血液的相关行政文书也在增加。记录献血者个人信息及其血型的文件开始大量积累，日后在身份定位、民族、种族、历史、遗传和司法鉴定领域的各个潮流中都会得到利用。第一次世界大战令欧洲以及欧洲国家所辖的诸帝国的人口和疆域发生剧变，激起了有关民族如何定义的讨论，加剧了一些人对于"民族特性"这一概念的执念。[3] 领土争端时常上升为据称属于科学领域的"谁属于哪里"等争论——答案通常基于语言、风俗习惯和外貌特征。这是优生学运动的一个高潮，其间，世界各地的政府和活动家谋求将遗传理论应用于人类生育的政策和实践。[4] 备受关注的问题包括：心智和外貌特征如何遗传，哪些性状可以检验，以及该如何研究这些性状。[5]

与此同时，专攻遗传特征的遗传学家对于将群体作为分析单位的兴趣日渐浓厚。寻求在染色体上定位基因的研究分化为多种研究，它们关注的是自然存在的基因多样性，以及"如何用孟德尔理论阐明演化过程中的变化"这一重要问题。[6] 这项研究很大程度上是理论层面的，或基于对动植物的观察，但突然间，科学家发觉选用血型这一性状来构建人类遗传模型也许十分可行。[7] 血型有潜力将遗传科学和当时最为迫切的社会问题联系在一起。在围绕着群体和规划，以及建立新民族国家的种种讨论中，血型同种族身份、归属感和亲缘关系相挂钩。

血型的意义和用途受到多重因素影响：来自战争、国家主义和优生学的压力，以及血液的物质性质和不断发展的血液处理技术。在1910—1940年，血型成为生物化学实体、种族标记、司法鉴定工具和遗传性状。本章概述血型受到检视和考量的历史背景、令血型得以流通的科学技术，以及人们赋予血型的政治用途。

## 分类学

1900年，年轻的卡尔·兰德施泰纳是维也纳大学（University of Vienna）的一名病理学家，对动物和人类血液开展"血清学"实验。血清学是19世纪80年代由免疫血清的研究者提出的分类方式，他们的活动以欧洲的三个实验室为中心：它们分别位于巴黎、柏林以及维也纳，分别由路易·巴斯德（Louis Pasteur）、罗伯特·科赫（Robert Koch），以及马克斯·冯·格鲁贝尔（Max von Gruber）领导。这些研究者开始利用血清辨识区分细菌和其他微生物。他们发现，将弱化过的某种细菌接种给豚鼠或兔子，可以使它们免受感染。他们还在试管中重复了这一现象：从受过接种的动物体内提取免疫血清，与细菌产生特定反应，会出现免疫学家所称的"凝集"（agglutination），即细菌细胞凝聚成块。在利用血清分辨达到分类细菌目的的研究者认知中，凝集的成因是可溶性血蛋白（日后一般称作"抗体"）对微生物表面的蛋白质（日后称作"抗原"）发生了特定反应。[8]

免疫学家将血清学视作发展迅速的尖端生化科学，与此同时，临床病理学家将它变为一组常规技术，实际应用于临床环境，以分辨形态相似的微生物。[9]到了19、20世纪之交，用于诊断伤寒的血清学试管测试成了临床病理学家常进行的测试之一。[10]血清学测试变得极为必要和常见，到20世纪20年代时，负责制造和分配动物血清的机构已成为公共健康体系中不可或缺的一部分，而制造和分配血清的标准则由国际联盟制订。[11]血清学的确是发展迅速的研究领域，但它首先是一组常规医疗诊断方法。[12]

与此同时，科学家在研发血清学反应，打算将其用于研究更大生物体的分类系统。德国内科医生莱昂纳德·朗杜瓦（Leonard Landois）在19世纪70年代观察到，动物血液在遇到其他物种动物血液后可能会发生凝集。[13]以这项发现为基础，剑桥大学的生物学家乔治·纳托尔（George Nuttall）发展出了系统的血清学方法，用来研究动物物种的生化多样性。纳托尔的研究手段是向一种动物（例如兔子）体内注射另一种动物（例如狗）的血液。他推断，接受注射的动物（兔子）会产生对抗外来（狗）血液的抗体，而兔子的"抗狗"血清可以用来测试狗和其他动物（例如猫）在生物化学层面上的亲疏程度。在纳托尔看来，测试产生的凝集反应强弱反映了两种动物间关系的远近；基于此数据，他绘制出了种系发生树形图。到了 1904 年，纳托尔已经对 600 多个物种进行了 16 000 次实验，这项工作在 1920—1960 年由他人继续深入开展。[14]

经由以上方式，在 19、20 世纪之交，免疫血清研究定型为三个独立但互有重叠的领域：关注免疫蛋白及其行为的学术领域、使用特定免疫血清进行诊断的临床病理学实操领域，以及目的为探索演化关系的生物化学分类学领域。这一系列免疫学、诊断和相关性方面的诉求与实践会在日后定义人类血型。

在维也纳，格鲁贝尔先前的学生兰德施泰纳发现，血清学反应不仅发生在不同物种血液和血清的混合之间，有时也会发生在不同人类个体的血液混合时。[15] 既拥有医学资质，也研习化学的兰德施泰纳开始研究"同种凝集素"（isoagglutinin）的特性，同种凝集素是与同物种内其他个体的血清发生反应的抗体。[16] 兰德施泰纳测试了自同事和病患处取得的一系列血清，并将个体分成三组（日后称作"A""B"和"O"）来阐释凝集规律。[17]1901 年，兰德施泰纳发表了首篇相关论文，提出红细胞凝结成块的原因是一人血清中的抗体和另一人血液细胞表面的抗原发生反应，这意味着不同人的细胞表面带有生化性质不同的抗原。他的论文很快得到其他研究者的证实，其中很著名的有捷克血清学家杨·扬斯基（Jan Janský）和美国外科医生威廉·莫斯（William Moss），两者均独立定义了第四种，也是最为罕见的血型（日后称作"AB"）。在下一个十年中，血清学界达成共识，是红细胞表面的 A、B 两种抗原的存在或缺失，导致了存在 A、B、AB 和 O 四种血型。诊断血清学代表了生物化学的最前沿，而眼下，它似乎首次揭示出人类在生化层面上具有稳定存在的差异。不同人之间的本质区别似乎可以在血清分析员的显微镜下展

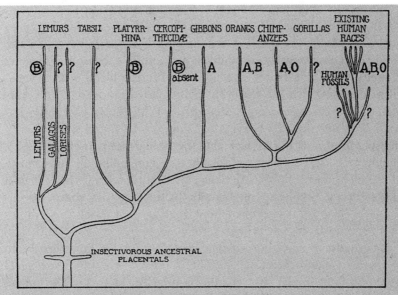

TEXT-FIG. 1. Adapted from Keith, A., The antiquity of man, London, 2nd edition, 1925, and Sonntag, Ch. F., The morphology and evolution of the apes and man, London, 1924.

A = agglutinogen of human Group II red cells.
B = agglutinogen of human Group III red cells.
Encircled B = agglutinogen similar to, but not identical with, B.
O = blood and serum corresponding to human Group I.
? = not examined.
Of the gibbons only one individual was examined.

图 1.1　灵长目动物的演化分支树形图，由卡尔·兰德施泰纳和同事菲利普·米勒（Philip Miller）绘制，于 1925 年伴随一篇期刊论文发表。作者们汇报："对 36 种较低级猴类血液的血清学研究显示，某种特定血凝集原（hemagglutinogen）（即血型 B）的分布和该物种在动物学系统中的位置存在相关性。"图表在八个其他灵长目物种之外列出了四个人类"种族"（图中最右大支），意指人类种族间存在生物学差异。人类各分支旁标有字母"A""B"和"O"，暗示血型和种族有关联，但论文本身并未就此进行更深入的探讨。摘自：兰德施泰纳，米勒，《对于灵长类血液的血清学研究：卷三》（Serological Studies on the Blood of the Primates: III），1925，第 817 页。版权所有：洛克菲勒大学出版社（Rockefeller University Press）

现，这一概念日后深刻影响了种族分类学中对血型的应用。

在之后的 30 年间，这些生物化学分类令内科医生、血型学家和病理学家为之着迷。欧洲和美国的研究者积极跟进兰德施泰纳的成果，同时探索这些所谓同种抗体复杂的化学构成、稳定性，以及一系列人体组织对其的分泌。和纳托尔类似，兰德施泰纳制订了研究人类演化的计划，系统对比人类血液与其他灵长目动物血液的血清学反应，并将结果与种系发生树状图相对应（图 1.1）。[18] 其他研究者研究胎儿、儿童、不同年龄段的成人、精神疾病患者、肿瘤携带者和传染病患者的血型。他们逐渐达成共识：血型是稳定且本质的；它们是一个人的固有特质，不随年龄而改变。[19]

血型鉴定是分类操作：鉴别微生物的诊断方法，以及查明生化相关性的技术带来了分类人类血液的方式。这些类别也指明了人类红细胞的生化特征，因而"血型"这一术语并不仅指某类人归于的特定组别，也指生物化学实体：一种抗原（具体到 AB 血型的情况则是两种抗原）。"健康人可以由只有科学家可见的方式——生物化学的方式——得到区分"这一概念十分引人深思。到了 20 世纪 10 年代，血清学家问出了核心问题：这类区别意味着什么？


## 输　血

在兰德施泰纳提出发现后不久，血清学家开始猜测血型相容性是否可能和输血有关。但在当时，向人体输血和自人体采血的外科操作风险过大，所以学界无法判断兰德施泰纳的血型鉴定是否有用。[20] 输血复杂、混乱又危险，通常只在迫不得已的情况下才实施。[21] 一个不可忽视的阻碍就是血液结块。尽管血液是液体，但它很难自人体内流出，还会在软管和注射器中凝固。这一问题有各种非比寻常的解决办法。1902 年，来自在美国执业的法国外科医生亚历克西斯·卡雷尔（Alexis Carrel）的汇报称，他精细地将献血者和受血者的血管缝合在一起，这一过程难度极高，置双方于危险之中。另外一名美国医生乔治·华盛顿·克赖尔（George Washington Crile）改进了此项技术，利用一支银质套管连接血管，他国医生也采用这一做法。[22] 尽管克赖尔本人通过交叉配合（术前混合献血者和受血者的血液）测试了血液相容性，但在许多医生眼中，此类测试既不可行也无必要。[23]20 世纪早期的绝大多数输血是在医生对血型毫无认识的情况下进行的。毕竟，传输人类血液所采取的外科步骤充满危险且关乎私密，这类操作需要高超的技术和仔细的监测，因而血型相容性远非重点。[24]

第一次世界大战是提升血液保存和运输技术的重要时期。重型火炮造成了大量伤员，战壕后方的野战医院中也聚集了诸多经受休克的伤员。来自美国和加拿大的医生和盟军的医疗团队协作，后者对试验持开放态度。[25] 他们发现，用柠檬酸钠可以防止血液结块，在此基础上，可以通过套管和血瓶或注射器将血液自轻伤员体内输送至重伤员体内。在这一背景下，许多前线附近的医务工作者首次目睹了输血过程并实施了输血操作。[26] 这些工作者同样遇到了血液不相容的情况，尽管外科医生肩负的巨大压力经常使得相容性测试无法进行，但在和平时期，他们将血型相关知识带回了各自国内的医院。[27] 有了柠檬酸钠作为抗凝血剂，间接传输令输血变得快捷安全，血型对输血的意义由此显现。现在，输血教科书可以强调"绝对必须使用同血型的血液"。[28]

输血有赖于有人分享自己的血液。在 20 世纪 10 年代至 20 年代初，医院视患者的亲属为这一挽救生命的物质的重要来源。[29] 但随着血型相容性越发得到认识，人们发现家庭并不总是有合适的供血者。为了获得血液，医院很快发展出了覆盖面更广的社会和行政操作，"分享"转而包括一系列种类繁多的交流互动。在美国，（男性）职业有偿献血者提供了总量可观的血液。[30] 有些医院自行维护当地献血者名单，其他一些医院则依赖商业机构，它们保有职业献血者的登记信息，并收取高额寻血费用。还有些医院求助于美国红十字会，那里实行无偿献血机制。20世纪20年代，纽约输血促进会（New York Blood Transfusion Betterment Association）试图改革、规范纽约市的输血服务，仅为献血者提供小额报偿，而且献血者也要经过健康筛查。1936年，芝加哥的第一所血库不依赖金钱回报，而是要求患者或其家属用献血来"偿还"之前从库中获得的血液。[31]

在巴黎，法国政府介入，限制献血者可得的报偿。其"最低回报"政策意在补偿志愿献血的时间和人工成本。[32] 在那里，应急输血服务（L'Oeuvre de la transfusion sanguine d'urgence）维护着条理明晰的献血卡系统，同时规定必须经过严格的血型鉴定，对献血者也要进行常规健康检查。在俄罗斯，每家医院——甚至每个医生——都有各自获得血液的方法。有些使用无偿志愿者的，有些使用有偿献血者的，其余的则混合使用这二者的。[33] 俄罗斯的输血专家召开了诸多会议，试图建立一个规范的献血体系，但他们无法说服更高层的决策者支持这一计划。多种手段同时存在的状况也许一定程度导致了苏联在输血领域非比寻常的创新：一些研究者使用来自尸体的血液从事输血试验，另外一些则专攻储存技术。[34]

在英国，伦敦红十字输血服务（London Red Cross Blood Trans-

fusion Service）强调无偿献血的道德意义，这一观点输出至诸多国家。[35]
伦敦的输血组织者珀西·奥利弗（Percy Oliver）对献血者的细致筛查不只以健康为标准，也考虑道德品质。他坚称献血是为全人类造福，并刻意尽可能减少献血者和受血者的接触，防止二者的亲近削弱更广泛的道德宗旨。[36] 为了扩大自己的献血者名单，奥利弗求助于已经培养出公民责任感的既有组织。献血在志愿主义兴盛的时代蓬勃发展，依托诸如罗浮童军（Rover Scouts）[1]等志愿组织的支持。[37] 随着血液运输距离和献血者名单越来越长，输血造就出一个行政系统，它自联系家庭、社区、医院，以及既有志愿组织的纽带中诞生，和这些纽带一同扩展。

　　血液获取的相关政策和策略之所以存在各种差异，主要是在一些问题上各国国内和国际间存在持续不断的争议，包括柠檬酸化血液和新鲜血液的疗效差异，保鲜剂安全与否，以及不同种类器材的有效程度。然而，尽管各国的输血组织不尽相同，但输血的行政管理操作却有着明确的整体趋势。第一，医院对献血者和受血者的血型检查越发严格。第二，医院间相互分享献血者名单，以扩大可用献血者的范围。私人机构、独立组织和慈善协会开始组织"小组"（panel），每个小组含有数名愿意献血的人员，可为多家医院提供服务。这些机构越来越频繁地在献血者和医院间充当中介。在 20 世纪 20 年代，伦敦红十字会服务的医院数量激增。在巴黎，20 年代末，应急输血服务每年只进行几百次输血，但 30 年代时每年多达上千次。在以上行政管理系统扩张的同时，苏联见证了最早的建立全国范围输血服务的努力。30 年代早期，最高

---

[1] 罗浮童军：根据成员年龄划分，面向成年男性和女性（多为青年）的童军组织分支。又译"乐行童军"。

级别政府官员开始回应对集中管理输血服务的需求，一个以列宁格勒为中心的系统投入运作。[38]

第三，血液的保存时间和运输距离更长了。献血者名单制度原受制于献血者可以旅行的距离，但到了 20 世纪 30 年代中期，储存技术的创新让血液可以运往献血者去不了的地方。冷藏手段的广泛应用由苏联新创建的全国输血基础结构引领。在西班牙内战的血腥战场上，输血先驱弗雷德里克·杜兰·霍尔达（Frederic Duran Jordà）使用了冰箱和移动冷藏车。[39] 苏联和西班牙对血液存储的好处十分重视——部分由于它很合适社会主义的集中管理，部分由于对血液的迫切需要。[40] 到了 30 年代末，全欧的输血专家都开始意识到冰箱和抗凝剂可以保持血液的治疗价值长至两周。[41] 所有地方的输血行政系统都随着血液的储存和运输能力的提高而扩张。西班牙输血技术的发展令负责在英国建立战时输血基础结构的人士印象尤其深刻。

输血行政系统的不断扩张让血液储存技术也越发可靠，血型鉴定成为输血操作中不可或缺的常规项目。尽管血型鉴定需要细致培训——教科书中满是富于细节的指导说明——但此项技能迅速得到传播。随着血型越发为人所知，血型鉴定血清成为医院和输血中心间传递的重要材料。1930 年，兰德施泰纳获得诺贝尔生理学或医学奖，表彰他对该疗法的卓越贡献，此项荣誉也标志着学界公开承认血型的重要性。与此同时，血型的命名在国际间逐渐统一，此进程由国际输血大会（International Congress of Blood Transfusion）1935 年的第一届会议和 1937 年的第二届会议推动。[42] 在第二届会议中，血型议题占据了全部议程的 1/4，和血液储存以及献血者管理两个话题的重视程度不相上下。[43]

总之，随着第一次世界大战后输血新方法被证实在医疗上行之有效，人类血液的生物化学差异便有了临床意义。战时的抗凝血试验令通过注射器在不同躯体间传递血液成为可能，输血变得更加安全便捷。最初用于管理献血者和血液的零碎基础设施合并成了大规模行政管理系统。其结果之一是，血型的分类能力在外科手术中具有了崭新且关乎生死的意义。不同躯体间的血液输送成为常规，由此，鉴定血型对保证输血安全必不可少。血型也广泛作为人类群体间生物化学差异的标记。常规的血型鉴定和文件资料中的血型清单为新研究提供了材料，这些研究内容包括人类群体间的生化差异，以及当时的政治环境所亟须的社会身份形式。

## 遗传学和司法鉴定

在 20 世纪的前 30 年间，相互间迥异的文化、民族、政府和社会运动都谋求将遗传理论应用于计生政策和实践中。[44]"人类的智力和外貌特征到底是怎么遗传的"这一问题尤其受关注，然而事实证明，人类的特定特征——心智缺陷、智力、犯罪倾向——的具体遗传规律复杂至极。[45]这令当时关注果蝇和农作物染色体测绘工作蓬勃发展的科学家尤为沮丧。[46]因此，在 20 世纪 10 年代，当血清学家和微生物学家卢德维克·希尔斯费尔德（Ludwik Hirszfeld）和埃米尔·冯·东格恩（Emil von Dungern）率先有根据地提出血型遗传可能遵循简单的孟德尔法则时，学界产生了强烈兴趣。[47]尽管表象之下的遗传机制要在近 20 年后才为人所知，但希尔斯费尔德和冯·东格恩令 ABO 血型成为早期得到证实遵循孟德尔法则的人类性状之一。

之后，在 20 年代初，输血服务产生的丰富血型数据引起费利克斯·伯恩斯坦的关注。伯恩斯坦是数学家、精算师，以及哥廷根的数学统计学院（Institute of Mathematical Statistics）院长，他渴望找到某种材料，可以将针对人类遗传学研究的数学新技术应用于其上。伯恩斯坦密切关注德国医生和统计学家威廉·温伯格（Wilhelm Weinberg）的遗传数学（Vererbungsmathematik）[1] 研究，并着迷于这一想法：或许通过一个简单公式，便能自相应的可观测特征（表现型）出现频率估算出人口中导致某性状的等位基因出现频率。温伯格的方法可以测试某项性状是否（以及如何）根据孟德尔定律遗传（伯恩斯坦对这些方法进行了重要的修改）。[48] 历史学家保利娜·马宗达（Pauline Mazumdar）解释说，理论已经准备就绪，眼下血型提供了可将理论应用于实际并加以检验的数据。[49] 伯恩斯坦用温伯格的方法处理了 20 000 人的血型鉴定结果，这 20 000 人背景迥异，来自朝鲜半岛、印度、挪威和马达加斯加等地。1924 年，他发表了研究成果，称 ABO 血型必定通过存在 $A$、$B$ 和 $O$ 三种等位基因的单个基因位点得到遗传。[50] 利用医学环境中积累的大量血型鉴定结果，诸多血清学家和遗传学家对伯恩斯坦的方法加以检验，按马宗达的说法，伯恩斯坦的论文引发了"席卷全球的孟德尔式代数沙尘暴"。[51]

　　紧随其后的是伯恩斯坦的研究结论在法律领域的应用。[52] 司法鉴定科学在欧洲越发系统化，对血型遗传的新认识显示，血型有潜力解决父亲身份不确定导致的法律争端。[53] 在伯恩斯坦令人信服地展示了他的 ABO 遗传模型的同年，德国血清学家弗里茨·席夫（Fritz Schiff）在柏林医学法学协会（Medico-Legal Society of Berlin）发表了演讲，题为"作为司法鉴定手段的血型分析"（Blood Group Diagnosis as a Forensic Method）。[54] 十年前，意大利血清学家莱昂内·拉特斯（Leone Lattes）

---

[1] 原文为德语。

证明了测试已存在几周的血迹的血型是可行的，提升了将血型血清学纳入司法鉴定分析领域的可能。现在，席夫表明血型鉴定可以用于另一个目的：解决父亲身份争议问题。他对听众解释说，如果已知母亲和孩子的血型，那么便可以缩小孩子生父可能拥有的血型范围。因此，法庭很快成为血型受到广泛关注地点之一。1926 年，血型鉴定首次改变了庭审结果。此后一年内，在德国，数百例围绕父亲身份的诉讼请求进行血清学鉴定。[55]

席夫的著作刊载于多处，甚至包括英语期刊。[56] 他的成果在全欧医学界中激起了用血型鉴定否定父子关系的讨论。到了 20 年代末，血型鉴定结果在瑞典和挪威的法庭中得到承认。在意大利是 1931 年，在爱尔兰是 1932 年，在美国是 1935 年，在英国是 1939 年。[57] 此时，医学专家已经对利用血型判断父子关系存在与否的方法十分信赖，然而令地方法官和陪审团普遍接受它则需要再等很久。即便如此，法庭成为认定血型能为亲子关系鉴定提供确凿证据的场所。[58] 亲子关系鉴定是血型最早用于在法律层面上定义家庭关系的环境。

对血型遗传的兴趣令人们越发相信，这种生化实体也许是人与人之间可遗传差异的基础。输血的推广和种族国家主义在全欧洲的盛行在时间上重合。在各国政府考虑和设计管控移民和生殖的新法律之际，医生和血清学家开展研究，意图将血型分类和种族、阶级以及国家对应起来。[59]


## 种族和身份

自兰德施泰纳在 20 世纪伊始的最初发现起，血清学家一直在调查血型和诸如颅骨及面部形状、生育力、身体健康水平、体质类型，以及皮肤、眼睛、头发颜色等特质间的联系。第一次世界大战不仅为精进输血技术提供了条件，也为学者首次系统性尝试将不同国家、宗教和种族背景的人的血型鉴定结果汇集起来提供了条件。卢德维克·希尔斯费尔德和他的内科医生妻子汉娜·希尔斯费尔德（Hanna Hirszfeld）在爱琴海沿岸港口萨洛尼卡（今塞萨洛尼基）任职军医，很多因不敌德军攻势而撤退的盟军聚集在那里。夫妻二人将他们在血清学诊断领域的经验和对输血的初尝试结合起来，抓住机会鉴定军人和当地人口的血型，被选取的对象在他们看来是"独立"民族或种族的代表。[60]他们引人注目的研究结果发布在《柳叶刀》和《人类学》（L' Anthropologie）上；据称，《英国医学杂志》认为这些结果过于惊人，不可相信。[61]希尔斯费尔德夫妇似乎证明了不同国家、种族和宗教背景的群体中血型 A和血型 B 的出现概率不同。为了体现这一点，他们赋予了每个"民族"（nationality）一个"生化种族指数"（biochemical race index），表明各群体内 A、B 型血携带者的比例。[62]在针对何种生物学特质最适于区分人种和民族的激烈辩论中，希尔斯费尔德夫妇的指数表明，血型可以取代备受质疑的基于头骨、体形和肤色的种族分类法。[63]

种族国家主义不断强化，将越发得到强调的优生学层面上理想国民标准和动荡的领土争端联系在一起。基于血清学的种族科研风潮横扫欧洲、美国、中东和日本。血清学家和医生自行开展鉴定，但也利用献血者名单，试图找出血型频率和种族及民族类别间的对应关系。对于希尔斯费尔德夫妇和他们的诸多读者而言，研究分析的单位不再是血型本身，而是群体内部各血型的比例或频率。若想计算一个群体内的这些数据，研究者需要事先通过国籍、种族、民族、宗教、年龄、心智特性或疾病类别界定群体。依照此方式界定群体后，便可直接计算出其中 A 型血和 B 型血的比例（或其他比例），或者（例如）A 型血在群体中的出现频率。尽管有时比例和指数的计算放大了结论数值，但不同群体间的差别通常微小，而且也受群体界定方式的影响。各种计算方法都受到质疑；关于何种分组算（或不算）生物学分组的争议颇多——计算得出的比例包括"生化种族指数"、"种族指数"、血型频率、血型比例，以及基于它们的一系列众多以图表法呈现的其他比例。[64] 即便如此，我们在此需要明确的重点是：血型为阐明人类的区别提供了一个科学的新方式。

在不同地点，这些群体研究的意义也不同。在德语地区，许多（但并非全部）对血型和种族的研究归于人类学领域，该领域的中心是德意志血型研究协会（Deutsche Gesellschaft für Blutgruppenforschung）。[65]1926年，该协会由人类学家奥托·雷歇（Otto Reche）和外科医生保罗·斯特凡（Paul Steffan）在维也纳成立，坚定奉行国家主义（völkisch[1]）理念：雷歇有时负责编辑期刊《民族和种族》（Volk und Rasse），他强烈支持"未来的人类应繁育自历史上长久扎根德意志土壤的农民"的观点。雷歇和斯特凡开创了期刊《种族生理学》（Zeitschrift für Rassenphysiologie），他们令血清学服务于种族理念，宣扬北欧人（Nordic）的优越性。在诸多考察和地图中，他们强行在血液和土地间建立联系：据他们称，A 型血在西欧是主导，B 型血在斯拉夫人居住的东欧常见。[66] 作为《民族和种族》的编辑，雷歇和多名纳粹高级官员合作，与此同时，德意志血型研究协会的会员中也包括德语科学界诸多领

---

[1] 原文为德语。

域的杰出人物。[67]

　　用血清学分类人群的做法远非仅限于德语地区。在全欧上下以及欧洲之外，针对种族的论述都利用到了血型。在德国的东部边境以东，中欧诸国的构成在奥匈帝国分裂后发生变化，人类学家和医生将各种国家主义说辞和血型挂钩。同德国的情况一样，罗马尼亚和匈牙利的人类学家将"民族"（Volk[1]）这一概念置于外表特征和生物学（以及文化和语言学）框架内，并利用颅骨测量和血清学阐释他们各自国家的种族历史。不过，和德意志血型研究协会的会员有所不同的是，匈牙利和罗马尼亚的人类学家在定义他们的国民标准型时用的是多个人种的具体**混合**比例，即便如此，他们和德语地区的同事一样，迫切希望保护和发扬各自的国家身份。[68]

　　在中东地区，情况同样复杂。奥斯曼帝国覆灭后，各个民族和宗教社群，以及中东民族国家力争政治主权和国际社会的承认。在国家主义白热化的时期，人类学家通过安排整理身体、头部、骨架和头骨的人体测量学数据而创立或抹去一个个群体。他们中的一些也接纳了希尔斯费尔德夫妇在前奥斯曼帝国属地萨洛尼卡首创的那套血型技术。血型和人体测量学数据用于巩固或否定埃及、土耳其、叙利亚和巴勒斯坦的群体划分，来认定一些群体是混合种，而其他群体则是纯种。[69]

　　在其他国家，人类学家将血型研究和帝国主义规划挂钩。在巴黎，巴斯德研究院（Pasteur Institute）的血型研究中心（Centre d' études des groupes sanguins）成为人类学血型研究的核心机构，领头人是尼古拉斯·科索维奇（Nicholas Kossovitch），他在第一次世界大战中曾和卢德

---

[1] 原文为德语。

维克·希尔斯费尔德一同工作。[70] 在巴斯德研究院，研究者尤其关注法国和其西非及马达加斯加殖民地的人口。[71] 英国的一些医学期刊发布了世界多地的血型数据，它们源自先前或当下属于欧洲诸帝国地区内的医院和诊所。[72] 输血技术于 1919 年传播至日本，当时日本人对"纯血"的关注和他们的帝国主义扩张野望一同增强。[73] 美国对于血型分布的兴趣主要针对原住民社群、居于少数地位的有色人种社群，以及移民人口。[74] 与此同时，苏联通过成立血型研究委员会，将领土内的血型研究制度化。[75]

血型席卷了全球种族科学界——但也受到质疑，许多人类学家对它优越于其他人体测量数据深表怀疑。[76] 人口数据积累得越多，情况就变得越复杂。一些研究者发现，表面上毫不相干的群体间血型频率几乎一致，因此备感困惑。其他研究者则对群体间的差异极其微小，且和政治边界基本无关的事实感到失望沮丧。在德国，尽管雷歇和斯特凡的项目带有种族优越论色彩，但纳粹支持者对血型研究的接受度高低皆有。[77] 许多血型频率地图未能呈现出明确清晰的种族类型差异，因而难以和雅利安种族的概念相统合。再者，纳粹在掌权后也很少对血型加以实际应用，而是总体上倾向使用基于传统外貌特征来分类。[78]

一些遗传学和血清学知名专家对利用血型阐明种族做法的失败进行了反思。美国遗传学家劳伦斯·斯奈德（Lawrence Snyder）承认，一直以来，血型在人类学问题上的应用比较"模糊"，不过他坚持认为血型仍旧该和"色素沉积、毛发形态、颅骨指数以及其他所有"一同得到研究。[79] 1935 年，美国免疫化学家威廉·博伊德（William Boyd）和人类学家莱兰·怀曼（Leyland Wyman）反思了为何血型没能兑现期望。利用当时的群体遗传学理论，他们解释说，尽管血型和既定的"种族"相关程度并不明显，但它有望在对人类迁徙史的细致探究中起到作用。[80]

尽管存在上文提到的各种问题，但基于种族、地理、宗教和其他标准划分出的人类群体血型频率数据仍旧持续增加。自 20 世纪 20 年代末起，一些作者开始将研究结果结集成书，其中包括斯奈德所著的《有关临床和法律医学的血型鉴定》(*Blood Grouping in Relation to Clinical and Legal Medicine*，1929)、拉特斯所著的《血液的个性特质》(*Individuality of the Blood*，1932) 和博伊德所著的《血型》(*Blood Groups*，1939)。这些书目大多保留了各单项研究中呈现的社会分组，其中很多组别是在医疗过程中划分出来的。从一名法国医生在叙利亚的医院中用输血治疗疟疾性贫血，到美国免疫学家在俄克拉何马州的原住民公立学校中进行血清学测试，在当地诊所和医院发生的对病患和献血者社会身份的当场判定伴随论文发表，之后又在书籍和世界地图参考这些研究时得到重复。这些出版物称，人类群体间的差异可以在生物化学层面得到阐释。由于这些血型数据采集的地点和方式，这些人类群体分组的精确程度受到构筑两次世界大战间隔期世界的社会和政治边界影响。

血型数据是如此丰富，以至于在 20 世纪 30 年代初，全球有超过 50 名研究者持续发表不同民族和种族间血型分布的研究。历史学家威廉·施奈德（William Schneider）估计，到了 1939 年，会有超过 1200 篇论文呈现出对血型的地域、种族或民族分布的独创研究。将献血者、医院病患、囚犯和军人的数据相加，可知约 130 万人接受了血型鉴定。[81]

## "医学、生物学、人类学"

1937 年，第二届国际输血大会在巴黎举办，它标志着人类对血液的理解，以及血液的含义发生深刻巨变的过程已持续了20年。在大会开幕式上，法国卫生部长马克·吕卡尔（Marc Rucart）向会议代表说明，是血型的发现令输血这一奇迹般的疗法成为可能。在大会召开的数月前，纳粹的飞机在巴斯克（Basque）村庄格尔尼卡（Guernica）上空展示了空袭轰炸的致命后果，与此同时，西班牙共和军已经在输血技术上取得重大进步。[82]花了20年，输血成为广泛应用于失血性休克的疗法，眼下，面对现代战争的毁灭性科技，输血疗法极其显著地证明了自身价值。

　　然而吕卡尔宣称血型的影响"远超医学，也涉及生物学和人类学领域"。[83]通过尤其强调血型的"人类学"和"生物学"意义，他暗指当时针对不同种族和民族群体内的血型频率已发表大量研究报告，以及"血型鉴定可以变革人类遗传研究"这一想法。部长表示：血型不仅在实际操作层面上有意义，也有重大科学价值。他的言论，以及言论背后学界越发担忧欧洲再度爆发战争的背景，反映出人们对输血寄予希望，以及血型鉴定有潜力助人理解人类间的生物学差异，以及达成人类身份认同。

　　尽管此时血型知识已经获得"使输血成为可能"的赞誉，兰德施泰纳也由多方认定为血型的发现者，但二者获得各自地位的道路并非坦途。血型不是能直接看得见、摸得着的对象。它的存在源于血液储存技术的革新和运输能力的提升，以及注射器、血瓶和献血者名单等技术的出现。它有赖于数十万人的主动（或被迫）协作，这些人的选取发生在紧张的政治时局或战争中。影响人类群体中血型出现频率的因素包括采血的机构，以及医生和人类学家日常将献血者归入各社会群体时所带有的成见。在带有国家主义色彩地倡导优生学的年代，血型数据可以应用于迥异的政治诉求。通过增加或压缩群体类别,它也可以用来支持各种国家主义历史学说。

在 20 世纪 20 年代,欧洲大陆和美国的血型风潮几乎完全没有波及英国。但到了 30 年代初,血型获得了一小群富于影响力的英国遗传学家的关注。他们将它应用于另一个项目,这个项目同样带有国家主义色彩,优生学意味浓重,但同时也(对于一些人而言)具有明确的反法西斯立场。这群政治立场各异的科学家将血型变为人类遗传学改革的核心对象。利用血型为框架,他们提出了对"现代遗传学"的新构想。

第二章

# 20 世纪 30 年代：
# 血型带来人类遗传学改革

## Reforming Human Heredity
## in the 1930s

1934 年 12 月，英国皇家人类学学会主席向朱利安·赫胥黎致信，请求他支持"不列颠种族调查"的提议。这位主席是埃德温·史密斯（Edwin Smith），他希望全国范围的人类学测量可以"明确不单是我们的历史，还有社会学和医学问题"。[1] 赫胥黎同意了，但也告诉史密斯，获得"了解现代遗传学人才的协助"对这项工作"极其重要"。赫胥黎推荐了老友兼同事 J. B. S. 霍尔丹、兰斯洛特·霍格本和 R. A. 费希尔，又补充说他自己正在写"一本针对种族问题的小书"，因为他"相当震惊于人类学家对现代遗传学著作的忽视"。[2]

　　写到利用"现代遗传学"调查人口时，赫胥黎脑中所想的是血型。霍尔丹、霍格本和费希尔都是人类遗传学委员会（Human Genetics Committee）的成员，该组织由英国医学研究委员会成立于 1932 年。20 世纪 20 年代，英国几乎对血型研究毫无兴趣。[3] 但在人类遗传学委员会的首次会议上，成员对近来欧洲的血型研究大加关注，并概述了血型改革人类遗传学研究的可能方式。[4] 他们相信，由于血型遗传规律明确，它可以作为参照点，引导研究者发现诸如"心智缺陷"和"智力"等更复杂性状的遗传规律，甚至还可能为绘制第一组人类染色体图谱铺路。[5] 按费希尔所言，血型可以给予人类遗传学一个"确凿客观的基础，受到严格的统计学管控"。[6]

人类遗传学委员会的成员不仅利用血型研究人类特征的遗传，也寻求将它应用于研究人类群体的遗传性。费希尔和霍尔丹正在开发数学工具，目的是为群体中孟德尔式弱效力基因的动态建模——这一领域日后称为"群体遗传学"（population genetics）。当时，霍尔丹对"血型的地理多样性也许可以提供研究人类迁徙史的方法"这一思路产生了浓厚兴趣。与此同时，在 20 世纪 30 年代，作为模范遗传性状的血型也在有关不列颠民族的言论中起到了作用。霍格本和赫胥黎尤其相信血型可以作为工具，帮助推行社会平等和民主国际秩序以反对法西斯主义。大力支持科学本身，并将科学应用于社会改革的赫胥黎在他的"针对种族问题的小书"《我们欧洲人：种族问题概览》（*We Europeans: A Survey of Racial Problems*，1935）中概括了血型遗传学的部分道德寓意。

本章概述了为何这些科学家在谈论现代性、改革和种族时单独挑出血型为例，也探索了血型研究的学科背景、传递研究成果的科学技术，以及血型研究在 20 世纪 30 年代的英国具有的政治用途。

## 遗传研究在英国

在 20 世纪 20 年代，一群参与应对社会改革问题和生物学问题的知识分子感到越发受挫。对人类遗传的关注建立在信奉优生学的基础之上，而且几乎所有声称研究遗传学的科学家都相信，社会的长期发展离不开优生学手段。[7]但英国的优生学研究显然没有与其他地方的优生学研究齐头并进。优生学教育协会 [Eugenics Education Society，后称"优生学协会"（Eugenics Society）] 虽受到众多知名知识分子支持，但在成员数量上从未接近国外的同类机构。协会通过公开演讲、影片和期刊《优生学评论》(*Eugenics Review*)宣扬"管控人类遗传应是公民关注的核心问题",但它并未资助大量研究。[8] 英国大学仅将优生学松散地纳入体制:没有院系或研究所专攻优生学。再者,优生学协会资助的研究倾向于依赖收集疾病和社会特征的家族信息,而且它的总体观点是:家族内反复出现的缺陷是基因遗传性的体现。[9] 在有些人看来,这些研究方式十分过时。在当时,很多生物学家已经开始明白,估计基因遗传一事要复杂得多。德国数学家正在研发复杂的纠正手段以应对样本规模小和观察偏差的影响。[10] 面对优生学协会推行的研究方法落后于其他地方正在研发复杂数学工具的现实,一些英国生物学家感到忧虑。[11]

唯一专注于持续研究遗传及其优生学影响的英国学术机构是卡尔·皮尔逊(Karl Pearson)麾下的伦敦大学学院应用统计学系,这里也曾是高尔顿实验室的所在地。皮尔逊是英国统计理论界的泰斗,他提出了相关性系数的标准公式以及估算观测数据和理论预测间拟合优度的卡方检验法(chi-squared test)。维多利亚时期的人类学家和统计学家弗朗西斯·高尔顿(Francis Galton)曾留下一笔遗赠,用于资助专攻优生学的实验室。利用该资金,皮尔逊将来自苏格兰、欧洲大陆、美国、印度和日本的研究者招集至伦敦大学学院。皮尔逊和他的同事完全不相信孟德尔式遗传学可以带来对变异和演化的有价值见解,所以他们采取并发展了"生物测量"法:收集代际间持续存在的性状数据,并使用统计工具预测其遗传性。皮尔逊是个坚定的优生学支持者,但蔑视他所称的优生学协会的"鼓吹"。他将自己的工作定义为"具有科学性"以及"受数学支持",他是期刊《生物测量学》(*Biometrika*)的共同创始人和编辑,该期刊意图促进生物学的统计学研究。[12] 他日后还创立了《优生学年鉴》(*Annals of Eugenics*), 起初, 他"完全"致力于"科学处理人类种族问题"。[13] 皮尔逊的应用统计学系的绝大部分工作成果都发表在这两种期刊中, 他的团队也主导了英国的人类遗传研究。[14]

但到了 20 世纪 20 年代末期, 人类遗传研究针对的问题和采取的方法都在发生变化。不仅一些职业遗传学家对优生学协会的研究方法丧失耐心, 而且在他们中的一些人看来, 皮尔逊对孟德尔式遗传学的拒不接受开始显得落后于时代。[15]20 年代的这十年中, 霍尔丹和费希尔都就归纳群体中发生的自然选择数学规律发表了重要著作, 展现出研究者可以为符合孟德尔定律的遗传性状的演化建立何种形式的模型。尽管如此, 如何将这些技术应用于人类群体的遗传学研究仍很不明确。

面对这些情况, 医学研究委员会做出反应, 建立了一个为人类遗传学研究提供建议并划拨资金的新委员会。[16] 建立一家致力于人类遗传科学的英国机构的呼声已经持续了一段时间。例如, 剑桥大学的遗传学家查尔斯·赫斯特(Charles Hurst)就一直在游说医学研究委员会, 希望能建立一个"人类遗传学研究处"。[17] 尽管对赫斯特的提议持保留意见, 但委员会秘书沃尔特·莫利·弗莱彻(Walter Morley Fletcher)和伦敦政治经济学院(London School of Economics, LSE)的校长威廉·贝弗里奇(William Beveridge)——社会改革家、优生学协会的热心成员——仍同意召集一场由内科医生、社会学家、遗传学家和人类学家参与的会议, 来讨论这项提议。[18] 会议召开后, 霍格本和霍尔丹说服弗莱彻和贝弗里奇, 与其建立一个新机构, 不如会聚一组专家来为全国各地的人类遗传学研究提供建议及划拨资金。[19] 贝弗里奇同意了, 于是医学研究委员会新成立了下属的人类遗传学委员会。受邀加入委员会的会员有: 费希尔、霍尔丹、霍格本、《人类遗传宝库》(*The Treasury of Human*

*Inheritance*）的编辑朱莉娅·贝尔（Julia Bell）、科尔切斯特一家精神病医院的研究员莱昂内尔·彭罗斯（Lionel Penrose），以及伦敦大奥蒙德街医院（Great Ormond Street Hospital）的儿科医生爱德华·科凯恩（Edward Cockayne）。

1932 年 2 月，该委员会于医学研究委员会办公地召开了首次会议，讨论的内容主要围绕血型和基因连锁问题。[20] 在呈现 ABO 血型遗传现象的论文引起轰动后，伯恩斯坦这位德国数学家最近又发表了一篇新文章，描述了仅使用两个代际的信息判断 ABO 血型基因位点和其他人类特征基因连锁的方法。

基因连锁是对两个性状共分离[1]（cosegregation，或称共继承）可能性的衡量标准。共分离的可能性提供了估计染色体上特定两个基因间大致距离的方法：一个基本的基因"地图"。自 20 世纪 10 年代托马斯·亨特·摩根（Thomas Hunt Morgan）建立了果蝇实验室以来，染色体测绘一直是遗传学的主要目标之一——果蝇属（*Drosophila*）仅有 4 对染色体，人类却有 24 对（这是当时的普遍认知，我们现在知道其实是 23 对），并且当时只有三个血型基因位点是已知的（ABO 以及较不重要的 MN 和 P），这令开展测绘十分困难。[21] 人类遗传学委员会的研究者对伯恩斯坦的突破感到兴奋不已，但他们知道，若想掌握血型和疾病间基因连锁的切实可能，需要先再定位许多血型基因位点。[22] 尽管如此，事态可称乐观：霍尔丹近来向费希尔介绍了遗传学家查尔斯·托德（Charles Todd）的著作，托德当时在汉普斯特德的医学研究委员会下属研究机构研究家禽血清。他分辨出了家鸡种群中大量的新血型，遗传学

---

[1] 共分离：不同标记基因由于紧密连锁而一起分离的行为。——编注

家视这为信号，认为未来有可能发现大量人类新血型，令测绘基因连锁的潜力显著增强。[23]

受这一可能性的鼓舞，全部五名研究者一致认定，对改革人类遗传学和将其应用于优生学问题而言，血型血清学提供了最有希望的渠道。他们宣布，他们会"尽可能地延伸托德的工作"，应不遗余力地推行"研究人类和其他动物间的血清学差异"。[24] 费希尔在会议后致信托德，传递了委员会对于血清学研究的观点：它"相较于**任何生物测量学和系谱学方面的进一步研究**，都更能在理论和实际层面为人类遗传学问题带来突破"（黑体由本书作者所加）。[25] 按霍格本在会议后的报告中的说法，血型为绘制"人类染色体图谱"提供了独到的可能。[26]

这项研究提议的一个方面是亟须收集伴随着疾病相关数据的血型数据，目的是追踪二者间共分离的程度。朱莉娅·贝尔在大学学院收集家族谱系数据已有多年。作为数学家兼医生，贝尔参与了《人类遗传宝库》这一大型多册家族谱系汇编的编辑工作，负责其中卡尔·皮尔逊领导的有关人类疾病和精神失常的长期项目。[27] 接触到遗传学的新研究方法后，贝尔开始将血型纳入她的工作，自行从医疗记录和教科书，以及病患家庭和外科医生处收集材料。[28]

贝尔对家族谱系的兴趣和彭罗斯的有所重叠，彭罗斯对血型厘清精神疾病的遗传因素和环境因素的潜力极感兴趣。1919 年，彭罗斯取得行医执照，1930 年，他开始在皇家东部诸郡收容所（Royal Eastern Counties Institution）任职，这是一家治疗精神疾病的医院。他坚信，人类遗传学在社会和政治层面大有用途，但他忧虑英国的优生学协会推行的研究方法中含有的成见和臆断。彭罗斯对遗传学的临床诊断价值寄予厚望，他拓展伯恩斯坦的研究方法，提出了通过单独代际中的家族表现型估测基因连锁的技术。受到平森特-达尔文信托基金（Pinsent-Darwin Trust）和医学研究委员会资助后，他开展了针对智力缺陷的临床方面和遗传学方面的大规模研究。科尔切斯特调查（Colchester Survey）于1931—1938年开展，涉及1280名病患，算是当时很大规模的人类遗传研究之一。[29]彭罗斯在他的著作《精神缺陷》（*Mental Defect*，1933）中提出了精神疾病研究的新标准，并详尽概括了其背后的方法理念。[30]尽管彭罗斯并没有将血型纳入科尔切斯特调查，但他仍鉴定了1000名病患的血型，且在数十年间持续密切参与血清学研究。[31]

霍格本将血型遗传学纳入了他的课程，以便为社会科学提供数学基础。新任命为伦敦政治经济学院社会生物学教授的他相信，人类遗传科学亟须革新。霍格本自中学时代起便是坚定的社会主义者，在他的构想中，社会会因为对科学的普遍理解与珍视而焕然一新。[32]他在开普敦工作期间领略到了存在于科学家间的种族偏见，对此备感惊骇；回到伦敦后，他接受的新职位是贝弗里奇设立的课程项目的一部分，该课程意图在伦敦政治经济学院将生物学研究的定量方法引入社会科学领域。[33]霍格本远非反对优生学本身——他认为，存在许多驱使人们对人类未来的演化产生关注的正当原因——但他领导了一场针对优生学协会研究方法的攻击，这些方法在他看来缺乏鉴别力且带有偏见。[34]当霍格本发现伯恩斯坦有关血型的著作时，他已经在对自己的《医学和社会科学中的遗传学理论》（*Genetic Principles in Medicine and Social Science*，1931）进行最后的润色。霍格本匆忙改写自己的校样，加入了新的一章，解释说血型既"是对'人类遗传学可以发展为一门精确科学'这一信念的鼓舞……对于那些倾向于仅根据孤立的家族谱系就构建出自命不凡的推测的人士而言，它也是教人客观的一课"。[35]在霍格本看来，若能基于血型建立一种有赖基因的人类遗传研究新手段，便可令人类遗传研究免遭用于支持种族和阶级偏见的命运。

与此同时，霍尔丹和费希尔在协助建立一种形式的数学遗传学，用于研究大型种群中的孟德尔式基因的动态。1930 年，霍尔丹身兼三个职位：剑桥大学的生物化学讲师、位于伦敦南部默顿（Merton）的约翰·因内斯园艺学研究站（John Innes Horticultural Research Station）的"遗传学研究主管"，以及伦敦皇家科学研究院（Royal Institution）的富勒生理学教授（Fullerian Professor of Physiology）。[36] 霍尔丹自学生时代便是社会主义者，他关于科学及其在政治和日常生活上的应用方面的著述颇丰。到了 20 世纪 30 年代，他通过文章、演讲和广播节目成为知名公众人物。霍尔丹在数学方面的可观建树包括识别基因连锁的著作，以及 1924—1934 年发表的有关人为选择和自然选择的一大批论文。

费希尔供职于伦敦以北哈彭登（Harpenden）的罗塔姆斯特德实验站（Rothamsted Experimental Station）。此时他正在那里研发设计化肥和作物收成实验的新方法，以及统计学分析大量数据的新方法。费希尔还享有开展种类繁多的遗传学研究计划的自由，他掌管老鼠、蜗牛和禽类的配种试验，并撰写了一系列针对遗传数学规律的文章，其中《自然选择的遗传理论》（*The Genetical Theory of Natural Selection*，1930）是扛鼎之作。[37] 费希尔是坚定的优生学支持者，他就遗传学对未来人类社会的影响撰写了大量作品，又将《自然选择的遗传理论》近乎一半的篇幅分配给了人类遗传和演化。[38] 霍尔丹和费希尔的"群体遗传学"在日后成为"想要获得对生物学和其演化过程的综合理解，遗传学是不可或缺的根本所在"这一观点的基础，该观点由赫胥黎在他的《现代演化综论》（*Evolution: A Modern Synthesis*，1942）中大力推广。[39] 如果血型可以通过群体遗传学工具加以研究，那么人类也许可以纳入演化综论的框架。

伦敦医学研究委员会下属的人类遗传学委员会的成员们政治诉求迥异。费希尔在政治上是保守派，他支持的优生学形式可以增进精英群体及部分英国中产阶级成员利益。[40]霍尔丹、霍格本和赫胥黎都是左倾人士，相信优生学理论应该用于加强社会平等。[41]即便如此，委员会的所有成员都拥有改革人类遗传的愿望。大量的数据、选取研究对象的严格手段和利用数学探索基因连锁的做法代表着人类遗传学的又一种形式，它和当时受优生学协会支持或由皮尔逊推广的形式差异显著。掌握了血型知识的霍格本、霍尔丹、费希尔、彭罗斯和贝尔相信他们可以将人类遗传构筑在孟德尔理论的基础之上。

## 英国的种族科学

人类遗传学委员会的成员新近获得了信心，相信自己终于可以将人类遗传学变为一门"精确"的科学，与此同时，他们之中的几名也介入了对人种的定义和涵盖范畴的讨论。霍尔丹最近对"血型的地理分布也许能为研究人类迁徙史提供思路"这一概念产生了浓厚兴趣。1931 年，霍尔丹在伦敦的皇家科学研究院发表了演讲，题为"从遗传学角度看史前史"（Prehistory in Light of Genetics）。在演讲中，霍尔丹向他的英国听众介绍了海外有关血型的地理和种族分布的研究，这些研究在当时已经为数众多。然而霍尔丹并没有将重点放在血型划分种族的潜质上，而是说明，每种血型等位基因出现频率的高低分布都是史上人类迁徙的痕迹。霍尔丹展示了一幅全球 B 型血人群分布等值线地图，提出这幅图强烈暗示它对应着一次"史前时期自中亚向外的迁徙"（图 2.1）。[42]人口血型数据先前服务于有关人种分类的讨论，现在它则带上了人类历史的印记。[43]

在声称遗传多样性的地理分布可以阐明人类史前史时，霍尔丹引用了苏联遗传学家尼古拉·瓦维洛夫（Nikolai Vavilov）的研究成果。瓦维洛夫最近访问了伦敦，在那里展示了苏联的遗传地理学研究。[44]几个月前，瓦维洛夫在第二届国际科学史大会（Second International Congress for the History of Science）上提出，植物遗传多样性的热点地区标志着植物起源的中心，或许也对应着史前人类定居点。[45]在向皇家科学研究院的听众展示自己绘制的血型地图时，霍尔丹也展示了瓦维洛夫的一张地图，称它们共同展现了史上人类和农业技术同时发生的迁移。更为根本的是，它们展现出遗传学也许可以成为理解人类史前史必不可少的工具："尽管此处呈现的研究离大功告成还很远，但我认为它已经研究到了一定程度，令所有希望探究人类起源大方向的人类学家都无法忽视。"[46]

日后，霍尔丹详述了自己的观点，称不同种类的遗传学特质可以揭示不同时期的历史。利用地质学作类比，他解释说一些特质——"例如色素沉积"——的分布频率提供了有关较近历史时期的信息，"就像是更新世和之后留下的沉积物提供了近期的冰川作用、火山活动等等的信息"。其他的特质，例如血型，似乎并没有受到遗传选择的影响（不过费希尔不同意这一点），因而有潜力"帮助了解种族结构更加基本的特质，就像是古生代岩石对了解地质结构的帮助"。[47]此类数据有助于阐明的历史时期有多久远，取决于数据对应的遗传特质是否受到了遗传选择的影响。基因有潜质发掘出人类历史的不同层次。

本书前文已述卡尔·兰德施泰纳连同同事试图利用血型数据揭示人

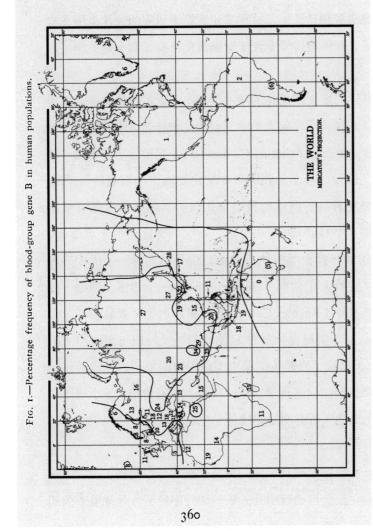

PROFESSOR J. B. S. HALDANE

Fig. 1.—Percentage frequency of blood-group gene B in human populations.

360

**图 2.1** J. B. S. 霍尔丹的等值线地图[1]，1931 年随他的论文《从遗传学角度看史前史》发表，还曾在皇家科学研究院展示。霍尔丹在用墨卡托投影法绘制的世界地图上叠加了表示当地人口中"血型基因 B"出现频率的数值。他使用这些数值估计等值线的位置，等值线将拥有相同基因频率的地区连在一起。霍尔丹意图用等值线表示地理空间中等值基因多样性的分布，而分布情况则可以反映历史上人类的迁徙。摘自：霍尔丹，《从遗传学角度看史前史》，1931，360 页，皇家科学研究院，伦敦/韦里奇曼图像

根据国内出版要求，有部分改动。表头标题为"人类群体中血型基因 B 的百分比频率"。——编注

[1] 根据国内出版要求，有部分改动。表头标题为"人类群体中血型基因 B 的百分比频率"。——编注

类和灵长目动物在演化上的关联（见第一章）。他们的情况和霍尔丹的不同：霍尔丹对血型研究富于热情是因为血型有可能阐明人类群体遗传学，以及揭示人类定居和迁徙史。这种演化生物学研究的关注范围在时间和空间上都有限。群体遗传学专注于发掘演化机制，而不是更深层次的物种间的关系。

在有关人种科学的定义和范畴的学术争论中，霍尔丹热切推崇遗传学研究。1934 年，他加入了皇家人类学学会和伦敦社会学研究所组织的种族与文化委员会（Race and Culture Committee），它致力于"明确'种族'一词的含义"以及"考虑种族因素在文化发展中的重要性"。[48] 委员会寻求判断"特定种族、群体与特定文化间的实际联系究竟有多紧密"——本质上即："种族"决定"文化"吗？[49] 委员会由人类学家、解剖学家、考古学家和社会学家构成，他们的诉求迥异——从种族决定论支持者乔治·皮特－里弗斯（George Pitt-Rivers）和雷金纳德·拉格尔斯·盖茨（Reginald Ruggles Gates）到左翼和平主义者赫伯特·弗勒（Herbert Fleure）。[50] 委员会分发的 24 页小册子《种族与文化》（Race and Culture，1936）反映了当时英国国内围绕种族的争论，也显示霍尔丹说服了同事，令他们相信遗传学在这一问题上具有价值。[51] 小册子中谈及的"种族"定义之一带有明显的遗传学色彩：

> 种族由一个或多个成员个体间相互交配的群组构成……它是一个生物学组别，成员均拥有相互关联的遗传学特征，其数量或多或少，这些特征可以作为区分该群组和其他群组的标准；在持续与外界隔离的情况下，该群组的后代会持续拥有这些特征，区别于非群组成员。[52]

霍尔丹声称种族具有"遗传学意义",而且血型可以作为推进人类多样性研究的一条合理途径。但在表达这些观点时,他驳斥的又是什么?

在20世纪30年代的英国,"种族科学"不是自成一体的领域。研究种族的有比较解剖学家、内科医生、地理学家和人类学家。在实践方面,这意味着要评估测量多种人类特征,包括活体特征(身材尺寸、头部形状、毛发和眼睛的颜色、风俗习惯、性格、反应时间),以及尸体和遗骸特征(头骨尺寸、出土物品)。这些研究有赖于教师和医生的测量,以及大量文物和骨骼,它们由殖民地官员和海外传教士收集而来,或出土自全英各地的坟墓。在英国,此类研究应用于有关人类起源和演化、人类迁徙史和种族身份,以及领土和帝国的辩论。到了20世纪初,皇家人类学学会的期刊《人体测量学》和《优生学年鉴》中发表有数量巨大的此类研究。[53]

这两份期刊由皮尔逊掌管,在遗传研究之外,他在自己掌管的伦敦大学学院应用统计学系进行了大量种族研究。皮尔逊自他的赞助人弗朗西斯·高尔顿处继承了对于"类型"(types)的追求;他开发出了一种方法,可以将他收藏的量大繁多的头骨测量值提炼为数学指数,他相信该指数浓缩了种族的恒久特征,也能启发对种族历史和早期迁移的研究。[54]皮尔逊是实证主义者和社会主义者,还是狂热的国家主义者,相信国家的利益可以通过与他国的经济和军事竞争得到增强。对于皮尔逊而言,"文明"必然需要"种族与种族发生争斗,身体和精神上更为强健的种族得以延续",这是他在题为"从科学角度看国家生命"(*National Life from the Standpoint of Science*,1901)的演讲和小册子中宣扬的观点。在皮尔逊以及许多和他一样笃信社会达尔文主义的人看来,详尽理解种族"类型"对英国政府管理的帝国的权力大有裨益。[55]

在两次世界大战间隔时期的英国，种族类型研究是重要的研究方向之一。[56]但在类型学之外，还存在其他研究种族的方式。许多地理学家研究地理环境对人类外貌特征的影响，并将发现应用于城市和乡村规划以及人口迁徙的相关讨论中，此外也应用于针对英国国内及欧洲的政治边境的磋商。[57]他们对群体动态学、人口混合以及地理环境的关注同霍尔丹对血型地图寄予的希望十分匹配。

种族与文化委员会的成员包括著述颇丰的地理学家和人类学家赫伯特·弗勒，他宣扬的国家主义形式密切关注英国民众的生活。弗勒比皮尔逊年轻 20 岁，坚定支持同政治左翼更为契合的优生学形式，他的研究工作代表了两次世界大战间隔时期的英国地理学界对种族的兴趣。皮尔逊和同事倾向于通过头骨研究种族，而弗勒则测量了大量群众。[58]弗勒是动物学者出身，在威尔士大学阿伯里斯特威斯分校（University of Wales at Aberystwyth）任地理学和人类学教授，同时也围绕人种和"人文地理学"创作了大量书籍和文章，受众涵盖专业学者和普通读者。[59]1909—1940 年，弗勒的许多研究含有对威尔士和马恩岛的细致调查，其中，他结合了考古学数据和自群众间采集的大量详细的人体测量数据。[60]

弗勒专注于"人文地理学"，这一学科分支研究的是人类的外貌特征、文化传统与他们的地理环境间的关系。[61]弗勒受地理学家和社会学家帕特里克·格迪斯（Patrick Geddes）影响极深，致力于地区调查（Regional Survey）运动，此项运动意图培养英国民众对所在地地理环境的兴趣和喜爱。[62]按另一位地理学家的说法，第一次世界大战为地区调查运动提供了新动力，因为这对"人类文明和物理环境间的平衡状态"造成了"灾难性"打击。[63]弗勒提出，不列颠群岛多样的环境造就了岛上各个社会群体的外貌特征、社会特征和精神特征；在很多方面，他的研究路线类似同期在德国受到宣扬的国家主义原则。[64] 然而，弗勒对利用种族理论包装险恶政治宣传的做法十分不满，甚至坚称"人种类型"一词"在科学讨论中的使用应十分谨慎"。[65] 尽管如此，他相信，对外貌特征的细致研究可以得出有关种族和史上人类迁徙的重要信息。弗勒将关注重点放在"边缘"或"偏远"群体之上，认为他们具有研究价值，这背后原因是：据推测，这些群体始终在同一地点，因而相较于所在国国内的其他群体，他们保留下来的传统和种族类型要更久远，也含有更多有用的信息。[66]

于是，弗勒和其他人类历史学家强调研究现在群众特征的地理分布，以及各群体中持续的动态。在霍尔丹看来，血型频率数据的情况类似，也证明了人类群体是动态的，受选择、迁移和其他遗传学因素的影响。地理学是一个针对种族的主要学术研究领域，这一事实一定程度上解释了为何霍尔丹可以说服种族与文化委员会的同事，令他们理解遗传学对种族研究至关重要。


## "我们欧洲人"

在霍尔丹在皇家科学院和皇家人类学学会推行遗传种族科学的同时，赫胥黎大力发声，希望将这一思潮传播到学术界以外。和弗勒一样，赫胥黎认为当时"大众认知"中的种族类型在政治上极为危险，并提出必须用科学手段改革。遗传学研究显示出动物、植物和人类群体惊人的遗传多样性，而在这之前我们并未察觉。此外，基于数学的群体遗传学研究表明，自然选择并不会消除遗传变异。事实上，在平衡状态中，基因比例在多个代际间维持稳定——纯种种族不是自然常态，多样性才是。赫胥黎和同事意识到，这是一个利用遗传学反对法西斯主义的机会——利用科学推广社会正义的机会。[67] 在英国畅销书《我们欧洲人》（1935）中，赫胥黎提出了上述有关遗传学和种族的观点。《我们欧洲人》的共同作者包括人类学家艾尔弗雷德·哈登（Alfred Haddon）、社会学家和人口学家亚历山大·卡尔－桑德斯（Alexander Carr-Saunders）。（1939年以企鹅平装本[1]形式再版的）该书寻求驳斥用于“为政治野望、经济意图、社会不满情绪和阶级偏见辩护”的“大量‘种族生物学’伪科学”。[68] 该书表达“血型的地理分布”提供了一条理解种族的“新途径”，这一途径否定了种族恒定不变的概念，取而代之展现了“我们欧洲人”的血统究竟混杂到了什么程度。[69] 作者刻意没有明确“我们欧洲人”这一含糊说法的语义，该词组暗指了欧洲国家和其殖民地间的区别。[70] 但与此同时，“我们欧洲人”的说法也在寻求在欧洲领土纷争不断加剧、形势越发不稳定的背景下传递出团结统一的信号。《我们欧洲人》对于血型的应用和第一章中所讲的情况具有同样深刻的政治意味：这部反法西斯著作国家主义色彩浓重，引用了一系列显示英国优于德国的社会统计数据。然而，引人注目的是该书的道德观点：遗传学研究不仅造就了政治中立的种族科学，而且为未来的民主世界秩序提供了参考。（本书后文中将会讲到）赫胥黎等人在第二次世界大战后的国际平台上对这一主张加以重申。[71]

　　《我们欧洲人》问世的第二年，即 1936 年，《曼彻斯特卫报》（*Man-*

---

[1] 企鹅平装本：企鹅出版集团（Penguin Books）出版的平装书籍，自 20 世纪 30 年代起将先前只以精装本形式存在、面向少数精英的高质量虚构和非虚构作品以低廉的价格推广至大众市场。

*chester Guardian*）发表了一篇题为"抨击纳粹理念"（Nazi Conception under Fire）的文章，报道英国科学促进协会（British Association for the Advancement of Science）召开了一场"气氛热烈"的会议，主题是"遗传学与种族"。会议中，受到赫胥黎、弗勒、坚定支持的杰弗里·莫兰特（Geoffrey Morant）是皮尔逊的同事，他和右翼优生学家雷金纳德·拉格尔斯·盖茨（Reginald Ruggles Gates）进行了激烈的公开辩论。现已完全认同赫胥黎观点的弗勒热切宣称，眼下"种族类型"可以由"遗传学这一现代科学"加以解释。弗勒提出，孟德尔理论展现了"祖先的特征"如何做到在数代后的后代身上重现。他相信"种族"一词的含义过于僵硬死板，无法代表孟德尔式遗传学所解释的现象。赫胥黎支持弗勒，宣称"人种只能在遗传学层面上得到定义，如果我们试图从任何文化或民族的角度定义它，这定义就不能算是受科学支持。"弗勒进一步全盘否定了"种族"一词。他称，遗传学研究显示，全人类的血统混杂程度高到令种族分类失去意义；"种族"一词"妨碍人类学进步。它阻碍我们问出真正该问的问题"。[72]

综上，在两次世界大战之间的间隔期，一些国家的部分血清学家和人类学家利用血型编织有关独立国地位和国民归属的各种说辞，而自20世纪30年代开始，赫胥黎和同人则用它来驳斥法西斯对于血统纯洁的热衷。我们能从中得出的一个结论是：血型十分灵活。在带有国家主义色彩的优生学的年代，它可以为差异极大的各种政治诉求所利用，既出现在《种族生理学》的书页中，也存在于《我们欧洲人》的文字中。在英国，是血型研究对早期人类历史的侧重令弗勒等人类学家兼地理学家产生共鸣。第二次世界大战后，弗勒成了利用血型遗传学研究人类多样性的重要支持者。弗勒对血型遗传学的热情尤其凸显出血型对一些科学家的吸引力极强，他们希望见到这样一门种族科学：它动态、参与政治、基于地理，但可声称不再受过去的扭曲偏见所制约。

## 高尔顿血清学实验室

20世纪30年代中期，费希尔成立了一个新实验室，人类遗传学协会对血型遗传学研究的期望在它身上体现得最为明确。[73]1934年，洛克菲勒基金会（Rockefeller Foundation）的丹尼尔·奥布赖恩（Daniel O'Brien）去往伦敦，目的是和医学研究委员会讨论基金会支持人类遗传学研究——特别是精神疾病研究——的最佳方式。[74]他会见了医学研究委员会下属人类遗传学委员会的一些成员，其中包括费希尔。费希尔向奥布赖恩展示了一个通过血型探索人类遗传的新实验室研究项目。一年前，皮尔逊自伦敦大学学院退休，结束了成果丰硕的漫长学术生涯。而后大学学院决然更改了研究侧重，任命霍尔丹为兼职遗传学教授，费希尔为优生学教授——以及高尔顿实验室的主管和《优生学年鉴》的编辑。

自一开始，费希尔就意识到自己需要应对学院财政资源有限的情况，于是他十分感激能有机会和奥布赖恩讨论资助事宜。他列举了血型研究有助于探索人类缺陷的各种方式；分辨出与疾病基因位点共分离的血型标记基因，可能有助于鉴别致病基因的携带者；确定血型和人类病症间的基因连锁则有潜力让我们绘制出致病基因的基因图谱。费希尔表示，希望通过血清学测试寻找到一些导致"人类畸形"的基因变体。此外，血清学研究手段也许不仅可以帮助阐明疾病，还可以分辨出"对健康、智力、艺术欣赏、感官识别、长寿施加正面影响"的因素。[75]

在医学研究委员会和洛克菲勒基金会眼中，"血型可以帮助分辨致病基因携带者"这一概念尤为具有吸引力。它完全契合新近建立了精神疾病委员会（Mental Disorders Committee）的医学研究委员会的兴趣方向。此概念也令洛克菲勒基金会的工作人员印象深刻。奥布赖恩强调了这项工作的重要价值，并向他的主管保证，对于"精神缺陷"的研究是"这些血清学研究最显而易见的趋势"。[76]基金会十分欣赏费希尔研究提议的应用潜力，便决定自医学而非自然科学项目中为他划拨资金，期望费希尔可以通过某种方法将"基础遗传学"和医学联系起来。[77]洛克菲勒基金会的热情标志着这样一则坚定信念：对精神性状的研究是血型遗传学的主要实际应用之一。

1935 年 4 月，洛克菲勒基金会批准了对新成立的高尔顿血清学实验室的资助——资金将由医学研究委员会负责划拨。[78]费希尔任命乔治·泰勒管理实验室，他是接受过医学教育的血清学家，此前在剑桥大学的病理学系工作了六年。[79]几个月后，费希尔和泰勒雇用了研究助理艾琳·普赖尔（Aileen Prior）和伊丽莎白·伊金（Elizabeth Ikin），以及拥有医学资质的罗伯特·雷斯，他此前在布朗普顿（Brompton）的结核病及胸科疾病医院（Hospital for Consumption and Diseases of the Chest）担任病理学助理。[80]因为高尔顿实验室是英国第一个专攻血型研究的实验室，所以泰勒和欧洲及美国的成熟血清学实验室沟通，寻求建议和资源。1936 年，他对哥本哈根大学的法医学研究院（Retsmedicinsk Institut）进行了为期数月的访问，在他们设施优越的新实验室里学习新技术，并帮费希尔订购了先进仪器。大学学院将新装修过的动物饲养舍的部分使用权交与费希尔，可以用来饲养经过免疫的兔子，它们是生产血型鉴定血清的合适材料。学院还将学院博物馆旧址的一半也分给费希尔，供他放置实验仪器，包括一台冰箱、一架离心机和一台干热灭菌箱。血清学研究和费希尔的诸多其他遗传学项目同时展开，后者包括针对群体遗传学数学规律的大规模研究，以及针对动物的选择试验。[81]

在此后的五年中，高尔顿血清学实验室协同霍格本、霍尔丹、贝尔以及彭罗斯研发探索血型和人类疾病的方法，也和医院以及全科医生开展合作，[82]还发现了 ABO 系统以外的新血型。卡尔·兰德施泰纳和纽约的菲利普·莱文（Philip Levine）在 1927 年定义了 P 型血，又在 1928 年定义了 M 和 N 型血。英国研究者自己也在寻找新血清学反应。费希尔、彭罗斯和他们的同事约翰·弗雷泽·罗伯茨（John Fraser Roberts）对两家大型精神医院的患者开展了血型调查，之后表示在这些人中找到了"一系列十分值得关注的血液反应"。调查结果似乎指向了一个只在"精神有缺陷"的个人身上存在的"遗传学因素"，这恰恰是洛克菲勒基金会一直以来希望见到的发现。[83]看起来，他们分辨出了和精神疾病相关的血清学标记基因；医学研究委员会认为费希尔的这一研究结果的前景可观，因此为他划拨了聘请两名新研究助理的款项，更好地支持他的工作。[84]

与此同时，在不远处的伦敦政治经济学院，霍格本正把伯恩斯坦的数学工具应用于弗里德赖希共济失调谱系，这种疾病会导致神经系统渐进性损伤。他追踪伦敦医院中的病患，拜访他们的住处和家属，鉴定他们的血型。[85]在高尔顿实验室，伊金和普赖尔同全国上下的内科医生合作，寻找血型和一系列疾病间存在基因连锁证据。泰勒和医生合作研究可遗传的眼部健康情况，彭罗斯关注苯丙酮尿症，哈默史密斯医院（Hammersmith Hospital）的血液学家珍妮特·沃恩（Janet Vaughan）则研究无胆色素尿性黄疸。[86]

在基因连锁研究之外，高尔顿血清学实验室的另一个工作方向是将基于数学的群体遗传学研究方法应用于人类群体。泰勒和普赖尔自同事、学生和朋友处收集信息，测定了400余个无亲缘关系的人类ABO和MN血型。尽管当时英国已经存在有几项针对血型的研究，其中一项的研究范围是格拉斯哥的40个家庭，但这项位于伦敦的研究是有史以来在英国开展的最大规模的血型调查。泰勒和普赖尔的调查结果分三部分刊登于《优生学年鉴》。他们在文中表示，自己的目标是多重的，其中之一是解释血型鉴定采取的技术，尤其是用于鉴定新血型M和N的滴定法。此外还有获取人类之间的孟德尔式遗传数据，从而测试用于探索遗传的数学工具。泰勒和普赖尔还利用了家族和群体数据，测试由伯恩斯坦发明、经费希尔改进的技术，之后得出结论："英格兰"境内的血型符合"普遍认同的遗传学理论"。[87]

因此，在高尔顿实验室成立后的几年间，它发展并制定了人类遗传学委员会早期会议设想的一些人类遗传学新标准。实验室在研究思路上和皮尔逊的人体测量学项目大相径庭，意图为人类遗传构建孟德尔式研究框架。为了向公众强调这一转变，费希尔将《优生学年鉴》的宣传语从"种族问题科学研究期刊"改为"人类遗传学国际期刊"。侧重大量数据和数学分析的人类遗传学委员会谋求革新优生学，消除它对家族谱系的盲目依赖。最重要的是，高尔顿血清学实验室的存在意味着英国的血型研究拥有了专门机构，这一状况将持续20年。

## 从头骨到血液

1939年5月，费希尔致信退休两年的皮尔逊，信中对头骨、骨骼和皮肤标本仍旧占据实验室中博物馆空间一事表达了不满。费希尔请求皮尔逊移走他的私人收藏，为冰箱、离心机和干热灭菌箱腾出空间，这些是费希尔新近为血型实验室购买的器材。他恳请皮尔逊"在今年春天或夏天为这些材料安排别的储存地点，因为其他事务对博物馆空间的需求只可能有增无减"。[88] 血型对阵头骨、皮肤和骨架：老对手费希尔和皮尔逊间的这封信件呈现出的戏剧化对比凸显的不仅是血型遗传学的"后生"地位，还有它在大学学院引发的空间分配改革。

费希尔的措辞清楚地反映出他的"现代"人类遗传学理念。高尔顿血清学实验室在研究思路上和皮尔逊的研究项目完全相反，但符合医学研究委员会下属人类遗传学委员会的理念；实验室推行的是现已认定遵循孟德尔定律的人类遗传研究标准。费希尔的冰箱占据了皮尔逊标本原先的位置，这代表基于头骨和骨架的种族科学转变为群体遗传学，这种研究的对象为活人，探究他们的地理分布，还有其血型。[89] 皮尔逊特别点明过，他"不认为对于活人的测量有多大价值"，然而费希尔却不满头骨易保存的特性，这令皮尔逊收藏的头骨规模大到匪夷所思。[90] 他主张与头骨相反的活体材料优势巨大："性别已知"，"亲缘关系也已知"，"已知的还有国籍、语言、宗教和社会地位"。重中之重是："活体测量数据的研究者可以自主选择研究材料，并确保得到的材料足量。"[91] 在此后的五年间，费希尔会发现，他能得到的材料远不只是"足量"程度。1939 年，高尔顿血清学实验室收到了费希尔从未预料到的一项求助，求助方希望实验室开展实际操作：成为应急输血服务的一部分，为下一场战争做准备。

## 第三章

# 将血型知识应用于战争

## Blood Groups at War

1939 年 10 月，R. A. 费希尔和乔治·泰勒在《英国医学杂志》上发表了一则呼吁，对象是新成立的应急输血服务的工作者。过去五年来，费希尔和泰勒一直在掌管伦敦大学学院下属的，受洛克菲勒基金会资助的高尔顿血清学实验室。在那里，他们和其他遗传学家合作，探究疾病和血型间的遗传学关联。战争爆发后，应急输血服务吸收了实验室，安排其负责为新成立的各个战时血液供应站实验室提供抗血清（测试用试剂）。由于洛克菲勒基金会暂停了资助，医学研究委员会改组了实验室的职责，并将它迁至剑桥，更名为高尔顿血清学小组。[1] 尽管情况变化令费希尔有些沮丧，但他仍在其中看到了重大机遇：他可以将自己的遗传学研究和应急输血服务的需求挂钩。费希尔和泰勒在《英国医学杂志》上刊登呼吁，题为"大不列颠的血型"（Blood Groups of Great Britain），请求血液供应站的医务工作者将志愿献血者的血型鉴定结果寄给作者。据作者称，这些记录是富有价值的"遗传学和人种学数据"，它们"不仅（会）……阐明需要极大样本规模才能释清的研究关注点，还会开启目前完全未经探索的一个领域：不列颠群岛居民血型的同质性和异质性"。[2] 换句话说，应急输血服务的记录也许可以带来有关英国民众的重要遗传信息。

　　费希尔和泰勒发表呼吁的时间点距离战争爆发仅过了一个月。当时，高尔顿实验室位于战时血液供应站网络的中心。应急输血服务已经具备了完善的基础结构，涵盖仪器设备（血瓶、软管、针头、消毒器、冰箱）、运输（板条箱与货车）、机构（邮局、血液供应站、志愿献血者组织、医院，以及负责处理和检测血液的实验室），以及大量纸品。纸品包括检索卡片、清单、信件、登记表格、献血卡和标签。与此同时，应急输血服务拥有一支文书职员"部队"来负责管理人员和血液，以及安排二者的去向。费希尔和泰勒的号召受到积极响应，他们收到了大量血型鉴定结果清单和献血者登记表格。利用这些记录，他们开启了两个研究项目，它们都持续到战争结束。输血和人类遗传学首次通过社会公共机构建立起联系，这一联系持续了 20 年。

上一章记述了费希尔和他的人类遗传学委员会同人如何形成对血型遗传学理论和理念的坚持。本章讲述血型遗传学的理论和理念如何在战时得到实际应用。此事一定程度上涉及研究如何受到基础结构——提供开展研究所需资源的仪器设备、机构、材料以及社会行为——的影响。影响和制约科学研究的基础结构有时很难察觉。[3] 英国的战时血型遗传学研究很特殊，因为相关基础结构的变化巨大。仅仅数年间，输血从一些相互间几乎不存在正式机构联系的小型献血者系统变为全国范围的战时服务，它的基础是大规模储存和管理血液的例行程式操作。[4] 为了减弱新技术某种程度上透出的"缺乏人情味"，招募献血者的宣传将献血塑造为对战争事业的人道主义贡献。[5]1939 年覆盖全国的输血改革带来的不仅是传递血液及文书的新技术，还有新的专业知识中心。随着高尔顿血清学小组成为这样的一个中心，小组内的工作者将应急输血服务的机构、材料，以及交流文化用作无可比拟的血型研究资源。献血者招募项目、乐于合作的血液供应站主管、文员、基于文书的可靠管理系统，

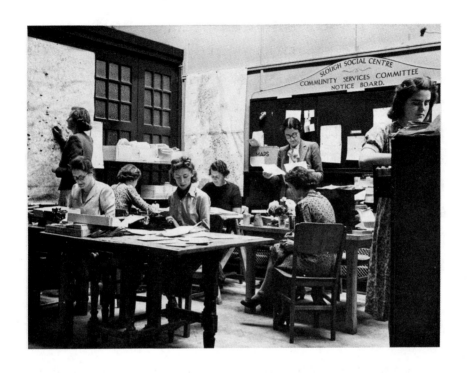

**图3.1**　一幅"办公时间的办公室"照片：位于斯劳社区中心（Slough Social Centre）的西北伦敦血液供应站（North West London Blood Supply Depot），摄于1940—1943年。珍妮特·沃恩（戴眼镜）管理负责分拣注册登记表并招募献血者的女性文员。照片左部有一幅大型地图，上面标注了血液供应站的对口医院。斯劳供应站负责伦敦西北地区的血液供应，管辖范围包括贝辛斯托克（Basingstoke）、白金汉（Buckingham）和艾尔斯伯里（Aylesbury）。沃恩回忆称，她工作的一个重要组成部分是拜访所有对口医院，确保它们的血液供应和输血器械没有差错，并向医院人员转达输血技术的新进展。该照片是应急输血服务的系列宣传照之一，它凸显了这一社区服务的覆盖面之广，以及工作者营造的忙碌而专注的氛围。感谢牛津大学博德利图书馆提供翻印授权

以及邮政服务均变为人类遗传学资源。

本章也有关文书的应用。应急输血服务的基础结构由献血者登记系统维系。1939 年，《国家登记法案》（National Registration Act）开启了公民身份由文件记录的时代，这一系统与之相契合。同定量配给票证簿和身份证一样，不同颜色标志的献血卡成为管理和监督个人的又一种方式。[6]文员用信件通知献血者在特定时间去往特定地点献血。记录血型和整体健康状况的索引卡片决定了每名献血者的价值（图 3.1）。血瓶上的标签指引血液送至正确的受血者。高尔顿血清学小组的研究者和血液供应站主管间的信件往来决定了送达剑桥的数据种类和数量。抗血清定义了战时研究小组成员和输血管理者间的关系，该关系由文件作为中介。

## 战时输血基础结构

血液保存技术把英国的输血由一系列地方性献血者小组和采血点变为大规模、现代化的全国服务。如历史学家尼古拉斯·惠特菲尔德（Nicholas Whitfield）的详细分析所言，这同样是自一对一献血到大规模采集以及冷藏血库的转变。[7]1938 年 8 月至 9 月，德军入侵捷克斯洛伐克，战时服务计划的制订工作在这一危机发生后不久开始。同年 11 月，伦敦的知名血液学家和社会活动家珍妮特·沃恩在她位于布卢姆斯伯里（Bloomsbury）的公寓召集了由医疗工作者组成的非正式"小组委员会"，目的是讨论输血技术的进展，尤其是西班牙和苏联取得的进展。

沃恩是血液疾病的资深专家，此时，对这些疾病的研究才开始逐渐凝聚成血液学这一医学分支。她是通用教科书《各类贫血》（The Anaemias，1934）的作者，并在哈默史密斯医院掌管血液疾病诊疗和输血。[8]沃恩是一个左翼进步社群的一员，也和布卢姆斯伯里文化圈（Bloomsbury Group）[1]有关联。她是西班牙医疗援助委员会（Spanish Medical Aid Committee）霍尔本（Holborn）与伦敦西部中心城区分会的主管，该委员会向参与西班牙内战的共和军提供了医疗装备。她在回忆录中写道："一晚又一晚，委员会在层层阴暗楼梯顶端的小阁楼集合……无望地试图跟进西班牙诸多相互冲突的左翼组织的最新动向。"在沃恩看来，支持西班牙内战成为"抵抗法西斯主义的良机……我在伦敦参与了海报游行；我不仅站在街角呼吁大众，也在市政厅内的大型公众集会上发表讲话"[9]。对西班牙内战的支持也令她意识到血液储存技术至关重要，并对它备感着迷，充满关注。[10]

此时，通过使用玻璃瓶和添加抗凝剂，西班牙共和军已经可以储存血液长达两周之久，冷藏货车可以运输血液，并一直让血液维持在零上几摄氏度。[11]1938年，沃恩决心测试这些技术中的几项，她和同事准备了大量输血用具包，开始自献血者身上采血。1938年9月，慕尼黑危机爆发，此刻，许多英国人开始相信英国会迎来战争。她和医学研究生院（Postgraduate Medical School）的同事接到指示，要为伦敦最多可至57 000人的伤亡做好准备。后来她将这次收集来的所有血液都用到了血液保存实验中。[12]沃恩记得一名朋友曾开玩笑说："慕尼黑危机中的流血事件全是珍妮特在哈默史密斯造成的。"[13]

1939年春天，沃恩继续在自己位于伦敦中心"信仰和平主义的布卢

---

[1] 卢姆斯伯里文化圈：20世纪上半叶由英国作家、哲学家和艺术家等知识分子组成的群体，常在伦敦布卢姆斯伯里地区活动。主要成员包括小说家兼评论家弗吉尼亚·伍尔夫（Virginia Woolf）、经济学家约翰·梅纳德·凯恩斯（John Maynard Keynes）、传记作家里顿·斯特拉奇（Lytton Strachey）、小说家E. M. 福斯特（E. M. Foster）、画家凡妮莎·贝尔（Vanessa Bell）和邓肯·格兰特（Duncan Grant）、艺术评论家克莱夫·贝尔（Clive Bell）以及费边社作家伦纳德·伍尔夫（Leonard Woolf）。

姆斯伯里区腹地"的住所中召开会议。[14]尽管这个"小组委员会"仍未得到官方承认，但与会者现已包括伦敦主要医院的医生和医学研究委员会指派的代表。讨论内容涉及伦敦将需要多少血液供应站，供应站该建在哪些地点，应该和哪些区域以及医院对口。在结构方面，他们设想将输血服务纳入计划中的一系列全国范围战时医疗服务。卫生部和苏格兰卫生署（Department of Health for Scotland）正在为一项应急医疗服务制订计划，该服务将统筹和管理医院的活动。[15]此外，医学研究委员会将会掌管应急公共卫生实验室服务（Emergency Public Health Laboratory Service），该服务由实验室网络组成，都配备有传染病分辨及监察设备。[16]应急医疗服务和应急公共卫生实验室服务双管齐下，改变了地方管理医院和实验室的状况，造就了覆盖全国的医院和实验室系统。

医学研究委员会也将负责管理尚在计划阶段的"应急"输血服务，这样命名是为了与以上其他覆盖全国的组织保持一致。[17]应急输血服务类似于这些组织，它基于既有的输血机构——献血者小组和小型输血中心。沃恩的委员会决定，战时输血服务的形式应为由诸多"加盟中心"组成的网络，负责各处的登记和献血检测；每个输血"小组"由索引卡片上记录的志愿献血者名单构成。移动和固定采血站会采集拥有所需血型的献血者血液。中心血液供应站则会将这些血液装入玻璃瓶冷藏，并通过冷藏货车将其分配至医院。

为主要血液储存点选址一事并不简单。小组委员会预期，在紧急情况下，伦敦的交通系统也许会受到全方位干扰，严重阻碍血液运输以及献血者和病患的行动。在决定供应站所在地时，计划者均衡了距离和道路交通状况两个因素；针对伦敦地区，计划者考虑到了跨越泰晤士河受阻对血液运输可能造成的影响。[18]最终，委员会决定利用位于

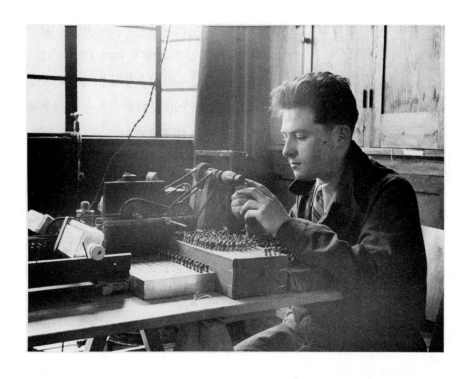

**图 3.2** 该照片中，亨宁顿（Hennington）先生在位于斯劳的西北伦敦血液供应站磨削针头，摄于 1940—1943 年。年轻的亨宁顿先生发型利落，身着便装外套，系着领带，坐在一扇大窗户边，正在使用车床上的磨石。穿透献血者的皮肤需要锋利的针头，供应站对使用过的针头会消毒再利用。该照片是应急输血服务的系列宣传照之一 —— 这一系列还包括清洗血瓶和消毒器具的照片 —— 传递出的信息是：输血的物质基础结构有赖于种类繁多的有偿和志愿劳动。21 厘米 ×16 厘米。感谢牛津大学博德利图书馆提供翻印授权

伦敦中心城区之外的四个站点供应伦敦——卢顿（Luton）、斯劳、萨顿（Sutton）和梅德斯通（Maidstone）。陆军输血服务（Army Blood Transfusion Service）将会负责海外输血，它的总部将设在布里斯托尔的一家医院先前的产科病房，靠近西南海岸。每个供应站都会配备高压灭菌器、蒸馏器、干热灭菌箱、一个发电机组（用于停电时）、一个冷藏间、可移动冰箱、沙发、包扎用品推车、器材和包扎用品消毒器，以及针头磨削器。令人称奇的是，小组委员会决定将奶制品储存运输技术用于血液，使用"普通品脱[1]装牛奶瓶"[由联合奶制品公司（United Dairies）制造]盛装血液，并通过大量和路雪（Walls）冷藏冰激凌车运输。[19]

　　每个供应站将由一名拥有医学资质的主管负责，他麾下的另外几名医师、护士和志愿者负责采血、输血、清洁和消毒仪器、磨削针头、组装输血工具包，以及在供应站实验室中工作（图3.2）。女性助理要么成为文员，要么接受血型鉴定培训；未经专门训练的志愿者协助管理工作，以及驾驶货车或救护车。大概是为了展现她手下志愿者的工作热情，沃恩回忆时说道，她的一名司机是拥有贵族头衔的70岁老夫人，她"总是戴着几串珍珠项链，以及一顶无边小圆帽，和玛丽王后[2]挺像"。[20]委员会还决定，在工作量较小的时期，供应站会开展研究；因此，许多供应站也雇用了两三名研究助理。[21]这项工作由医学研究委员会下属的一个委员会整体协调，它不久之后得名"输血研究委员会"（Blood Transfusion Research Committee），责任是确保供应站和军队及时获悉输血研究的新动向。这些研究的对象包括血液储存、血型鉴定技术，以及血浆——血液的液体部

---

[1] 品脱：英美制计量单位，用作液量单位时，1品脱 ≈ 0.568升。
[2] 玛丽王后：当时的英国国王乔治六世的妻子，伊丽莎白二世女王的母亲。

分——的输送，经过冷冻干燥处理后可以送达海外援助战斗人员。[22]

沃恩的小组委员会达成一致意见，应急输血服务只会从 O 型血的献血者处采得用于治疗目的的血液，以便（至少是在理论上）免除紧急情况下鉴定受血者血型的需要。委员会预估每个供应站会鉴定 20 000 人的血型，才能找到 8000 至 9000 名拥有"普遍适用"的 O 型血的献血者。这意味着需要招募大量人员，并教他们掌握血型鉴定技术。在这个节点上，仍位于伦敦原址的高尔顿血清学实验室开始成为计划的一部分。

## "数量巨大"

在应急输血服务的筹划阶段，沃恩接触了高尔顿血清学实验室的乔治·泰勒，询问他能否负责为输血服务制造抗血清，以及培训血型鉴定人员。沃恩和泰勒以及费希尔的交情由来已久。英国血液学家的圈子不大，并且血液学是一个新领域。几年前，沃恩和泰勒开展合作，共同研究血型和黄疸病间的基因连锁。沃恩认为泰勒是英国极具经验的血清学家之一，将他视作血型鉴定技术方面的主要权威信息来源。至于泰勒，他对参与战时输血工作极其热心；此时，他已经在向附近的大学学院医院（University College Hospital）负责输血的人员无偿提供自身经验，并参与了每一次应急输血服务筹划会议。[23]沃恩安排泰勒专门负责教授"姑娘们"血型鉴定方法。血清学工作遵循常规且重复性高，但也需要操作者动作灵巧且细致耐心，时人普遍认为所有这些特质都适合女性。泰勒不苟言笑，因此沃恩说起这段时就更感有趣："（我）永远会记得……这位英国血型专家无比严肃地说：'你还必须录用姑娘来负责鉴定血型，立即就得着手；年轻姑娘可不好找！'"[24]

伦敦预计会遭受猛烈空袭轰炸，因此快速征募献血者是重中之重。达到这一目标的手段是大规模宣传，将输血塑造成为战争事业做贡献的方式。征募工作和仅仅几年前的情况大相径庭。[25] 在二十世纪二三十年代，伦敦红十字会输血服务仅挑选在他们看来具备高道德素养的献血者。当时，血液直接由献血者体内输入病患体内，因而献血者和输血者相互熟悉。眼下对血液的需求大增，不过脱离人体的血液可以保存更长时间，送达更远的地点。有了储存有数以百计瓶献血者血液的供应站，献血者就不再需要在特定时间出现在特定地点。相较于伦敦红十字会输血服务按道德素养和脾气性情筛选献血者的做法，应急输血服务向更广大的群体敞开大门，只以年龄、整体健康状况和血型作为筛选标准。[26] 沃恩的小组委员会最初将征募和管理献血者的责任分配给供应站，但医学研究委员会很快就开始协调献血号召；宣传出现于广播、电影院、宣传册、地区机构，以及医学期刊（图3.3）。1939年7月3日，伦敦的各"加盟采血站"开始运行。志愿者按要求登记，工作人员抽取他们的少量血液鉴定血型——"仅仅在手指上刺一下便足够"——之后向他们保证，只会在紧急情况发生时才通知他们献血。[27] 宣传大获成功；征募工作开始仅一个月，《泰晤士报》（*Times*）就宣布输血服务已经登记了首批100 000名献血者。[28]

不但输血需要血液，制造用于测试的试剂也需要血液。测试用试剂的稳定供应依赖于数量充足的人类献血者。血清是血液的液体组成部分，其中含有抗体和其他蛋白质；抗血清是含有已知特异性抗体的血清，这些抗体可以用于血型鉴定。因此，应急输血服务使用O型血输血的同时，也需要A型和B型血制备抗血清——最好是高滴度的A型和B型血，即血清中含有高浓度抗A抗体或抗B抗体的血液。当征募

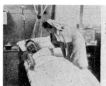
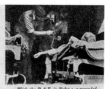
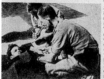

图 3.3　"你的血液可以参军服役"：该图为号召潜在献血者参与献血的四页宣传册中的两页。封面（未给出）上写着"你的血液可以在某地拯救某人的生命"，并绘有两名军人帮一名受伤的战友点燃香烟。内页采用黑色、蓝色和红色字体，讲述了献出的血液在战争事业中的经历："血液在敦刻尔克、不列颠空战、发生在大后方的伦敦空袭中服过役。血液经过干燥处理，可以空投到马耳他他挽救生命。血液在海上船只上挽救生命 —— 皇家海军将士的生命，以及我国的俄罗斯、大西洋和非洲商船队船员的生命。血液乘着飞机跨越喜马拉雅山脉，抵达中国。不论哪里 —— 北非、埃及、利比亚、突尼斯 —— 有战事时，血液都挽救过生命。"宣传册第三页有志愿献血者可以填写、折叠并邮寄的表格。应急输血服务，1943 年前后发行。26 厘米 ×21 厘米，惠康博物馆，伦敦，G/107/1。经英国官方版权／开放政府授权条款（Crown Copyright/Open Government License）授权翻印

工作在 1939 年中期开始时，医学研究委员会寻求提取到足量的高滴度 A 型和 B 型血清。泰勒本人建议，高尔顿血清学实验室可以生产、分发这些试剂。[29] 伦敦红十字会输血服务提出，自身可以负责采血，之后则由制药巨头伯勒斯·惠康公司（Burroughs Wellcome & Company）制成抗血清。医学研究委员会考虑了这项提议，但最终决定对血清的需求应同以往一样，不涉及商业利益，[30] 取而代之，支持泰勒获取所需用品，包括血盒、安瓿瓶，以及将无菌抗血清装入它们内部的器材。[31]

此时，泰勒已经在为应急输血服务提供抗血清和血型鉴定培训，高尔顿血清学实验室因此在战时输血服务中居于重要地位。医学研究委员会提议，如果战事爆发，实验室会迁至剑桥，成员包括泰勒、罗伯特·雷斯，以及同为研究助理的艾琳·普赖尔和伊丽莎白·伊金，外加两名实验室"办事员"道格拉斯·基奇（Douglas Keetch）和乔治·蒂珀（George Tipper）。他们的工作地点位于剑桥大学病理学系，该系也会成为地区应急公共卫生实验室系统的一个中心枢纽。[32] 医学研究委员会的生理学家艾伦·德鲁里（Alan Drury）已经作为全职研究者在病理学系工作了数年。通过德鲁里，医学研究委员会将病理学系变为自身战时工作的重要根据地，其中不仅包括血清学小组，还有部分应急公共卫生实验室服务（包括一个链球菌实验室），以及医学研究委员会下属负责处理冻干血浆的血清干燥小组（Serum Drying Unit）。

经过改组后，高尔顿血清学小组的主要职责是制造大量抗血清，因此实验室需要稳定的 A 型和 B 型血源。医学研究委员会的亚瑟·兰兹伯勒·汤姆森（Arthur Landsborough Thomson）最初考虑使用精神病患者作为血液来源，启发他的也许是彭罗斯曾在皇家东部诸郡收容所开展过的大规模血型鉴定。汤姆森致信精神错乱和精神缺陷管控理事会

（Board of Control for Lunacy and Mental Deficiency，隶属卫生部）的劳伦斯·布罗克（Laurence Brock），解释说很难"找到能在紧急情况下留在原地的人"。[33] 布罗克否决了这项计划，因为理事会认为病患无法对此表示知情同意。（"显然，向绝大多数精神病患解释清楚你希望他们做什么，以及为什么希望他们这样做并非易事。"）[34] 其他得到提议的人类血清来源包括医学研究委员会工作人员自身，泰勒也收到了大量来自位于伦敦北部的国家医学研究所（National Institute of Medical Research）工作人员的血液。[35] 最后，选择剑桥作为实验室新址也有部分是出于附近有大量学生的考量（泰勒形容他们是"愿意接受采血的健康年轻成人"）。[36] 日后，高尔顿血清学小组对血液的需求超过了学生献血者可以提供的血量，他们因而在此基础上寻求其他的稳定血液来源。泰勒说服了皇家空军，后者允许他为在西南部德文郡（Devon）海滨城镇托基（Torquay）接受飞行训练的人员鉴定血型。泰勒和皇家空军高级军官的洽谈困难重重，但事实证明，这群男青年是"绝佳的血型鉴定血清来源"。[37] 待到空军方面终于决定正式支持献血，他们同意将空军人员的血型印在其每个人的身份确认牌背面。[38]

血型鉴定血清需冷冻储存，泰勒向接收抗血清的实验室建议称，普通冰箱的冷冻抽屉十分适合储存抗血清。泰勒自己留有他称之为"高级血型鉴定血清"的抗血清，在格鲁斯特郡（Gloucester）的伍斯特和中部地区制冰公司（Worcester and Midlands Ice Company）-10℃的仓库里存有这些血清的备用品，防止毁灭性损失的发生。[39] 在之后的几年间，单独的血液供应站逐渐开始实现抗血清自给自足（通过利用各自献血者小组名单中的 A 型血和 B 型血献血者），但在此时，血型鉴定试剂的生产已经将泰勒的实验室牢牢置于新的全国性卫生服务的中心。

随着战争的进行，实验室的职责从仅仅提供抗血清，发展到了为疑难血样提供意见、对各种"血型鉴定问题"进行指导，以及撰写针对血型的专业著作。[40] 泰勒后来解释道，实验室的实操职责建立起了渠道，令其他种类的专业知识技术可以经由它们在全国范围内流通："通过提供血清、检验非常规血样并提出相应意见，以及整体上回应多方对血型问题的咨询，我们和数量巨大的民众以及对输血感兴趣的医疗卫生工作者保有联系。"[41] 对费希尔而言，这些"数量巨大"的人员日后会变得十分珍贵。实验室的战时环境，以及它制造、测试和分发抗血清的日常职责，为人类遗传学研究带来了新资源。

## "真正的实验室工作"

在英国宣战的三天前，珍妮特·沃恩身处斯劳的西北伦敦血液供应站，供应站所在地是当地的社交俱乐部。就在那时，她收到了"医学研究委员会的一封言简意赅的电报：'开始采血'"。[42] 当地工厂的经理被问到可否放行员工去献血，而"载有扩音器的货车驶向街头，通知献血者去血液供应站报到"。[43] 据沃恩回忆，工厂主管"立即派车送员工去往血液供应站，一个个家庭也举家出动，骑着自行车自乡村前来"。[44] 至于输血工作者本身，沃恩的记忆反映出她一贯善于捕捉情况的戏剧性一面：

> 医务工作者自蒙特罗亚尔（Mount Royal）供应站开着和路雪冰激凌冷藏车而来，我们临时凑成的组织开始行动。那个周日上午，身穿白大褂的我们和当地民众一起站在社区中心酒吧，听张伯伦（Chamberlain）宣布战争已经开始，之后继续采血。[45]

在几乎是同一时刻的 1939 年 8 月 29 日，伦敦的高尔顿血清学实验室内，费希尔的团队接到指示：收拾打包实验用具，开车前往实验室新址剑桥大学病理学系。在更名为"高尔顿血清学小组"的实验室开始承担新职责之时，费希尔自己留在了大学学院的岗位上，不过学院之后很快迁离了其在伦敦中心的地址。费希尔为他的上级禁止研究者使用剑桥各实验室一事大为震怒（他因此向《泰晤士报》致信以表抗议），他争取来了罗塔姆斯特德实验站空间的暂时使用权。实验站地处伦敦以北，距离剑桥约 70 千米，费希尔成为教授前曾在这里工作（图 3.4）。[46] 费希尔搬至罗塔姆斯特德，一同带去了他的许多实验、他手下的两名工作人员，以及他的"百万富翁"计算器（Millionaire calculator）。这是第一款获得商业成功、可直接进行乘法运算的机器，日后费希尔的女儿琼·费希尔·博克斯（Joan Fisher Box）形容它发出"老式打谷机一般的噪声"。[47] 其他搬至罗塔姆斯特德的大学学院同事包括遗传学家 J. B. S. 霍尔丹 [ 时任韦尔登（Weldon）生物统计学教授 ] 和动物学家海伦·斯普尔韦（Helen Spurway），二人都为皇家空军、陆军和飞机生产部（Ministry of Aircraft Production）做统计工作。[48]

罗塔姆斯特德的植物病理学楼环境拥挤，费希尔和他的秘书芭芭拉·辛普森以及高尔顿实验室的其他人员共用办公室。辛普森和遗传学助理萨拉·诺思（Sarah North）肩负了大部分分拣整理血型记录的职责。[49] 费希尔不再隶属他的血清学实验室，但仍和泰勒以及高尔顿血清学小组的其他成员保持密切书信往来。在提交给洛克菲勒基金会的定期汇报中，费希尔坚称他的"老团队"正在"作为一个完好整体协同工作"。[50]

战争爆发的仅仅数天前，在爱丁堡举办的国际人类遗传学大会

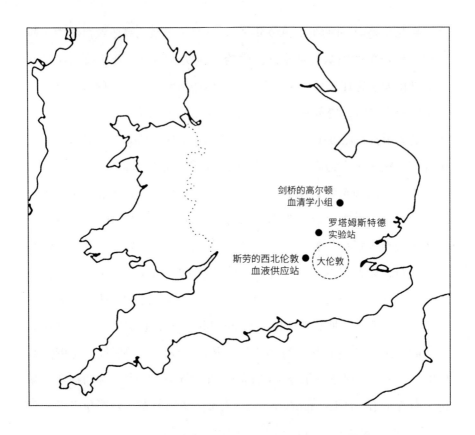

**图 3.4**  英国西南部地图，标注有本章所述的主要战时机构的大致位置：剑桥的高尔顿血清学小组（伦敦中心以北 100 千米）、罗塔姆斯特德实验站（伦敦西北 50 千米）和斯劳的西北伦敦血液供应站（伦敦以西 30 千米）。这些机构相互邻近，促进了珍妮特·沃恩、R. A. 费希尔和芭芭拉·辛普森，以及乔治·泰勒和他的同事间的合作。与此同时，各机构间的地理间隔令书面交流成为必须，本章内容即是基于往来于各地间的文件。地图由作者绘制

（International Congress of Human Genetics）上，费希尔展示了取自 58000 名献血者的数据。然而他还想要更多。战时输血服务的血型记录提供了收集大量血型数据的绝佳机会。除了在《英国医学杂志》上刊登呼吁，费希尔直接向各血液供应站致信，希望获取它们的血型结果总数。尽管已不再是高尔顿血清学小组的成员，但费希尔向供应站寻求数据时的措辞暗示出数据是对小组向他们提供抗血清的回报。在询问供应站工作人员是否愿意将"血型结果总数"寄往罗塔姆斯特德前，费希尔先不忘提醒他们，泰勒向供应站提供了"大量鉴定用液体"（抗血清）。[51] 费希尔寻求构筑的是一个交换系统：通过利用和小组的联系，他将对血清实际且必需的供给变为收集研究用数据的方式。

和沃恩的文书职员一样，费希尔的工作人员也依赖大量的文件。在血型供应站，秘书和行政助理要管理数十万份的献血者资料。每份资料涵盖一名志愿献血者的一系列信息：姓名、地址、电话号码、整体健康情况、严重疾病史，以及是否需服兵役。一旦某献血者的血液被选作输血用血，文员便在献血者的登记卡上标记出采血日期和康氏梅毒试验的结果，在有需要的情况下，还有 A、B 抗体的浓度。[52] 献血者本人会收到一张对应的卡片，其上包括上述部分信息。[53] 每个血瓶带有不同颜色的标签，对应着献血者的血型，这证明了血型对于血液"身份"的界定十分重要。这张标签上面印有索引号，它对应献血者的归档索引卡片；血瓶上还有一枚绳系标签，上面也有这个号码。在一瓶血液输入病患体内后，工作人员会自瓶上取下这枚标签，将它送还至供应站，病患输血后有何反应的信息也会一并送至。1940 年，沃恩向信息部提交了一份报告，在其中反思了日渐发达的输血服务。她指出，通过这些文书工具，可以追踪血液在献血者和受血者间的移动：

每一个血瓶都配有标明其中血液血型的彩色标签，标签上印的检索号与归档的献血者索引卡片相对应，瓶身还会系上写着相同检索号的绳系标签。输血完成后，工作人员将绳系标签取下，在其上记录血液送达时状况是否符合标准，以及输血结果是否令人满意，之后将其送还给供应站。以这样一套流程，每个供应站就能留存下输血次数及成功率的全套记录。在出现任何问题时，可以通过血瓶标签和献血者卡片上的号码追溯是否存在可能导致这一问题的技术缺陷。[54]

有了标记和追踪血液的文书工具，每个血液供应站都可以留有输血服务的完整记录。标签在献血者、血液、血瓶和病患间建立起关系链。有了它们，供应站工作人员便可以调查所献血液对患者产生不利影响的献血者。《英国医学杂志》上的一则文章报道了沃恩的斯劳供应站的日常活动：在征募工作开始后的近三个月内，他们将 15 000 名潜在献血者登记在册。文章欣赏地称："人数如此之多，让仅仅是建立相应的索引卡片系统对普通市政办公室而言都是重大任务，但这家供应站看来应付自如。"[55] 行政文书对供应站的正常运转必不可少。

行政文书也对身处罗塔姆斯特德和剑桥的科学家十分重要。甚至是在费希尔和泰勒于《英国医学杂志》上刊登公开信之时，就已经有32 000 份表格寄达他们处，等待处理。[56] 公开信请求输血工作者将鉴定结果以总数的形式寄给信件作者：A、B、O 和 AB 血型的总数，按性别分别统计。许多来信者响应了要求，但有些仅仅是邮寄了原始表格，将清点工作留给了罗塔姆斯特德的工作人员。[57] 费希尔的秘书辛普森负责了大部分文书操作，包括复制表格、安排表格"经由铁路、汽车等方式运送"、分拣索引卡片、计算血型总数，以及确保"避免各批文件发生混淆——有些批次可能来自不同的中心”。[58]

在提交给洛克菲勒基金会的报告中，费希尔指出，遗传学研究和高尔顿血清学小组在机构层面上意外而幸运地相互契合。他解释说，应急输血服务令他和多个输血服务中心建立联系，在这些中心，“英国民众以输血为目的接受血型鉴定，数量前所未有”。他强调，他和同事为了争取接触到这一网络投入了巨大努力，并且“竭力维持这些联系”。输血登记表不仅提供了血型数据，还有诸如“性别、年龄和姓氏”等信息，费希尔对此十分欣赏。他表示，这些文书资源也使他和辛普森投身行政管理工作，包括维持和外界的通信往来、收发包裹，以及着重关注细节以防出错。[59]

在收集血型结果和辅助信息的同时，费希尔和辛普森也开展进一步的工作，自血型记录中提取遗传学数据、将总数转换为等位基因出现频率。由于特定等位基因具有显性特质，在没有家族数据的情况下会难以确定具体情况，例如表现型是 A 型血的个体，其基因型究竟是 $AA$（两个相关染色体均携带导致 A 型血的基因）还是 $AO$（该个体拥有一个导致 A 血型的基因，一个导致 O 血型的基因）。不过，在群体层面上，一种新的数据浮现出来。群体遗传学的一则定律——哈迪－温伯格平衡（Hardy-Weinberg equilibrium）——提出，在大规模群体中，一个孟德尔式基因（例如等位基因 $A$、$B$ 和 $O$）的等位基因出现频率可以由表现型的出现频率推断出。[60] 依据群体内某表现型出现的总次数，费希尔和辛普森可以利用哈迪－温伯格平衡估算相应等位基因的出现频率。换句话说，遗传学数据得自分拣、清点和组织卡片，以及利用数学转换群体数据。致信医学研究委员会时，费希尔称辛普森的“分拣、清点和汇编工作”为“真正的实验室工作”。[61]1941 年，霍尔丹更为总体地评价了当时人类遗传学的特征，他附和了费希尔将文书工作视为实验室工作的态度，提出"统计学方法"已经"取代（了）各类专业器具，例如果蝇研究者常用的牛奶瓶和麻醉剂"。[62] 人类遗传学事关对纸笔的使用。

这不是费希尔和同事首次开展血型调查。20 世纪 30 年代中期，高尔顿血清学实验室在伦敦对超过 3500 户家庭和不相关个体进行了血型鉴定，意图是测试将数学群体遗传学工具运用于人类对象的效果。[63] 然而，在实验室开始为志愿献血者鉴定血型后，实验室拥有的样本规模迅速超越了这项较早研究的样本规模。在应急输血服务第一轮献血宣传结束后，费希尔和高尔顿血清学小组获得了 58 000 人的数据，到了 1940 年 2 月，样本人数超过 100 000。[64] 正式吸纳空军人员进入血型鉴定用血提供者的队伍后，乔治·泰勒和罗伯特·雷斯继续每两周一次自剑桥辗转至托基——"一场横跨全国的长途跋涉，乘坐的火车有时缺乏供暖，有时延误，有时还在空袭警报中踟蹰不前"——经由此，到了 1940 年 12 月，高尔顿血清学小组的人员用打字机填写了 10 000 份空军人员的信息表格。[65]

对于费希尔而言，重要的不仅仅是数字本身，他还对记录来自英国的**哪里**感兴趣。尽管应急输血服务的地区性血液供应站直到 1940 年 7 月才正式建立，但地区性输血服务在此前就已经开展了很久。在这个前期时段，费希尔收到了来自苏格兰、威尔士和英格兰北部的血型结果。有了自全国各地涌来的血型记录，费希尔开始视来自各地区的结果为"人种史"（ethnographical）数据。[66]1939 年 11 月，他向大学学院图书馆申请订阅《人种生理学杂志》（*Zeitschrift für Rassenphysiologie*），该期刊的发行者为德意志血型研究协会（Deutsche Gesellschaft für Blutgruppenforschung）；这一举动反映了他新近对等位基因出现频率的地理分布产生了兴趣。[67] 秉持国家主义理念的《人种生理学杂志》是针对血型频率和种族的比较研究的主要国际期刊之一，它刊登的文章中有一半来自外国作者。[68]

因此，献血者记录的流动性和战时输血服务的机构框架影响了费希尔的研究参数和方法。在战争爆发后仅仅三个月内，他和沃恩共同创作了他的第一篇"人种史"论文，题为"姓氏和血型"（Surnames and Blood Groups）。以伦敦以西工业城镇斯劳的记录作为研究对象，沃恩和费希尔报告称，拥有明确源自威尔士的姓氏 [戴维斯（Davis）、爱德华兹（Edwards）、哈里斯（Harris）、琼斯（Jones）、刘易斯（Lewis）、摩根（Morgan）、菲利普斯（Phillips）和罗伯茨（Roberts）] 的人群血型频率和当地其他人员的情况存在明显差异。作者提出，这一差异的原因是随着近来工业发展而拥入斯劳的劳工潮。[69]沃恩本人曾提到，斯劳带有"美国意义上的'边陲城镇'"之感。回望自己和费希尔的著作，她指出斯劳"在第一次世界大战后围绕着大型工商业区发展起来，满是移居而来的劳工"。[70]献血者的血液显然反映了这一新近的移居现象。

在 20 世纪 30 年代初，霍尔丹对利用血型数据发掘人类迁徙历史一事满怀热情。眼下，费希尔和泰勒首次系统地尝试将全英血型频率的地理分布和英国历史对应起来。1940 年 2 月，他们向剑桥的病理学协会呈递了大幅扩充后的研究成果。之后不久，他们在《自然》（Nature）上发布了这项研究，题为"斯堪的纳维亚对苏格兰的人种学影响"（Scandinavian Influence in Scottish Ethnology）。报告中称，英国自北向南存在连贯的血型 A : O 比率渐变。和二三十年代产生的大量人种血型著作的情况类似，作者意图构筑种族历史，以及入侵和民族混合的经过，它们在眼下战时的英国显得更具参考性。泰勒和费希尔将他们观测到的频率和欧洲其他群体内的情况对比，描绘出的英国历史尤其着重维京人对不列颠的征服，以及他们在设得兰（Shetland）群岛，奥克尼

（Orkney）群岛和苏格兰本土的定居。研究者预计英格兰北部和苏格兰的居民"掺杂有更多斯堪的纳维亚血统"，因而对研究结果表示惊讶：北欧的血型频率和英格兰南部的比例更接近，而且"欧洲大陆上没有任何群体……接近苏格兰的比例"。[71] 冰岛是唯一一个和苏格兰比例类似的欧洲国家。科学家对此的解释是：欧洲大陆北部的血型构成自身在维京时代后发生了变化，"据推测是由于掺杂了中欧和东欧的血统"。根据这一新的历史版本，苏格兰可以依旧是"斯堪的纳维亚"身份。向沃恩评论此事时，费希尔暗指了当时德国流行的"东欧"血液威胁"北欧"血液的说辞："简直就是时事热点，对吧！"[72]

在战争期间，可以通过号召全国人民为战争事业做贡献而征募献血者，战争也令费希尔得以为英国编织出带有国家主义色彩的遗传学溯源。在（应急输血服务说服）人们献出体内血液的同时，（遗传学家说服）血液供应站主管出借他们宝贵的献血者资料。尽管高尔顿血清学小组和应急输血服务在关注点上存在有似乎是可喜巧合的重叠，但费希尔和同事仍旧投入了大量时间精力，将战时常规操作变为遗传学研究资源。他们建立了几个互有重叠的非正式交换系统：用抗血清交换献血者资料，用样本交换针对血清学问题的专家意见。另外一项相对不那么成功的交换是用统计学知识技能交换对血型鉴定技术的核查。这最后一项交换展现出血液供应站员工、遗传学家和实验室血清分析员就血液检测方法产生一事出现的摩擦。

## 作为血清学的统计学

在战争初期，费希尔对血液供应站的血清学工作进行了大胆的干预：他建议利用群体遗传学的基本原则监测血型鉴定测试的准确性。"群体遗传学"才刚刚开始作为独立的领域分支得到承认，它专注于基因层面上的演化动态。费希尔和志同道合的同事视哈迪—温伯格平衡（在个体随机交配的大规模群体中，等位基因频率和基因型频率之间比例固定）为群体遗传学家必不可少的工具。偏离哈迪 - 温伯格平衡的情况（经由卡方检验法确定）可以用来判断某一性状的基因基础假设，例如相关基因位点的个数和等位基因间的显隐性关系。[73] 它或许还可以指明群体正在经历选择过程，或群体最近通过了瓶颈期，又或研究取样不当。基于最后一种可能性，费希尔提出，可以利用哈迪 - 温伯格平衡定律监测技术员的血型鉴定技术可靠与否。[74] 他推论，缺乏经验的技术员或过期的试剂会导致血型鉴定分析的结果出现一致的偏差。早先，费希尔和同事就注意到了来自伦敦的 32 000 份结果中的"反常"。

费希尔将他的哈迪 - 温伯格规程纳入了实际战争工作与遗传学研究资源的交换关系之中。他告诉泰勒："在我们采集工作的副产品中，很有价值的一项就是发现血型频率中的反常之处。"[75] 大学学院的高层计划解聘所有在他们看来没有参与战争工作的雇员，其中包括费希尔的秘书辛普森。费希尔不得不证明她的薪水并非浪费。他请求医学研究委员会为他发声解释，辛普森的工作，以及他们利用统计学对输血数据的核查"发现了血型频率计算结果中许多反常和有出入之处"。[76] 费希尔热切希望帮助祖国：作为地方志愿军（Home Guard）的一员，他对自己无法以官方身份为国效力十分遗憾，所以他视分析献血者记录为对国家的重要贡献。[77] 也由此，在给同事的信件中，费希尔开始评论来自供应站的血型鉴定结果的可信程度，并将它们和国际上发表的全球血型分布的结果对比。面对来自苏格兰的一组尤为棘手的数据，他对泰勒说："格拉斯哥这组数据简直让我目瞪口呆……男性中有将近15%是B型血，女性中则有26%。"[78] 费希尔调侃地指出，这个结果可以"引起骇人的人种学推测，因为很可能要到印度北部或者更远的地方才能找到类似比例"。[79] 其实，他这是在暗示格拉斯哥供应站的血型鉴定技术存在严重缺陷。费希尔向医学研究委员会强调，通过核查，他和辛普森在为"输血服务的效率做贡献"。[80]

通过费希尔在医学研究委员会下属人类遗传学委员会内的活动，我们看到他拥有远大雄心，希望令一种新的人类遗传学研究模式成为正统。我们也可以认为，他将统计学应用于输血数据是试图将遗传学定律的适用范围延伸至新领域。霍尔丹间接表明了数学技术是遗传研究必不可少的实验工具。现在费希尔更进一步，将基于哈迪-温伯格平衡的工具变为临床实验室日常规程的一部分。在费希尔眼中，群体遗传学的数学工具是普遍适用的。

对费希尔而言可能这一点显而易见，但对血液供应站的卫生干事而言却并非如此。在相对更专业的生物学和数学期刊中，统计学常常拥有一席之地，但内科医生却不太可能熟悉卡方检验法，更不必说哈迪-温伯格定律。鉴于医学统计和临床判断间的关系一直都很紧张，费希尔意识到自己必须小心行事。[81] 他对泰勒表达道："我不适合插手这种事。"在考虑如何表达自己对来自苏格兰的奇怪结果感到担忧时，费希尔向泰勒提出，自己可以委婉地表示自己对"血清学工作相关的所有技术操作"一无所知。[82] 接着，他暗指北爱尔兰的紧张局势——在格拉斯哥，冲突双方尤其剑拔弩张[1]——补充道："针对格拉斯哥站的负责人，我有机会试着圆通得体地处理问题，但我愧疚到觉得自己简直像是要在他的实验室里埋一颗 I. R. A[2] 炸弹。"[83]

相反地，一些卫生干事已经对费希尔在高尔顿血清学小组的同事所推行的技术心怀疑虑。绝大多数输血中心使用简单的"瓷砖"或"载物片"技术鉴定血型：一名实验室工作人员在玻璃或瓷质表面混合血样和抗血清，几分钟后用肉眼检查凝集现象。和他们形成对比的是，血清学小组偏好更可靠的"试管技术"，即在试管中加入试剂，静置两小时，然后用显微镜检测。后者不仅使用到更多仪器，花费长得多的时间，而且还需要一名专家将凝集程度转化为二元数据。此方法适合泰勒和他的同事，但对一些血液供应站而言却难以实施。[84]

小组工作人员对血液供应站得出的结果感到忧虑，开始提倡采取更好的鉴定技术。说服沃恩很容易；在战争早期，她用试管技术重新鉴定了 5000 名献血者的血型，为的是检验她管理的供应站的鉴定规程。其他人说服起来就没这么顺利了。经血清学小组用来传递抗血清的网络，泰勒试图说服供应站工作人员使用试管技术。他在《病理学和细菌学杂志》（*Journal of Pathology and Bacteriology*）上发表了他偏好的鉴定规程，并向医学研究委员会建议称，也许"将（这篇论文）寄给所有向我们申请血型鉴定血清的人会是个好主意"。[85]他在说服供应站一事上取得了一定成功，一场辩论在医学期刊中拉开序幕。加的夫市（Cardiff）的一名地区输血干事支持泰勒的立场，致信《英国医学杂志》表示，尽管这意味着

[1] 苏格兰工业重镇格拉斯哥在当时吸引了大量来自爱尔兰的劳工。
[2] I. R. A: 指爱尔兰共和军（Irish Republican Army）。它是爱尔兰国家主义政党新芬党（Sinn Fein）下属的武装力量，旨在实现北爱尔兰和爱尔兰共和国的统一，曾在英国开展多起恐怖活动。2005 年，爱尔兰共和军正式下令终止武装斗争。

"在实验室中进行更多的工作"，但他已经"彻底摒弃了"利用载物片鉴定血型，"取而代之以 G. L. 泰勒医生在论文中提到的试管法。"德拉蒙德（Drummond）[1]提醒读者："几年前我见证了两例因血型不匹配而致死的输血操作……两例都是由于……载物片鉴定技术出现失误。"[86]

其他的输血服务工作人员不欢迎明显和一线临床工作距离甚远的机构讲解实验室技术。1941 年，艾伦·德鲁里领导的输血研究委员会就血型鉴定技术起草了一项备忘录，在发表前，他将草稿寄给多名血液供应站的工作人员。[87]德鲁里、沃恩和泰勒间围绕这一备忘录的书信往来显示出，供应站工作人员对高尔顿血清学小组推行的技术整体缺乏耐心。委员会主席德鲁里对输血工作的合理配置有十分敏锐的认识。[88]他圆通地认同试管技术"十分可靠"，但建议试管技术的细节也许应该在备忘录中略去，单独发表。[89]因此，备忘录的第一稿只简短提及了泰勒的技术；尽管如此，到校样准备完毕时，泰勒的支持者为它争取到了更多的篇幅。[90]

在将校样寄给全国上下的专家后，沃恩收到了来自血液供应站的一些尖锐批评。泰勒起草了备忘录中有关"冷凝集"（cold agglutination）的段落。冷凝集即"尽管两份血样相同，但反应发生的外部条件导致红细胞凝结成块"的情况。备忘录中，这部分存在争议。泰勒的描述十分复杂，一些人认为应该大幅简化，保证临床医师理解顺利。[91]惠特比（Whitby）准将是服役时间颇长的职业军人，也是"杰出的临床病理学家"，眼下掌管陆军输血服务。他对沃恩表示，泰勒的段落"简直太不像话了"，因为它"弥漫着实验室味，却没能解决床边的困难"。[92]在惠特比看来，"床边"（尽管也许称作临床输血环境更合适）需要的是注重实际的态度，而这是实验室研究工作完全不具备的。"血型备忘录"

---

[1] 德拉蒙德：指医学博士 R. J. 德拉蒙德，曾任威尔士国家输血服务（National Blood Transfusion Service, Wales）医学主管。

（Blood Group Memorandum）引发了巨大争端，沃恩竭尽全力试图缓和局面，告诉德鲁里她已经"写信给惠特比（措辞很顺耳）"，并正在"通过电话和信件安抚近乎歇斯底里的乔治·泰勒"。[93]

战时血型记录（整体上）达到了在关注点不同的各方之间分享。然而维持这一交流所需的努力，以及伴随而来的围绕技术的争端，展现出不同群体的诉求也不尽相同。惠特比谴责高尔顿血清学小组的技术不适合"床边"，而费希尔则视血清学小组成员为"国内仅有的专业人士"，这一事实反映了双方清楚地意识到临床领域和实验室研究领域相互有别。血清学小组自身横跨两个领域：它提供专家意见和专业血清学试剂，也是全国的遗传学研究中心。

## 分享血液与数据

输血和遗传学的战时往事是两个专注大众数据的现代化计划密切合作的故事。一个是寻求将人类遗传研究变为"现代遗传学"的长期计划；另一个则是带有现代行政管理作风的应急输血服务：经由事先规划构建出服务，致力于管理工业数量级的大量人员和血液。用于管理血液的新基础结构和科技模式由一系列材料和技术塑造而成：抗凝血剂、冷藏技术、牛奶瓶和冰激凌车、记录卡片、索引卡片、标签。其中涉及的各种文书工具由一个研究项目所采用，它需要处理大量来自群体中的个体数据。上述科学技术系统由专业、社会和政治领域的工作组成。文员和秘书处理输血文书，卫生部宣传专员征募志愿者，献血者提供血液；护士、血瓶清洗员、针头磨削员、货车司机和操作输血的医生令血液从一具躯体进入另一具躯体。纸质记录可以用于，并反复用于不同目的。

输血服务的管理（文书）工具（献血者记录）在罗塔姆斯特德转换为人类遗传的原始数据（血型拥有者总数）。血型在输血中心作为分类工具，在医院作为诊断工具，在高尔顿血清学小组则作为可以自其中发掘遗传多样性规律的表现型。

纸品的材料特性有其重要意义。它们可以由普通民众处理，也可以由文员和专业科学工作者处理，因此输血登记表可以自报刊上剪下，献血者可以随身携带个人专属编号卡。纸张承载的记录可以在日后更改或添加。邮局这一致力于文书流通的基础设施进一步增强了文书绝佳的流动。纸张常见，其物理性质也利于大量积累，还能通过卡片索引系统等分类技术管理。输血后，血瓶上的标签可以摘下送回供应中心，用来制作一份将献血者与受血效果挂钩的记录。文书具有形状扁平、成本低廉、用途灵活多变的材料特性，因而可以在不同用途间起到中介作用。[94] 纸质记录可以分拣和移动，也可以被赋予新用途，因此它们在寻求数据的科学家眼中富于价值。这些行政管理工具令战时输血服务对遗传学研究做出了程度大到出乎意料的贡献。

通过输血服务的部分中心化，以及输血服务和高尔顿血清学小组的正式合作，血清学小组成为血清、血样和血型鉴定结果的中转站。在小组成员看来，这能带来极大的回报。[95] 血液供应站和血清学小组的诉求并非始终一致——各地区中心无须使用同种血型鉴定技术，而且它们逐渐实现了抗血清自给自足——但泰勒的实验室着实赢得了专业知识技能中心的权威地位；整个战争期间，数据和样本在此不断流进流出。费希尔在这一血液获取和传递系统中处在理想位置，因此他可以将开展研究项目和作为公民为国奉献结合起来。他的权威并非不受质疑。费希尔利用统计学监测血型鉴定技术的尝试仅仅取得了部分成功。下一章将分析科学家、医生、输血专家以及其他人之间如何商讨并分享血型数据。

## 第四章

# Rh 血型引发的不休争议

## The Rhesus Controversy

战争期间，R. A. 费希尔利用血液供应站的献血者记录来研究人类遗传多样性。通过相同的和血液供应站的交流渠道，他和高尔顿血清学小组也深度参与了另外一项战时研究项目，针对 Rh（Rhesus）血型的遗传学研究。Rh 血型是 20 世纪 40 年代早期在美国发现的血清学系统。[1] 此后不久，Rh 血型迅速成为临床领域重点关注的对象，因为有证据显示它会引起称作"新生儿溶血病"或"胎儿成红细胞增多症"的疾病。这是一种贫血症，发生在部分新生儿身上，严重且致死率高。Rh 血型是在输血之外具有重要意义的血型系统。费希尔和同事意识到，Rh 血型的遗传特征能对人类健康起到至关重要的作用：对 Rh 血型的监测和干预可以拯救新生儿的生命。高尔顿血清学小组对 Rh 血型的研究深刻影响了小组成员的职业发展，尤其是令罗伯特·雷斯成为血型遗传学国际上的领头专家。血清学小组对 Rh 血型的研究也位于一场针对血型命名法争议的中心，该争议颇受关注，在研究者、医生以及输血专家间延续了十余年。

　　争议的主人公是亚历山大·维纳（Alexander Wiener）——在 20 世纪 40 年代初和卡尔·兰德施泰纳共同发现了 Rh 血型——以及费希尔和雷斯，他们日后针对这一血型系统的血清学和遗传特征提出了一项假说，伴以配套的命名法。维纳认为，费希尔和雷斯的猜想超出了学界对于 Rh 血型的现有认知，于是抓住一切机会反对他们提出的命名法。即便如此，该命名法还是在英国诸多输血服务工作者之间流传开来，并引发了有关不同血型符号的价值和意义的激烈争论。随着大西洋两岸的研究者不断探索 Rh 血型的细节，这一血清学系统变得远比之前的 ABO 或 MN 血型更为复杂。在之后的十年间，Rh 血型系统不断扩展，维纳式命名和费希尔－雷斯式命名的数量都在增加。

在维纳、雷斯和费希尔看来，这场争论有关免疫系统（及其遗传特征）的工作机制。但对于许多医生、临床病理学家、免疫学家、遗传学家和人类学家而言，命名法的重要性另有原因。在寄往各期刊编辑部的无数封信件中，上述多方人士都给出了对命名法提议的意见，并提出了各自建议的替代名称。与此同时，美国和欧洲的官方组织举行国际会议，试图通过这样或那样的方式为 Rh 血型的命名订立标准。然而，在某些方面，争议从未得到解决，所以两种命名法的修改版都沿用至今。这些披露历史的材料展现出命名法诸多实际功用中的一部分。它们也展现出诉求不同的各方如何分享血型研究成果，并对其展开争论。通过纸质工具和文字工具的沟通和操作带来新见解，沟通失误和对沟通的抗拒同样也能带来新见解，此时的血清学是"迁移中的知识"[1]，而这些材料反映了它的概况。² 命名法也提供了一个独特视角，通过其可以观察到，随着高尔顿血清学小组投入对产前和产后护理影响巨大的研究，输血和遗传学间的关联得到加强。

---

[1] 引用美国科学史学家詹姆斯·A. 西科德（James A. Secord）提出的"知识迁移"（knowledge in transit）概念。其表示："科学史研究者需要认识到科学是沟通的一种形式，并通过此将多样性纳入自身使用的叙述框架的考量范畴……这种做法不仅能够提供跨越国家、时期和学科间广泛默认却缺乏理论支持的边界的机会，还拥有在科学史研究者和其他历史研究者以及大众间建立起更有效的对话的潜能。"

# Rh 血型的早期历史

1940 年，兰德施泰纳和更年轻的同事亚历山大·维纳共同宣布发现 Rh 血型。20 年前，兰德施泰纳逃离了经济状况混乱的维也纳，去往纽约，任职于洛克菲勒基金会。在那里，他继续攻克免疫学和血型难题，其中包括人类血液相对于其他灵长目动物血液的特点。[3] 通过求助纽约几家动物园的主管，他的研究项目拓展了剑桥大学寄生物学家乔治·纳托尔始创的"血清生物分类学"（serological taxonomy）。[4] 兰德施泰纳试图利用血型构建"低等猿猴""类人猿猴"和人类的详尽演化系统。在研究工作之外，兰德施泰纳还是纽约输血促进协会（New York Blood Transfusion Betterment Association）的医学顾问，并开始和维纳合作。维纳是纽约市首席法医办公室（Office of the Chief Medical Examiner of the City of New York）下属血清学实验室的遗传学家和血型专家。[5] 意图寻找新血型的两人开展了一项计划，培养针对各种灵长目动物血液的抗体，再在人类血样上测试这些血清。因此，通过向兔子和豚鼠体内注入恒河猴（rhesus monkeys）血液（进而在兔子和豚鼠体内"培养"出抗恒河猴抗体），兰德施泰纳和维纳分离出了一种"抗恒河猴"（anti-rhesus）血清，它可以在一些人类血样中检测出一种新抗原，即 Rh。如果血样和这种血清发生凝集，那么它就称作"Rh 阳性"（Rh+）；如果没有发生凝集，则称作"Rh 阴性"（Rh−）。[6] 兰德施泰纳和维纳很快发现，有证据显示这种抗恒河猴血清（抗 Rh）也存在于接受输血后发生致命溶血反应的病患血样中。[7] 他们做出推论，这些病患是接受了 Rh+ 血液的 Rh− 个体。[8]

在他们获得最初发现之后不久，兰德施泰纳的合作者菲利普·莱文——他是内科医生，目前也是美国新泽西州（New Jersey）纽瓦克市（Newark）一家医院的血清分析员——发现 Rh 血型是一些新生儿患上胎儿成红细胞增多症的原因。[9] 莱文表明，这发生在 Rh- 母亲诞下 Rh+婴儿的情况下，且这名母亲之后的所有妊娠都会受到该病症影响。[10] 莱文推测，Rh+ 胎儿可以在妊娠期"免疫"其 Rh- 母亲，导致母亲体内产生针对胎儿自身血液的抗体，危及她未来的孩子们。Rh 血型对母亲、新生儿和他们的家庭存在极为直接的影响。

在大西洋对岸，这些惊人的临床结果尤为引起费希尔的关注。如果母亲和孩子能够携带不同的 Rh 等位基因，而这种情况又致死，那么 Rh多态性是如何在演化中保留下来的？新兴的群体遗传学领域研究者先前预期，经由选择，此类变异会在人类群体中遭受淘汰。费希尔对在基因位点层面如何发生选择兴趣极深，而且他长久以来坚持认为 ABO 血型受选择影响（绝大多数其他研究者相信 ABO 血型不受选择影响）。面对这又一项人类的孟德尔式性状，费希尔热切地抓住它带来的机会，视它为富于价值的研究主题。他请泰勒自伦敦动物园（London Zoo）主管处购买两只恒河猴。位于剑桥的高尔顿血清学小组于 1942 年 1 月收到了它们，这令费希尔十分欣喜。[11] 实验室现在已经具备条件，可以分离兰德施泰纳和维纳在纽约制造出的那种抗 Rh 血清。实验室向豚鼠和兔子体内注射恒河猴血液以培养抗 Rh 抗体，之后利用得到的抗 Rh 血清检测人类血液中是否具有 Rh 血型。费希尔的首批人类研究对象是实验室成员，他们的血液符合预期，对抗 Rh 血清出现了明显的凝集反应。很快，费希尔和雷斯获得了具有临床意义的血样，血样来自剑桥的阿登布鲁克斯医院（Addenbrookes Hospital）的母亲和新生儿，该医院恰好与当时的高尔顿血清学小组隔路相望。[12]

1941 年，兰德施泰纳和维纳首次定义 Rh 血型时，他们观察到了两个明确的类别："Rh+"和"Rh-"。基于 Rh 血型在家族中的出现情况，他们得出结论，Rh 血型经由单一基因遗传，这一基因具有两个变体（"等位基因"），其中一个相对另一个为显性。兰德施泰纳和维纳遵循当时的遗传学命名法，用两个斜体字母组成的符号（*Rh*）代表等位基因，等位基因间的显隐性关系则通过第一个字母的大小写区分（*Rh* 和 *rh*）。因此，他们推断出，Rh+ 个体具有基因型 *RhRh* 或 *Rhrh*，Rh- 个体则具有基因型 *rhrh*。[13]

到目前为止，一切都符合既有习惯：Rh 血型和它的等位基因变体由字母符号代表，斜体和大小写表示基因的特点和性质。然而，当费希尔和同事在 1942 年开始研究 Rh 遗传性状时，他们发现，观测到的凝集反应并不总是遵循同一组指明血型的简单规律。他们注意到一些异乎寻常的凝集规律，这意味着新 Rh 抗体种类和新血型的存在。随着观察到这些现象的次数越来越多，研究者努力将凝集和遗传的新规律纳入既有的血型命名法中。[14]

维纳也注意到 Rh 血型系统越来越复杂。在最初的几年，高尔顿血清学小组和维纳的实验室时常通信，交换尚未发表的研究结果。1943年，费希尔获得剑桥大学遗传学教授的教职，他和小组的合作因而更为密切。大西洋两岸的研究者努力应对越发繁复的凝集规律及其遗传规律。他们自行制作自身实验所需的抗血清，测试的血样也不同，因此有时难以达成共识，但到了 1944 年，两个实验室明确了一组等位基因的存在：$Rh_1$、$Rh_y$、$Rh'$、$Rh_2$、$Rh_0$、$Rh''$ 和 $rh$。然而，1944 年 6 月，两岸研究者间的融洽关系出现波澜，起因是雷斯在《自然》上发表了一篇论文，支持一种和先前全然不同的新 Rh 遗传机制。论文作者是罗伯特·雷斯，但新机制却是费希尔的成果，据称他是在剑桥的一家酒吧里用餐巾纸推导出来的。[15] 费希尔提出，对 Rh 系统而言，单一基因具有许多可能的等位基因变体的情况（这是 ABO 和 MN 系统的模型）并不适用，Rh 基因位点由三个基因构成，它们在染色体上联系紧密，每一个基因有两个等位基因。在这种情况下，等位基因的组合通常以等位基因小组（allelic unit）的形式起作用。基于提出的这种基因结构，费希尔和雷斯建议彻底修改表示 Rh 抗血清、基因型和血型的命名法。他们用 $C/c$、$D/d$ 和 $E/e$ 表示三对等位基因，"选择它们是为了不和现有的符号造成混淆"。他们称这一选择是"随机"的，但据推测，字母 C、D 和 E 是 ABO 命名法中 A 和 B 的延续。[16] 在先前的研究阶段，科学家认为存在单独抗原，费希尔和雷斯现在却认为存在三种抗原的组合，这三种抗原和三对等位基因相对应。

维纳和费希尔的两套相互竞争的命名法是如何反映了两派对抗原-抗体结合机制的理解存在根本上的差异，以及此事和长久以来针对生物特异性的争议存在哪些关联，历史学家保利娜·马宗达已经做出过解释。[17] 简而言之：维纳相信抗原个体间存在渐变式差异，一个抗原（进而一种血型也）通过它与一系列抗血清间具有轻微差异的反应得到定义；按他的话说："单一抗原分子可以和多个特性不同的抗体发生反应。"[18] 相较之，费希尔假定抗体和抗原间的反应不存在程度差异，而是"非有即无"。他相信，抗原-抗体反应的特异性源自抗原的三重组合。[19] 维纳和费希尔在免疫系统如何造就特异性一事上观点分歧明确，对 Rh 遗传性组织机制的理解也不同。在维纳的系统里，存在渐变差异的每个抗原对应一系列等位基因（$Rh_1$、$Rh_y$、$Rh'$、$Rh_2$、$Rh_0$、$Rh''$ 和 $rh$）中的一个，这些等位基因都是同一个基因的变体。而费希尔和同事认为存在三个独立（但联系紧密）的基因位点，每个位点对应一对可能出现的等位基因（ $C$ 和 $c$、 $D$ 和 $d$、 $E$ 和 $e$ ）。在费希尔看来，等位基因、抗原和血型间的关系简单而直接：单个等位基因变体对应单个抗原，该抗原则和单个抗体发生反应。[20] 费希尔-雷斯的 CDE 命名法强调了三个抗原结成小组一般的起效形式，和它们对应的三个独立等位基因，以及它们的具体组合 ( $CDE$、 $CDe$、 $CdE$、 $Cde$、 $cDE$、 $cDe$、 $cdE$ 和 $cde$ )。因此，用来表示 Rh 血型的不同符号所指的对象也不同——举个例子，维纳仍旧认为只存在一个等位基因（例如 $Rh_1$ ），而费希尔和雷斯则认为存在三个（例如 $CDe$ ）。从这个角度看，两种命名法定义的是不同的 Rh 系统（见图 4.1）。

令剑桥的遗传学家兴奋的是，费希尔的新理论和新命名法基于组合的特性也带来了生动具体的猜想。[21] 三个联系紧密的基因（在一些时候）可以重组，于是研究者预测存在有两种尚未得到定义的罕见等位基因。费希尔期待，基因位点间的罕见重组现象会对大众群体间的 Rh 频率造成相当特定的影响。他预计，通过调查数以千计的血样，探寻这些罕见的组合存在的证据，他的理论或许可以得到证实，这一试验完美适合与医疗服务关系密切的实验室。果然，令费希尔大感得意的事发生了，预计中的等位基因之一很快就由一名应急输血服务下属血液供应站的主管发现，此人和雷斯、泰勒共同研究 Rh 遗传。[22] 在之后的数月和数年间，高尔顿血清学小组筛查了全国上下的医生和医院送至他们手中的样本，证明了 Rh 系统不同寻常的新特性真实存在，并对它们进行了细致研究。

TABLE 1

## THE RH SERIES OF ALLELIC GENES*

| Designation of genes† | | | | Reactions with Rh antisera | | | Reactions with Hr antisera | | |
|---|---|---|---|---|---|---|---|---|---|
| 1 Preferred | 2 | 3 | 4 | Rh' | Rh" | Rho (standard Rh) | Hr' (standard Hr) | Hr" | (Hro) |
| $rh$ | $rh$ | $rh$ | $rh$ | − | − | − | + | + | (+) |
| $Rh_0$ | $Rh^0$ | $Rh_0$ | $Rh^0$ | − | − | + | + | + | (−) |
| $Rh'$ | $Rh'$ | $Rh'$ | $Rh'$ | + | − | − | − | + | (+) |
| $Rh_1$ | $Rh^1$ | $Rho'$ | $Rho'$ | + | − | + | − | + | (−) |
| $Rh''$ | $Rh''$ | $Rh''$ | $Rh''$ | − | + | − | + | + | (+) |
| $Rh_2$ | $Rh^2$ | $Rho''$ | $Rho''$ | − | + | + | + | − | (−) |
| $(Rh_y)$ | $(Rh^y)$ | $(Rh''')$ | $(Rh''')$ | (+) | (+) | (−) | (−) | (−) | (+) |
| $Rh_z$ | $Rh^z$ | $Rh_{12}$ or $Rho'''$ | $Rho'''$ | + | + | + | − | − | (−) |

\* Does not include the intermediate genes. Reactions, genes and antisera enclosed in parentheses have been predicted but not yet encountered.

† These do not represent different nomenclatures but merely variations of a single method of designating the genes.

| Name of serum: | Anti-$Rh_1$ | St | Anti-$Rh$ Standard | Anti-$Rh_2$ | Not yet found | |
|---|---|---|---|---|---|---|
| Antibody present: | $\Gamma$ | $\gamma$ | $\Delta$ | H | $\delta$ | $\eta$ |
| Genes | | | | | | |
| $Rh_z$ CDE | (+) | (−) | (+) | (+) | | |
| $Rh_1$ CDe | + | − | + | − | | |
| $Rh_y$ CdE | (+) | − | (−) | + | | |
| $Rh'$ Cde | + | − | − | − | | |
| $Rh_2$ cDE | − | + | + | + | | |
| $Rh_0$ cDe | − | + | + | − | | |
| $Rh''$ cdE | − | + | − | + | | |
| $rh$ cde | − | + | − | − | | |

Those reactions not yet determined serologically are given in brackets.

**图 4.1** 随着研究者定义出新的 Rh 血型，他们更改了帮助整理归纳观测到的凝集规律的名称和符号。自两个表格可以看出，截至 20 世纪 40 年代中期，Rh 血型系统的情况已经十分复杂，并且用来表示抗血清和抗原的名称尚未确定，存在争议。表格（a）来自亚历山大·维纳 1945 年发表的一篇论文，其中包括了新抗血清名称 Hr' 和 Hr"。对比表内 + 反应和 − 反应，可以看出 Hr' 和 Hr" 符号所指的抗血清所产生的反应和抗血清 Rh' 以及 Rh" 所产生的反应相反。摘自：维纳．Hr 血型因子的理论和命名法（Theory and Nomenclature of the Hr Blood Factors）．1945。表格（b）来自罗伯特·雷斯的论文，他在其中首次描述了费希尔的新假说。在这里，作者利用相应而相对的等位基因名称（C 和 c、D 和 d、E 和 e）表示相反的血清学反应。通过表格的纵列，可以对比抗血清 $\Gamma$ 和 $\gamma$ 的 + 反应和 − 反应，$\Gamma$ 和 $\gamma$ 对应假定存在的等位基因 C 和 c。摘自：雷斯，《人类血清中的一种"不完善"抗体》（An "Incomplete" Antibody in Human Serum），1944。(a) 美国科学促进会（American Association for the Advancement of Science）授权；(b)Springer/Nature 网站授权复制

## "寻求抗 Rh 血清"

高尔顿血清学小组可以接触到极大量的血样。乔治·泰勒和西南伦敦战时血液供应站的输血专家帕特里克·莫利森（Patrick Mollison）呼吁医生们提供样本。在刊载于《英国医学杂志》的一封题为"寻求：抗Rh 血清"（Wanted: Anti-Rh Sera）的公开信中，他们请求医生寄来任何近期产下胎儿成红细胞增多症患儿母亲的血液。他们补充说，他们也"很乐于收到简短的临床记录"，因为此类信息对分析血样十分关键。[23]如果 Rh 系统是这一病症的成因，那么受影响的母亲体内就应存在针对她们孩子的 Rh+ 血液的抗体。这些母亲的血样既可以作为试剂，也可以作为研究案例；事实上，一些血样成了新种类 Rh 抗体的来源。[24]由此，一些母亲和她们的家族价值就不仅限于作为研究对象，也在于可以提供用于探索 Rh 血型性质的试剂资源。[25]

私人信件显示，在最初，费希尔即便是想要说服最亲密的盟友接受他的看法也需要花费大量精力。毕竟，他的三重基因理论极其大胆：相互关联紧密的一串基因从未在人类身上发现，在全部生物体中也只发现过一次。[26]在寄给他的朋友——苏格兰邓迪市（Dundee）血液供应站主管丹尼尔·卡佩尔（Daniel Cappell）的信中，费希尔承认，虽然他的理论"得到了雷斯的认同……但泰勒仍旧怀有疑虑"。[27]即便如此，不久后，英国内科医生和输血专家便开始采用新的"CDE"命名法。此事体现出，作为血样和专家意见流通枢纽的高尔顿血清学小组的权威地位越发稳固。很快，Rh 血型对于发生在英国输血中心和医院，以及全科医生诊疗室的医学操作变得意义重大。为了采集血样和病例细节，研究者与全科医生和病理学家达成合作。医生则也向他们的病患和病患家属寻求血样，然而事实证明，在战争期间这样做尤其困难。用雷斯的话来说："男男女女离家加入部队；旅行受阻；而且，医生忙碌万分，登门拜访病患几乎是不可能的。"[28] 不过，英国各地的许多全科医生和病理学家还是设法取得了血样，并将它们寄往血清学小组或莫利森位于萨里郡（Surrey）的血液供应站。同年，血清学小组的研究者和苏格兰的医生合作，发表了针对 50 例母亲诞下胎儿成红细胞增多症患儿的个案报告，其中引用了全国上下 29 名医生提供的帮助。[29]

Rh 系统对临床医生的影响深远，以至于对它的研究不仅限于围绕高尔顿血清学小组的精英圈子。惠康科学研究所（Wellcome Bureau of Scientific Research）开始储存恒河猴血液，供研究者向豚鼠接种进而制作相关抗血清。[30] 通过鉴定献血者的 Rh 血型，英国各地的医生和病理学家获得了群体中 Rh+ 和 Rh- 出现频率的估值。[31] 医学期刊《柳叶刀》和《英国医学杂志》于 1942 年 1 月首次发表了有关 Rh 血型的内容。不久后，它们开始建议只提供 Rh- 血液给任何有过妊娠史或输血史的受血者。[32] Rh 血型的发现造成的影响传播迅速，自 1942 年末起，英国许多血液供应站就开始专门为 Rh- 女性提供血液测试和 Rh- 血液。最初，测试用抗血清难以获取，医生需要依赖交叉配血（直接混合献血者和受血者血液）。[33] 自 1943 年起，许多应急输血服务下属的血液供应站对献血者进行 Rh 血型鉴定，并把储存的 Rh- 血液留给妊娠期女性和需要多次输血的病患。很快，作为产前护理的一部分，妊娠期女性（以及她们的丈夫中的一部分）开始接受例行 Rh 血型鉴定。血液供应站向 Rh- 个体发放"特殊血型卡"，来告知任何医务工作者绝对不可给他们输入 Rh+ 血液。沃恩日后反映，这类卡片还起到了另一个作用，即教育"公众以及全科医生，Rh 检测对孕妇十分重要"。[34]Rh 血型得以逐渐纳入输血和其他医疗服务的行政框架。

尽管费希尔－雷斯式命名法在英国很快得到接受，但维纳式命名法同样受众广泛。亚历山大·维纳在美国拥有相当可观的权威地位，此外，由于他在纽约医学院（New York Medical School）和布鲁克林区的犹太人医院（Jewish Hospital）输血部工作，他可以接触到极大量的血液样本。因此，在下一个十年间 Rh 血型变得广为人知的同时，存在两套表示 Rh 抗血清、血型、基因型和抗体的术语系统：维纳式命名法和费希尔－雷斯式命名法；它们均为主流，相互竞争。到了 20 世纪 40 年代末，二者的差异大到迫使美国和欧洲的权威组织举办大型国际会议讨论解决这一问题，而数十位科学家和临床医生则继续向多家期刊致信，争论两种命名法的优劣，并提出新的命名法。[35]

究其根本，上文记述的 Rh 争议可以视作针对"免疫学反应的工作机制"，以及更进一步的"Rh 遗传的最佳诠释方式"这两点的辩论。[36]不过，这一争端导致的各种公开发表的作品也大量反思了命名法的用途，以及这些用途如何能服务于不同目的。Rh 争议给予了我们崭新的视角审视利用血型的环境，以及在这些环境中发生的部分协商交涉。它们展现出，命名法在研究实验室和临床环境中的应用具有不同目的。

## 分享命名法

Rh 血样、抗血清和数据记录在实验室和医院间，以及遗传学家、免疫学家、临床病理学家和血库工作人员间传递。自 20 世纪 40 年代初起，致力测试 Rh 血液的机构数量激增。不仅是英国有输血供应站，美国也成立了多个实验室，此举很大程度上是为了回应围绕 Rh 血型出现的复杂情况。Rh 抗原的种类不断增加，它们并不都发生同样的凝集反应，因而多种血型鉴定技术在相互竞争"最适于鉴定 Rh 血型"这一荣誉。Rh 测试的试剂（血清和红细胞）以人类血液为原料，远比用于测试其他血型的试剂更难获取。在 20 世纪 40 年代的美国，这一情况导致了几个专注生产和分发抗血清的机构出现，例如巴尔的摩市（Baltimore）的 Rh 血型研究室（Rh Typing Laboratory）、波士顿市（Boston）由路易斯·戴蒙德（Louis Diamond）领导的血型实验室（Blood Grouping Laboratory）和新泽西州的奥索研究基金会（Ortho Research Foundation）下属，由菲利普·莱文领导的研究实验室。[37]

在上述不同环境中工作的研究者（艰难地）试图令命名法反映出他们自身优先考虑的重点和诉求。费希尔－雷斯系统的支持者，邓迪血液供应站主管卡佩尔称，抗血清的名称应该指的是（事先存在的）抗原和它们的等位基因名称。[38] 最早版本的费希尔－雷斯式命名法使用希腊字母 Δ、Η、Γ 和 γ 表示抗血清；卡佩尔建议使用拉丁字母对抗血清重新命名，以表明它们和"与它们发生反应的 Rh 体系下的基本抗原"相互关联。在卡佩尔的方案中，抗血清称作"抗 C""抗 D""抗 d"，以此类推。他解释说，这一新系统"还拥有一个优点，即易于随着知识的进步而调整"，此处的"知识"明显指的是遗传学知识。[39] 费希尔、雷斯和他们的遗传学家同事迅速接纳了卡佩尔的术语系统，并对其加以发展，侧重抗血清和等位基因名称的关联。[40]

其他人提出表示基因型的术语应该反映抗血清的活动。1944 年，米德尔塞克斯医院（Middlesex Hospital）的助理病理学家、费希尔和雷斯的合作者约翰·穆雷（John Murray）在《自然》中建议，Rh 抗血清应该按 1、2、3、4 编号，如此，基因型的名称便可以反映出针对这些抗血清的凝集规律。他解释说，这种命名法意味着"一眼便可知细胞具体使用了哪些血清测试"。[41] 在穆雷的系统中，各种抗原的表示方法为：$Rh^{136}$、$Rh^{126}$、$Rh^{123}$，以此类推；上角标数字表明抗原与之发生反应的血清种类。综上，尽管穆雷接受了费希尔和雷斯假设出的抗体、抗原和等位基因间 1∶1∶1 的关系，但他的命名法侧重抗血清的临床意义。对接受过血清学技术培训的病理学家而言，凝集反应是诊断工具。换句话说，遗传学家、临床病理学家和内科医生这些不同环境下的工作者青睐的是凸显他们各自工作的命名法。命名法的不同侧重显示出不同种类的工作者相异的关注点。

因此，一些命名法的争议点在于它们所代表的事物，而另外一些的争议点则在于它们的使用方式。1948 年，亚瑟·穆兰特、雷斯和与他们共事的血液学家莫利森撰写了医学研究委员会备忘录《Rh 血型及其临床影响》（The Rh Blood Groups and Their Clinical Effects），目标受众是内科医生。在文中，它们引入了一系列"短符号"以表示 Rh 基因型，其中大部分"基于 A. S. 维纳医生的符号"。例如，"cde/cde"用简写"rr"表示，"cDE/cdE"则写为"$R_2R$"。[42] 外科医生认为这些简略符号十分有用，于是雷斯和露丝·桑格将它们收录在编写的教科书《人类血型》（Blood Groups in Man，1950）的初版中，形容它们"必要""便于口头交流"以及"得到大量应用"。[43] 这些应用包括私人实验笔记。在图 4.2 中的笔记下半部分，雷斯通过家族内基因型频率计算出了基因 C、D 和 E 的基因图谱距离（genrtic map distance）。[44] 在草稿纸上半部分不相关的计算中，他使用简写符号表示基因型。另一个例子是，（希望寻找一种稀有血液的）《每日快报》（Daily Express）刊登了一张献血卡的照片，上面的文字解释说，所需的是"cdE/cdE"基因型的"O 型 Rh""血液。[45] 在血清遗

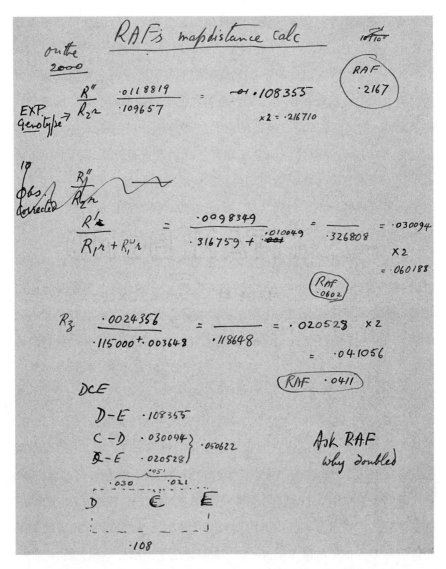

图 4.2　罗伯特·雷斯的手写计算过程，写于 1947 年 2 月。这是他和 R. A. 费希尔的通信的一部分，当时雷斯正在对 Rh 基因位点的结构进行新的预估。他同时使用了 CDE 命名法（左下）和经过修改的维纳式简写命名法（左上）。从图中可以看出，雷斯在对比用来估算群体中 Rh 等位基因组合（*cde*、*Cde*、*cdE* 等）出现频率的两种方法。这页笔记可能是莫利森、穆兰特和雷斯所著的《Rh 血型及其临床影响》(1948) 的准备材料。26 厘米 ×23 厘米，惠康基金会，伦敦，SA/BGU/F.1/1/1。版权所有：医学研究委员会。感谢英国国家科研与创新署（UK Research and Innovation）成员医学研究委员会提供翻印授权

传学的世界里，单独一种命名法有时不够用，甚至在单独一页纸上都是如此。

学界视两种命名法均为"必要"的一个原因是：在不同的临床和科研环境中，相互竞争的它们带来了各种排版问题；具体难点取决于记录方式是打字机、印刷机还是人手。美国国立卫生研究院（National Institutes of Health，NIH）组建了命名法委员会，试图为血瓶标签上的Rh抗血清名称订立标准。委员会指出，相较于维纳式命名法，费希尔—雷斯式命名法更易于排版。成员一致认为前者"含有下角标、上角标、数字、上标符号和其他符号，为排版和遗传学研究都带来障碍"。在他们看来，费希尔—雷斯式命名法与之相反，"排版和遗传学研究都简洁直观。"[46] 言外之意，下角标、上角标等符号为打字机和印刷机造成困难。

类似的事例是，在一名通信人自瑞典致函亚瑟·穆兰特，请求他检查一系列Rh血型鉴定结果时，他寄送了两份含有相同数据的文件：一份由打字机打出，一份手写。[47] 打印件采用了费希尔—雷斯式命名法（大小写字母），手写件则采用了经过改进的维纳式简写（带有上下角标）。显然，对一些人而言，手写时标注上下角标更加容易，而使用打字机时区分大小写更便捷。[48] 确实，在一些情况下，费希尔—雷斯式命名法具有潜在危险：每个人的笔迹都不同，这意味着大写"C"和小写"c"可能难以区分，特别是在大小写没有同时出现的时候。[49] 文字清晰易辨是实际操作中必须要考虑的重点。美国密歇根州（Michigan）的遗传学家爱德华·杜西（Edward Ducey）和罗伯特·莫迪卡（Robert Modica）支持费希尔的三重基因理论，他们为费希尔—雷斯式命名法提出了一个改进版本，其中抗血清的名称只含有小写字母。杜西和莫迪卡将自抗血清名称中移除的大写字母用于抗原名称，还用上标符号系统替代了代表等位基因的大小写字母。他们的方法保留了抗原和抗血清的对应关系，但规避了"对这些符号的辨识"出现混淆。[50]

与此同时，在遗传学实验室，以及特别是临床实验室和医院中，Rh命名法还需要能够经口头表述。针对这一问题，杜西和莫迪卡提出，他们的费希尔－雷斯式命名法修改版可以避免口头交流中的语义不清。在其他地方，研究者抱怨称，费希尔－雷斯系统对大小写等位基因的依赖导致口头表达基因型极其费力。抗血清名称不算太复杂，在一部发行于1955年的有关血型鉴定技术的英国影片中，旁白直接念出"大d"（即 D）抗血清。[51] 但基因型却很麻烦，单是 *cde/CdE* 这一个基因型就需要念作"小 c，小 d，小 e，斜线，大 c，小 d，大 e"。美国达拉斯市的血液学家约瑟夫·希尔（Joseph Hill）和索尔·哈伯曼（Sol Haberman）分别就职于临床病理学实验室和医院血库，他们表示，"对费希尔－雷斯式命名法经常诟病的一点便是它在口头交流中极难使用"。他们提出了一种口头表达费希尔－雷斯式命名的全新系统；据他们称，该系统对"实验室工作人员和临床医生都适用"：只用念大写等位基因，并在前端加上术语"纯合"（homozygous）或"杂合"（heterozygous）。应用起来就是，基因型"*Cde/CDe*"念作"纯合 C，杂合 D"，纯合"e"则直接省略。[52]

很快，教科书开始强调口头表达极为重要。请回忆，在多次遗传学会议之后，两种命名法都使用斜体字母将等位基因和与之对应的抗原区分开来。美国教科书《输血》（*Blood Transfusion*，1949）提供了确切方法，让在无法像书面文字那样使用斜体的口头交流中区分出等位基因和对应抗原。例如，在描述维纳式命名法时，该教科书提出，"在口头表达中，（基因型）可通过在基因字符中省略 *h*，从而和（血型）名称区分开来"，该书还建议读者在书面语言中最好也省略 *Rh* 符号中的"h"。[53]
口头表达对于命名法的影响之重，迫使教科书编写者试图为符号的念法
订立标准。

简而言之，尽管 Rh 争议表面上是精英研究者间针对遗传学和免疫
学理论的辩论，但命名法的选择具有实际影响，并且深刻波及输血研究
者群体中的其他人。血清学家兼遗传学家通过提出越发精细的遗传学结
构而将 Rh 血型系统变得越发复杂，但对于医生和输血工作者而言，Rh
血型是相对简单的存在。维护各自诉求的双方势均力敌，阻碍了术语的
彻底标准化。不同的命名法在不同环境下拥有不同优势，没有任何一种
灵活到高度适用于所有环境。

## 争议消退

Rh 争议令人困惑的一个方面是，为什么多次官方会议都没能规范
抗血清瓶子标签上采用的命名法。举个例子，1948 年美国国立卫生研
究院会议的召集人不情愿地对《科学》（*Science*）杂志承认，他们"不
得不得出结论，目前必须寻求一个折中方案"，建议"维纳式命名在
前……后面用括号注明费希尔 - 雷斯式命名"。[54]1953 年，美国食品药
品监督管理局（Food and Drug Administration，FDA）对建议的方案表
示支持。学界普遍认为，会议提出的方案带来了解决标签规范这一迫切
难题的机会，可惜这个机会却最终流失。[55]一些历史研究认为，争端之
所以未能以采用费希尔 - 雷斯式命名作结，是因为维纳个性强硬，而且
对美国权威机构存在持久影响。然而，我们还可以追问，为什么临床医
生没有在规范标签一事上施加更多的压力？

答案也许部分源于这一现实情况：通常，Rh 血型中只有 Rh+ 和 Rh- 两种（抗原 D 和 d）会造成具有严重医学后果的不相容情况，因此许多临床医生只关注这一对标记。[56]1942 年后，书籍和医学期刊一直在向临床医生传递令人振奋的 Rh 遗传学研究新动向，但到了 1950 年，临床医生就对该事物的兴趣不断减退了。作为胎儿溶血性疾病诊断工具的羊膜腔穿刺术已经出现，Rh 测试在医学界也已经彻底成为常规。[57]到了此时，教科书通常强调，对于临床医生而言，Rh 系统复杂的遗传性总体上意义不大。《英国医学杂志》提醒读者，尽管命名法争议可谓精彩，但"在临床上只有 D（大 D）这一种抗原十分重要"。[58]莫利森所著的《临床医学输血》（Blood Transfusion in Clinical Medicine，1951）详细地解释了费希尔和雷斯提出的 Rh 遗传模式，但接下来却称"幸运的是……将人类简单划分成 Rh 阳性和 Rh 阴性两类……对常规临床工作已是足够"。[59]莫利森和雷斯关系密切，也支持雷斯的研究，但他在刊载于《英国医学杂志》的《人类血型》书评中写道："无须继续声称这些在血型领域意义显著，甚至构成其基础的知识在临床医学上拥有哪怕一丝价值。"[60]到了此时，对临床医生而言，Rh 系统简单而直接——血型是诊断工具，而非复杂的遗传性状。在他们内部，不存在对于通过这样或那样的方式解决命名法争端的强烈需求。

与此同时，遗传学家对命名法争端也兴奋不再。到了 20 世纪 50 年代中期，学界广泛接受了费希尔的三重基因理论，视其为对 Rh 系统遗传特征更准确的描述方式，尽管它预测的抗 d 血清从未生产出来。50 年代末，利物浦大学（University of Liverpool）的研究者受费希尔研究课题的启发，开展了一个成果丰硕的新研究项目，研究对象是 Rh 的遗传特征以及胎儿成红细胞增多症，最终得出预防这一病症的方法。[61]英国国内对费希尔－雷斯式命名法的广泛接受部分源于它的主要支持者著述颇丰。雷斯、穆兰特和莫利森就 Rh 血型问题创作了数则面向内科医生的医学研究委员会备忘录，而雷斯和桑格的《人类血型》（1950）最终再版五次，成为临床医生、遗传学家和人类学家使用的血型标准教科书。[62] 在英国，到了 50 年代中期，费希尔－雷斯命名法大体（但绝非完全）获胜，期刊编辑也不再发表维纳对它的抨击。[63]

## 在输血和遗传学之间

起初，针对 Rh 血型的争论存在于相对小规模的群体中，群体成员就免疫学和其遗传特征各抒己见。但它引来了临床医生、病理学家和血清学家的参与，尽管他们其中很多人都和争论的核心人物关系疏远。产生此情况，一部分是由于高尔顿血清学小组在应急输血服务网络中位于具有实际影响力的权威地位。该小组是战时生产和分发标准血清的主要机构，因此也是血样和血型鉴定结果传递过程中的一站，它还为疑难血型问题提供专家意见。维纳扮演了类似的角色，并同样因之获利：在纽约，他和同事相互传递抗血清，到了 20 世纪 40 年代末，他获得美国国立卫生研究院颁发的许可，可以生产和分发试剂。因此，位于争议中心的血清学小组和维纳的实验室都向外界提供具体的操作服务，并可以借此将各自倡导的标签系统推广至其他环境。这场围绕着免疫学和遗传学命名法的争议能达到如此规模，说明两家实验室在临床领域的权威延伸范围很广。

在 Rh 争议中，命名法有关认识论：名称术语是研究者暂定的研究对象，之后也许会整合成创造新知识的工具。[64] 但这场争议也有关本体论——血型如何定义、了解和使用。[65] 随着 Rh 血型在实验室和医院间传递、跨越不同研究领域，它的身份在诊断或预后工具以及复杂遗传性状间转换。对于研究它的血清学家和遗传学家而言，Rh 血型在理论层面具有不同含义。Rh 血型也具有多种实际功用：名称术语有助于在纸面上组织整理血清学测试结果和遗传学实验；它也作为标签投入使用。

和上述一切有关的是，Rh 血型必须经由多种媒介表达：笔记本上的潦草记录、打字机打出的信件、公开发表的论文，以及口头交流。面对这些不同类型的表述，没有哪一种命名法灵活到可以适用于所有环境。一个便于在黑板上书写的符号并不总是容易念出。即便是最平凡常见的术语名称，它的传播也可能出现困难。到了 20 世纪 40 年代末，教科书甚至开始规定何种命名法适用于何种环境。术语名称使用者的工作内容和工作目标不尽相同，因而术语名称在不同环境下带有不同的含义。官方组织没能规范命名法，其背后的原因是并不存在适用于所有情况的命名法。

Rh 命名法的故事发生于遗传学逐渐开始受到内科医生关注之时。50 年代以前，很少有医生认为遗传学和自身的工作相关或有所帮助。但针对 Rh 血型的研究帮助改变了这一情况，有关人类遗传的知识开始进入医学文献，尽管其形式经过了细致编辑。1950 年，英国医学会（British Medical Association）在其年度会议中加入了"医学遗传学"板块。同年，《柳叶刀》解释道："人类遗传学在医学上最显著的实际应用当然要数血型分析在新生儿溶血性疾病领域中的应用。"[66]Rh 血型作为渠道，将遗传学术语引入临床领域。

在人类遗传学和临床遗传学的世界之外，研究其他生物体遗传的学者也注意到了 Rh 极具吸引力的复杂性。他们中的一些人担忧，血型遗传学术语会为外界涉足此领域造成障碍。牛津大学的遗传学家 E. B. 福特（E. B. Ford）是费希尔的亲密盟友，他提出，"混乱的术语"是"阻碍许多遗传学家将血型纳入他们关注范畴的重要因素"。[67] 在给雷斯的有关具体某篇论文的私人信件中，他感慨道："到底为什么有些作者会使用如此不适合遗传学的命名法？"福特绝望地对雷斯表示："我亲爱的罗布（Rob）[1]，为什么这事还在发生？血型领域外的普通遗传学家读不懂这命名法，它阻止他们对血清学产生兴趣。"[68] 美国遗传学家赫卢夫·斯特兰德斯科夫（Herluf Strandskov）在《遗传学杂志》（*Journal of Heredity*）上发文，担心血型遗传学不符规范的特立独行会导致遗传学家不愿认真对待以人类为对象的研究。[69] 福特和斯特兰德斯科夫都忧虑不规范会妨碍针对人类遗传的研究。

相较于这二者，雷斯更加乐观。在修订《人类血型》时，他没有听从福特的请求，将血型的命名修改至符合遗传学研究标准的形式。他对一名同事表示："我认为，我们所掌握的血型和基因性质的知识，增加也好，减少也罢，总之迭代速度之快让为符号标记订立任何标准只会带来麻烦——不论这标准具体为何。"[70] 雷斯的言下之意是命名法会禁锢对事物的理解，标准化会迅速阻止知识继续细化。

Rh 争议为我们提供了另一个视角审视 40 年代输血和人类遗传学间不断增强的联系。在《蝇王》（*Lords of the Fly*，1994）中，历史学家罗伯特·科勒（Robert Kohler）以果蝇（*Drosophila melanogaster*）为例，翔实生动地展现了以定义和绘制基因差异为目的而构建出的基础结构和社会行为。[71] 同研究果蝇的遗传学家一样，费希尔、雷斯和其他 20 世

---

[1] 罗布：雷斯的教名罗伯特（Robert）的昵称。

纪中期的血清遗传学家以确立和绘制人类基因差异为目的，建立了蓬勃坚实的人际和材料基础结构；不过，他们在研究中利用并干涉了公共卫生服务，令自己和医务工作者、病患，以及围绕献血的日常规程和行政管理产生密切交集。上述领域和社群之间存在相互拉锯的现象。关注命名法有助于理解这些行业间的动态模式。

上述利用了输血基础结构的研究获得了十分丰硕的成果，医学研究委员会对其十分欣赏。在战争结束时，和应急输血服务以及医院合作的高尔顿血清学小组在探索新出现的免疫学难点方面取得了惊人的进步，这一进步对新生儿护理和输血影响深远。医学研究委员会对这些高效合作印象甚佳，因而决定在和平年代保留这些合作关系。战争让国家和公共卫生之间产生了一系列持久的关联。随着输血服务被新的国民医疗服务体系接管，它会为充满机遇的战后"美丽新时代"扩大巩固血清学基础结构。

## 第五章

# 战后的血型鉴定（上）：
# 血型研究小组

## Postwar Blood Grouping I:
## The Blood Group Research Unit

"血型研究和输血研究关系紧密。"战争接近尾声时，医学研究委员会官员亚瑟·兰兹伯勒·汤姆森在给一名同事的信中这样写道。在针对和平年代高尔顿血清学小组该选址何处的讨论中，他提出："伦敦适于提供……接触临床环境、与血液供应站和对该领域感兴趣的研究者合作的机会。"[1]小组在战时攻克了复杂的 Rh 血型系统，在这一成功之后，医学研究委员会的官员希望小组的科研工作继续尽量和输血服务相挂钩。委员会决定，应该拉近遗传学研究和覆盖面更广的一系列输血工作间的距离，让研究者接触到尽可能多的"临床材料和记录"。[2]伦敦众多的医院、全科医生诊疗室和血液供应站可以为血清遗传学提供丰富资源。

上述讨论的结果是，医学研究委员会决定改组高尔顿血清学小组，建立两个新实验室。它们将位于李斯特预防医学研究所（后文中称"李斯特研究所"），这一机构致力于公共卫生研究，坐落在泰晤士河北岸伦敦中心西部城区切尔西区的一幢粉红相间的维多利亚式砖砌建筑内。这两个新组建的医学研究委员会实验室，其中一个是血型研究小组（后文中称"研究小组"），由血清学家和遗传学家罗伯特·雷斯领导，他先前是高尔顿血清学小组的主管。计划中的研究小组是一个小型实验室，专注研究血型的血清学性质和基因遗传。第二个实验室是血型参比实验室（后文中称"参比实验室"），负责制作和分发抗血清。[3]第七章和第八章对参比实验室着墨更多；本章则关注研究小组，以及它如何利用献血者、血样和国民输血服务（National Blood Transfusion Service，NBTS）分散各地的基础结构研究血型的血清学性质和基因遗传。

　　战争结束时，围绕着地区血液供应站组建的大型行政管理系统与近百万名献血者保持联系。冷藏货车、玻璃血瓶、纸质标签、高压灭菌器和一个规模可观的电话网络令脱离人体的血液可以在采血点、供应站和医院间流通（图5.1）。[4]血液的治疗性能已不同于1939年时。现在，它远不仅用于休克的紧急治疗，输血正在成为非急需手术的常规组成部分，以及新生儿护理的重要环节。使用O型血无差别输血的日子早已成为过去。对盘根错节的Rh系统的卓越研究令大众注意到血型十分复杂，也凸显出输血仍旧存在的危险。现在，医生更加关注血型的相容性，例行检测献血者和受血者双方。极为重要的是，医生在手术前也进行"交叉配血"测试，即混合献血者和受血者的血样，检测是否存在先前未经发现的血型不合情况。[5]在和平年代，国民输血服务步入正轨的同时，英国也在着手一项富于雄心的新计划：建立国有的医疗服务体系。几年内，输血服务由国民医疗服务体系接管，由此，医院和输血供应站间的联系更加紧密。由于这一覆盖全国的机构的建立，以及新产生的对血型特性的着重关注，血液在自献血者处送至供应站、血库、病患处的过程中的各个环节都受到更为严密的监察。利用这一基础结构，研究小组在战后的十年中定义出了新的血型变异和血型系统，它们对接受输血的病患具有重要的临床意义，也为遗传学带来了振奋人心的新机遇。

　　血型仍是最受了解的人类遗传性状，而且在遗传数据的丰富程度方

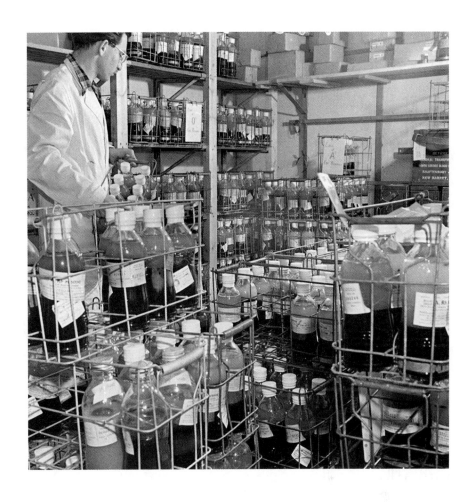

**图 5.1**　位于伦敦北部的一个国民输血服务供应站的冷藏间，照片摄于 1951 年。自每一次献血得来的血液分别装在标识明显的玻璃瓶中，可见它们暂时分成两层。血瓶储存在叠放的金属架内，温度恒定为 4℃，等待送往当地医院的血库。该照片是几张宣传照之一，摄影师和委托人不明。
照片版权所有：TopFoto

面，它在人类特征中也是独占鳌头。在 1930 年，一些科学家用它作为范例，构想出人类遗传学有潜力具有的形式——依托于数学，并能涵盖海量数据。在第二次世界大战中，费希尔的同事将应急输血服务的献血者记录改用于研究，实现了这一愿景。现在，对于多种新血型的研究助长了伦敦研究者对人类遗传学越发强烈的兴趣。研究工作的主体以大学学院为中心，J. B. S. 霍尔丹仍旧供职于该校，而莱昂内尔·彭罗斯眼下正在学校下属的高尔顿实验室（Galton Laboratory）引领一个世界瞩目的研究项目，研究对象是复杂人类性状的遗传。[6] 研究小组寻找新的血型基因位点的努力对上述基因连锁研究至关重要。已知存在的血型越多，对相关遗传的了解越深，通向理解复杂性状的遗传性的道路就越平坦。

本章讲述的是基于实验室、血液供应站、医院，以及官方公共卫生组织的战后生物医学。[7] 血液和其标记在献血者、医生、血清分析员、研究者和病患间传递，由此将对输血的组织管理、血型鉴定技术，以及血清学研究的发现过程联系起来。这些联系令临床基础系统和日常监测规程得以用于构筑事关生死的血液知识。

## 组织管理

1943 年，参与战时应急输血服务工作的官员开始计划战后的国民输血服务，伴以讨论建立一个新的社会保障体系，以及对卫生基础结构的全国统一管理。[8] 计划中，战后的输血服务将由地方组织。在战争期间，英国分为 14 个地区，每个地区由一个地区医院理事会负责。[9] 起初，国民输血服务包括 10 个地区输血中心和 2 个伦敦血液供应站。[10] 它们中的每一个由具有医学资质的地区输血干事管理，此职位后来称作

"地区输血主管"（regional transfusion director，RTD）。苏格兰和北爱尔兰拥有独立的输血服务，但它们的主管和英格兰以及威尔士的各中心保持联系。[11] 战争结束后，医学研究委员会将输血服务的管理权交给了卫生部（Ministry of Health，MoH）。但在1948年，依照《国民医疗服务体系法》（NHS Act），国民医疗服务的地区医院委员会获得了地区输血中心的管理权。因此，和平时期的输血服务在国民医疗服务的框架内运作。

地区输血主管负责地区中心的所有工作，包括测试新献血者、组织移动采血组、准备血浆，以及分发无菌输血用具。[12] 地区输血主管还负责监督血液运送至医院血库的过程。在血库中，经过细致标注的血瓶得到冷藏储存，以待输血用。医院的病理学家负责管理这些血库，同时监督血液的检测核查程序，以及将其送至普通医生和外科医生处的过程。地区中心通常向当地医院提供一定量的血液，供院方自行储存到需要用血之时。一旦血液过期，医院便将未经使用的血液送还地区中心。地区输血主管会和医院的病理学家保持联络，方便调查疑难血型鉴定结果或输血导致的不良反应。因此，这一系统强调医院和血液供应站间的常规交流。在上述责任之外，地区输血主管还负责开展研究，他们中的许多人对此热情很高——有些关注改进输血技术，有些则研究血清学问题。

官员担忧，国民输血服务的地区性管理结构会导致有关献血者、输血技术、输血用具和人员制服的整体规定无法统一实施。地区输血主管同意努力维持全国统一标准，并会帮助撰写定期更新内容的宣传册。[13] 地区输血主管还定期在卫生部总部会面，会面主理人是输血咨询顾问威廉·梅科克（William Maycock）。即便如此，国民输血服务的官员也并没有试图要求各地的管理彻底统一，因为他们认为志愿献血者的征募受当地文化和献血机构影响。事实上，在英国的部分地方，对献血者小组的管理始终独立于国民输血服务系统。在这些地方，红十字会、当地教会或热心人士继续管理各自的征募工作，延续了他们在战前和战时的做法。[14] 鉴于地区输血主管负责与这些当地小组细致协调，卫生部任命了数名"献血者小组联络官"，确保全国上下的地区输血主管能顺利开展管理工作。[15] 面对诸如归档系统和索引卡片的设计整理、献血人征募活动的宣传策略，以及献血者证明和徽章的设计管理等问题，卫生部官员会咨询联络官的建议。[16] 国民输血服务的献血者征募宣传反映出了对不同地区献血者的不同需求和倾向的关注。地区联络官深入参与宣传，宣传形式包括昂贵的影片和电视广告。[17] 卫生部意识到，在献血者征募相关事务中，地域特点以及民众对本地机构和个人的熟悉信赖不容忽视，于是他们希望在这些因素和推行全国统一标准间找到平衡。

尽管输血服务强调地方分管，但血型、血液制品和输血技术的专业实验室知识技能仍集中在伦敦。和战时的情况一样，医学研究委员会继续领导监管血浆的分离和干燥、输血技术、血清学，以及遗传学的研究——大部分研究工作位于李斯特研究所。研究所已经拥有八个部门，涉及的公共卫生领域包括细菌学、实验病理学和营养学等。[18] 在战时，李斯特研究所是抗血清和疫苗的主要生产地之一，它自 1943 年开始由艾伦·德鲁里领导，他曾任战时输血研究委员会主席。研究所下属的几个部门涉及血液科学的一些方面，从细菌抗体的血清学分析到凝血因子的性质，再到营养不良和黄疸对血液的影响。现在，医学研究委员会在这一基础上又新添了两个血型实验室：雷斯的研究小组和穆兰特的参比实验室，它们分别负责血型鉴定的"研究"和"实操"两方面。计划中，两个实验室都会和医学研究委员会的另一个机构密切合作，它就是哈默史密斯医院内帕特里克·莫利森领导的输血研究小组（Blood Transfusion Research Unit）。在莫利森任职南伦敦血液供应站（South London Blood Supply Depot）主管期间，他就红细胞的储存发表了重要著作，而他的战后小组（位于医院产科病房旁的一个小房间中）致力于研究血液保存，以及改进对受 Rh 血型不合影响的新生儿的护理。[19] 李斯特研究所还包括医学研究委员会下属的血液制品研究小组（Blood Products Research Unit）——它的前身是战时位于剑桥的血清干燥小组——一直以来，它都在提升全血的储存能力，以及拓展血液各组成部分的用途。血液制品研究小组检测并预处理干燥血浆，以及包括血纤维蛋白原、纤维蛋白和凝血酶等大量血液制品供医院使用。研究所所址上还有一个实验室，它致力于研究血型的生物化学性质：红细胞和抗原的结构，以及抗原-抗体结合的机制。[20] 这个实验室由化学家和血清学家沃尔特·摩根（Walter Morgan）领导，在战时，他的和高尔顿血清学小组有过交集，之后继续同雷斯以及穆兰特密切合作。[21] 李斯特研究所的各实验室一同负责提供抗血清，并对血型及其遗传性状、输血的实践，以及血液储存和运输技术开展研究。

综上，伦敦聚集了血型科学的多种专家，特别是研究血型遗传性状和输血用途的专家。这一安排符合国民输血服务计划者的理念：尽管服务将会由地方管理，但输血仍然是一项具有潜在危险的实验性技术，并带来具有潜在危险的血液制品，它们已经导致了数例原因尚未完全明确的死亡。[22] 学界对输血这一前沿疗法仍旧相对缺乏了解，分散各地的输血组织需由首都的专家监管。

## 血型鉴定技术

国民输血服务安全稳定的运行有赖于血型鉴定操作。在分散各地的国民输血服务系统中，多类机构都开展常规测试。在血液供应站和专业实验室之外，血液测试在医院也成为常规。在 20 世纪 20 年代，血型鉴定看起来简单直接，但现在它涉及覆盖面广得多的一系列技术。血型鉴定测试分为两个主要类别——"试管"技术和"载物片"技术，前者在木质试管架上的试管内混合抗血清和血样，后者在白色瓷质或玻璃质载物片上混合血液。血型鉴定还可以使用毛细管、离心机、抗血清组合，或经过特殊处理的细胞。鉴定方法种类繁多，令人眼花缭乱的部分原因是：每种血型要求的检测方式具有细微差别——不同的抗原和抗体需要经过不同的处理，鉴定者才能观测到凝集现象。随着新血型的发现，鉴定方法也有调整和改进。再者，选用何种技术也取决于鉴定机构和具体情况，包括实验用时要求、血清分析员受过的培训内容，以及需鉴定的血型数量和种类。此外，在谁能鉴定血液这一点上不存在严格规定。首份针对病理学实验室技术员的正式资格认证证书是 20 世纪 40 年代末颁发的，但拥有证书的血型鉴定员数量很少。即便全科医生和浅资历医生可能对血型鉴定有泛泛了解，但他们并不都具备足够的实际操作能力。

围绕鉴定技术的争端凸显出血型鉴定测试的重要性和意义，也展现出英国输血服务的不同组成部分间的权力割据。前文已经讲述过，在战争期间，高尔顿血清学小组的专家和医院工作者因血型鉴定方法产生矛盾——当时，矛盾集中于试管技术和载物片技术相互间的优劣。战后，血型鉴定测试的种类更多，并且在更多新地点开展，因而围绕它的争议也受到了更广泛的关注。权威血型鉴定专家供职于李斯特研究所的参比实验室和研究小组，以及地区输血中心，地区中心的血清分析员遵守极其严格的技术、组织和行为标准。

李斯特研究所的血清分析员有自己的血型鉴定指南，它由打字机打出，标题很是难解：《他们的生命中错误弥漫，或：给血型鉴定员的建议》(*Their Life a General Mist of Error, or, Hints to Blood Groupers*，以下简称《建议》)[23]。这份文件指导阅读者如何安排并读取一系列血型鉴定反应，以及如何准备对照试验。[24]它的文风严肃却不傲慢，给出的指导极其细致。其中使用的代词"她"反映出编写者将血型鉴定操作员默认为女性。雷斯和穆兰特都经常直接自学校录用年轻的女性操作员，说服理由是李斯特研究所是全国为数不多能提供恰当专业培训的场所之一。[25]

李斯特研究所的成员对血清分析员的条理性和操作有十分苛刻的要求。《建议》内对"总体血清学操作"着墨颇多，它规定，"铅笔必须足够尖锐，橡皮必须就位。（在此后操作过程中，削铅笔或找橡皮会分散操作者的注意力，导致危险。）"。文中严肃地解释了如何整理并标注血样，并建议了如何排布木制试管架上的试管能尽可能保证试验台整洁直观。[26]《建议》还为如何标注标签、如何使用缩写，以及如何拿取试管（试管"应该被举起……移液管上的记号不淹没在阴影中，在标签背面的白色背景下清晰易辨"）提供了细致的指示。它规定了如何记录试验台上发生的反应，并详细指导了如何用纸笔记录凝集现象。从这一点展开，《建议》反复忠告实验室工作人员留下字迹时应小心谨慎，文内多个地方规定技术员应该"缓慢标注细胞试管，保证他人能够阅读""缓慢将所有信息书写在血清试管上"或"在所有试管上清楚地书写"。[27]这一切传达的信息是：谨慎标注是获得准确实验结果的必要条件。

《建议》还详细指导了如何维护有助于精准血型鉴定工作的实验室

氛围。"保持安静、关好门"是"基本要求"，如果你在为测试做标记，你必须"不慌不忙地观察并记录下载物片上的结果后，才可以转身和他人打招呼"。《建议》的"总体血清学操作"部分进一步解释了在进行测试的房间内的工作人员该如何互动。它指示说，"如果你希望和一个正在工作的人说话，试着挑选对她干扰最小的时机"，以及"如果你挑选不出，询问她什么时候方便说话，之后假装对房间中的其他事物感兴趣；不要站在工作者的视线范围内"。[28] 重中之重是，实验室的气氛必须平静安定、从容不迫。其他资深血型鉴定者也强调了这最后一项要求。例如，谢菲尔德市（Sheffield）的地区输血主管艾弗·邓斯福德（Ivor Dunsford）撰写了一本业内评价极高的输血技术手册，其中忠告读者：测试应该在"不慌乱的环境中"进行，"尽可能摒除干扰"。[29] 李斯特研究所的《建议》还凸显出研究小组和参比实验室巨大的权威和责任。血型鉴定是严肃工作，《建议》以严厉的警示作为结尾："因为我们的权威地位，各方都会不加质疑地接受我们的鉴定结果。牢记我们由此肩负的责任，因为任何失误都很有可能致命。"[30]

在战时，输血仅使用"普遍适用"的血液（O 型血），这意味着绝大多数血型鉴定测试的对象是献血者而非受血者。但随着血液的用途不断增多，医生花在匹配献血者和受血者上的精力也在增加。尽管医院倾向于仅测试 ABO 和 Rh 血型，但它们也进行交叉配血测试，将它作为对血液相容与否的最终检查。[31] 因此，随着外科医生和产科医生越发依赖输血，需要对血型鉴定理论和技术有所了解的人员的范围也在扩大，逐渐涵盖全科医生、护士、医院医生和助产士。围绕载物片和试管技术的相对优劣的争论仍旧存在——血液供应站倾向于使用试管，医院二者皆用——但它总体上已经平息，争论者达成一致意见：不同的技术适用于不同的情况。1955 年发行的彩色影片《血型鉴定》拍摄于伦敦的麦尔安德医院的"血型实验室"，它向年轻医生和实习医生一并展示了用于常规测试的两种技术：载物片法和试管法。

血清学专家却也请求医生，尽可能将血型鉴定留给国民输血服务的专业人士。[32] 在《柳叶刀》《英国医学杂志》和医学教科书中，穆兰特、雷斯和地区输血主管尤其警示医生，匆忙间或在压力下鉴定血液具有种种危险。他们讲解称，全科医生应该安排孕妇在当地输血服务点测试，偏远地区的医生则应该自相应的地区输血主管处获得专业培训。如果病患急需检测结果，最有可能导致危险的因素要数经验不足的血清分析员试图加速完成血型鉴定。[33] 穆兰特写道："在紧急情况下，测试的欲望是最强烈的，造成失误的危险也是最重大的。"在这种时候，医生应该将"不堪烦扰的病理学家"自床上叫醒，并迫使他"跋涉数千米到达医院"。[34] 穆兰特试图劝阻全科医生进行血型鉴定测验，因而在他所著的指导中解释了血型鉴定的"原理而非操作"；至于后项，他推荐读者参阅医学研究委员会面向专业人士的小册子。[35] 他着重介绍了收集、分装和运输血样的方法。通过不提供具体的操作指导，穆兰特希望可以控制局面。[36]

李斯特研究所的科学家和地区输血主管、医院的病理学家，诉求存在分歧的这两方在 20 世纪 50 年代中期发生了更显著的冲突，冲突的焦点是是否该引入"埃尔登卡"（Eldon card）这种新型血型鉴定技术。[37]1955 年，英国外科医生詹姆斯·赖斯－爱德华兹（James Rice-Edwards）在《英国医学杂志》上发文报告称，丹麦的研究者开发出了一种鉴定技术：在卡片上添加干燥的 A、B 和 Rh 抗血清。[38] 赖斯－爱德华兹解释道，使用卡片时，实验室操作员仅需在其表面滴上数滴血样，凝集反应便可在一分钟内观测到。赖斯－爱德华兹表示,该技术的一项优点是:卡片本身可以作为永久记录的一部分得到归档,避免了文书工作出现错误的可能。据他判断,该技术操作快捷且万无一失,而且在他看来,医院在急诊科或病房储备埃尔登卡以供不时之需很容易做到。[39]

有迹象表明,医院的医生欣赏这一主意。但它打破了地区输血主管有关血液鉴定的所有规定,他们因而开展了大规模抗议。在之后的一年里,《英国医学杂志》和《柳叶刀》发表了大量争论埃尔登卡测试法优劣的信件。输血服务的官员称其"不安全",担心缺乏应有管控的测试会带来"灾难性"后果。[40]医院的内科医生则反驳道,"简便"的纸质测试可以避免血型鉴定出现耽搁而造成的危险,并大大有助于拥有资质的血清分析员开展工作。[41]他们抱怨称,输血服务体系内反对埃尔登卡的专家是在阻碍更适合医院环境的鉴定技术发展。在国民输血服务的官员看来,医院内试图走捷径的内科医生是在"引狼入室"。[42]作为专家的地区输血主管在他们的下一次伦敦会议中讨论了这一问题,他们中的很多人认为:"该方法表面上的简便是它最大的缺陷,因为这会导致经验不足或不具经验的人员自认为能安全地使用它。"[43]**它最大的缺陷**——在与会者看来,这点比任何形式的低效都更严重——是这一新方法也许会诱使"经验不足"的人员尝试鉴定血型。

这一争端展现出了血型鉴定延伸至新领域后引发的波澜。[44]埃尔登卡激起了针对血型鉴定管控的论战,其背后的原因是不同行业的诉求存在分歧。一方面,地区输血主管和他们供职于李斯特研究所的同事坚持认为,更加完善的血清学专业知识技能是绝对必要的。[45]另一方面,医院的工作人员指责国民输血服务的官员有意无视医院环境的种种压力。[46]牛津大学杰出的临床病理学家玛格丽特·皮克尔斯(Margaret

Pickles）经常支持国民输血服务的工作，也和莫利森密切合作，然而她也对国民输血服务的立场提出批评："国民输血服务的两位总监准备就一项血型鉴定技术——埃尔登卡——发表笼统断言，可他们事先却都没有在自己的实验室内对其开展过仔细测试，他们如此缺乏科学态度，匪夷所思。"[47] 对全科医生而言，作为诊断工具的血型是临床病理学的几项重要技术之一。在医院内，它是诸多经常具有潜在危险的手术规程之一。在供职于国民输血服务和李斯特研究所的人员看来，整个输血服务能否安全取决于测试是否准确。

然而，李斯特研究所的血清学测试不仅仅针对管控输血治疗的后果。血清学样本也成为构筑血液新知识的资源。在研究小组和参比实验室，来自全国各地的献血者和病患的疑难血液获得了新的生命和意义。

## 分辨新血型

尽管血清学测试的规定十分严格，但大家一致认为研究小组的工作环境富于生气、重视科学，而且轻松宜人。在 20 世纪 30 年代，还是医学生的雷斯在伦敦的圣巴多罗买医院（St. Bartholomew's Hospital）接受培训，接着作为助理病理学家在那里工作了数年。这之后，他回应了《英国医学杂志》上的一则招聘广告，广告的刊登者是费希尔领导的高尔顿血清学实验室，他们需要一名"助理血清学学者"。在 1937—1939年，伊丽莎白·伊金、艾琳·普赖尔和乔治·泰勒对他进行血清学技术培训，他也同他们合作研究血型基因连锁和基因频率分布。在战争期间，雷斯在高尔顿血清学小组继续从事这些研究工作，并成为 Rh 和其他血型领域的知名专家。[48]

为组建研究小组，雷斯雇用了两名研究助理。其中之一是西尔维娅·劳勒（Sylvia Lawler），她是有医学资质的血清学分析员，之前曾在剑桥同高尔顿血清学小组合作。[49]另一名是露丝·桑格，她毕业于悉尼大学动物学系。[50]桑格曾任职新南威尔士红十字会输血服务（New South Wales Red Cross Blood Transfusion Service）的技术人员，就是在此时，她开始对 Rh 的遗传特性产生兴趣。桑格的主管希望她能掌握更多知识，于是安排她向研究小组提交工作申请。桑格乘坐战后的第一艘客轮抵达英格兰，在 1946 年加入了研究小组，她在小组实验室开展的工作会作为博士论文提交给伦敦大学。[51]

在雷斯看来，研究小组负责的不仅是寻找新血型——尽管这对管控治疗用血至关重要——还有对这些血型的遗传学分析。在他的构想中，小组在遗传学方面大有可为，他始终不忘这一点："短期看来，作为新生儿溶血性疾病和输血反应的原因，这些抗原拥有实际治疗功用；长期看来，它们的主要功用在于标记人类染色体。"[52]基因连锁仍是血型研究可对遗传学做出的核心贡献之一。研究小组规模很小，按计划，它在任何时间点都只包括三至五名成员；不过，在接下来的十年间，它积累下了极高的声誉。

归根结底，研究小组的双重目标有赖于全国上下的地区输血主管的工作，是他们发现并调查疑难输血后果，以及出乎意料的交叉配血测试结果。每个血清学公式都由两部分构成。红细胞凝集是一种抗原（依附于红细胞表面）和一种抗体（存在于血液的液体组成部分中的可溶性蛋白质）发生反应的产物。在血型鉴定技术的初年，这类研究相对简单：已知的仅有一种血型系统（ABO 系统），而且系统内仅有四种血型：A、B、O 和 AB。但到了 20 世纪 40 年代末，学界已经发现了许多新血型，早已建立的系统变得比先前复杂得多，因而开展分析需要数量更多也更细化的试剂和规程。[53] 每当地区输血主管将疑难血样寄给李斯特研究所进一步测试，研究小组和参比实验室会共同对其开展调查研究。[54]

这两个隶属李斯特研究所的实验室适合从事这类测试，原因是它们拥有大量的冷藏试剂红细胞"组"（panel，系统化的系列），每个组内混合有多种表面抗原，可以用于在血液中生产抗体。如果一种抗体致使按照新比例混合的红细胞发生凝集，该抗体会受到冷冻，以供日后测试。和抗血清不同，红细胞（抗原）不能冷冻，并且需要经常补充。研究小组和参比实验室的试剂红细胞一般由李斯特研究所员工或当地热心献血者提供的血样组成；不过，随着时间推移，两个实验室积累下了涵盖面广得多的试剂红细胞来源。

在此类常规测试的过程中，研究小组和参比实验室的成员密切留意新血型存在的证据。一旦有迹象显示他们定义出了一种新抗原，实验小组的成员就会追踪到携带该抗原的献血者，并测试此人尽可能多的家族成员。这项工作造就了良性循环。随着这些调查的开展，两个实验室积累了各种抗血清样本，定义出越来越多的抗原。送至两个实验室调查的血清种类越多，它们冰箱中冷冻积累的抗体种类就越多，它们拥有的可用来探索未知血样的资源也就越理想。而这也越发巩固了研究小组和参比实验室在英国和全世界范围中的权威地位。

为确保研究所能获得有研究价值的血样，研究小组的科学家同提供研究用血样的输血医生、病患，以及献血者建立了有成效的社交联系。档案库中雷斯和桑格以及他们的通信人之间的信件十分温暖幽默，富于生气。例如，在英国国内，雷斯和艾弗·邓斯福德频繁通信，他是约克郡（Yorkshire）城市谢菲尔德的地区输血主管，也是评价极高的《血型鉴定技术》(*Techniques in Blood Grouping*，1955）的作者之一。雷斯经常调查邓斯福德提供的血样，并通知他各种新发现。邓斯福德告诉雷斯，能参与血清遗传学的飞速发展他十分荣幸："我的实验室每周接收 2000 ~ 3000 份血样，你可以想见，我时常觉得自己像是孤独的灯塔守灯人，身处茫茫难题之海。"[55] 邓斯福德会处理成千上万份常规血样，并把其中最不同寻常、最引人注意的样本寄送给雷斯和桑格（图 5.2）。尽管这项监测工作令邓斯福德感到孤独，但它为李斯特研究所的研究员带来了一些惊人发现，他们很乐意在联合署名的论文中标上合作者邓斯福德的贡献。[56] 每当类似邓斯福德的个人将血样寄往伦敦，血样会经雷斯和桑格调查，他们通常也鼓励寄来血样的通信人独立发表论文，或同他们联合发表。[57]

雷斯和桑格不仅在国民输血服务系统内部发展友谊和合作关系，还发展了海外的输血工作者。尽管国民输血服务有助于雷斯的工作，他却也承认自己懊恼于血液供应站主管没有和他分享更多材料。许多地区主管对血清学研究兴趣浓厚，在"把脏活累活都做完"（"脏活累活"指常规血清学测试）后，他们自己"自然而然想要处理更有研究价值也更复杂的血液"——但他们的工作量经常过重，以至于没时间真的付诸实践。雷斯对一名美国同事抱怨道，尽管存在丰富的材料，但"其中很少能从血液供应站传出来"。[58] 自 20 世纪 50 年代初起，美国血库帮助填补了这个空缺。在美国，许多提供血液的独立机构以及私有血库和美国红十字会同时运作。[59] 在研究小组的档案库中，内容最为丰富的系列信件包括小组和阿莫斯·卡恩（Amos Cahan）以及路易斯·戴蒙德的通信。阿莫斯·卡恩供职于纽约市的纽约人血库（Knickerbocker Blood Bank），这是一家私有血库；就职于波士顿市血型实验室的路易斯·戴蒙德曾作

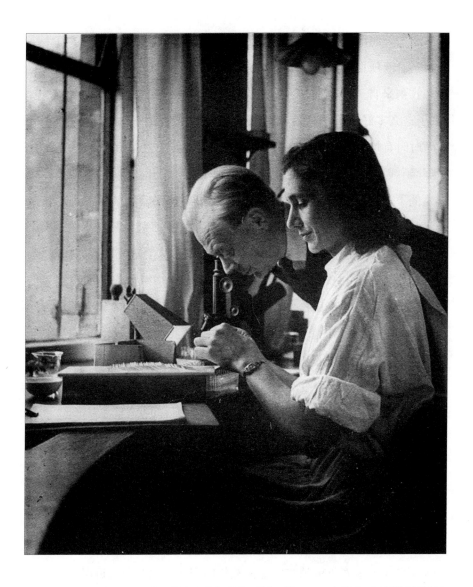

**图 5.2**　在血型研究小组工作的罗伯特·雷斯与露丝·桑格，摄于 1950 年前后。在这张摆拍的照片中，雷斯和桑格身处窗边的实验台旁，面前有一个看片灯箱和一台显微镜。两人都穿着整洁体面的便服，而非白大褂，这也许是为了体现他们在小组中资历最深。显微镜通常用于检查试管中的凝集测试。11 厘米 × 9 厘米，惠康基金会，伦敦，PP/SAR/F/6/1。版权所有：医学研究委员会。感谢英国国家科研与创新署成员医学研究委员会提供翻印授权

为东道主关照前去访问数月的雷斯，他也是（如今规模庞大的）红十字会国家血液项目（Red Cross National Blood Program）的医学主管。

收到来自美国朋友的异常血样，雷斯和桑格的欣喜之情溢于言表："来了这么多好东西""真是个绝妙的家族""漂亮的小鸟球[1]""纽约人血库时时有惊喜"。来往于研究小组和美国的信件中，抬头也五花八门："露丝阿姨""红色血液鉴定组女王""非常尊贵的阿莫斯医学博士教授先生阁下"。[60] 保持和纽约人血库以及北美多家实验室的密切书信往来让实验小组获得了至关重要的资源。此举将实验小组的献血者监察网络延伸至国民输血服务系统之外，到达了充满血清学研究机遇的新领域。在写给雷斯和桑格的幽默信件中，卡恩将研究小组比作血型鉴定界的"麦加"："太阳快落山了，我们马上就要取出地毯，朝着研究所的方向跪拜。我们再次请求您赐予帮助。此事有关我们的抗体。它们需要光明。我们有水、盐溶液和书呆子，但没有光明。"[61]

随着疑难临床血样变为研究材料，它们也成了研究者之间互赠的礼物。1954年，在感谢雷斯帮助研究一份疑难血样时，卡恩表示："您在过去回应了我们的各种求助，对我们的帮助实在太大，因此再次寄给您这一承载着我们对您的崇高敬意的信物——从携带这种奇特血清的病患体内新抽取的血样。"[62] 对血样的分享建立并巩固了人际关系。[63] 信件在供职于血库、医院和大学的同事间不断来往，对话围绕着稀有反常血液种类、数据分析、抗血清的可靠性、试剂细胞的结构完整性、对血液和血型鉴定专家意见的请求、血液礼物的交换，以及个人近况。

在有目的地及时通知医生、科学家和血清分析员研究近况之外，

---

[1] 漂亮的小鸟球：高尔夫球术语，指比规定击球次数少一击的入洞。

雷斯和桑格还经常和献血者建立友谊。他们的遗传学研究依赖于从尽可能多的献血者家族成员处收集血样。二人回忆了"美好的一天"，当天他们拜访了伦敦附近的一户农民，采集了他们的血样。[64] 由于和该家族建立了融洽的关系，雷斯和桑格之后也可以拜访家族内的其他成员，并确保他们愿意多次献血。在其他的事例中，科学家有的也通过全科医生接触各个家族。伦敦南部的一名全科医生的夫人给予了莫大的帮助。雷斯幽默地就她提供的"无与伦比的潜在受害者名单"表示了感谢。他继续道："您推荐的病患是特别乐于助人的一群人。每个家族……都同意合作。"[65]

有时，雷斯直接联系国民输血服务系统中的献血者本人。1950 年 2 月，他起草了一个信件模板，收信人是通过国民输血服务接触到的血液尤其特异的献血者。为了说服他们合作，雷斯明确将为输血而献血的道德意义和为研究而献血的重要性联系起来："我们知道您已经为输血服务做出巨大贡献，希望您不会介意以另一种形式提供帮助。"他指出，他请求的是已经为输血服务无偿献过血的人，这将出于两种目的献血的益处联系到一起。用他的话说，"人类血型研究对输血中的疑难问题具有最为重大的意义"，他还强调他的学科"完全依赖于"献血者的慷慨合作。[66] 因此，直接向潜在研究对象寻求合作时，雷斯和桑格对国民输血服务的依赖不仅限于它的物质基础结构，还在于献血者对输血服务的情感投入。研究者将对社群和国家的效忠转化为血液领域的新知识。

社交关系——就像血瓶、试管、冰箱、信件、索引卡，以及电话通话——帮助建立了一个卓越的血清学监测系统，它覆盖全国，还延伸至海外的一些实验室。利用这一分布极广的系统，研究小组获得了有关血型及其遗传特性的新知识。英国各地的地区输血主管每年处理数以万计的血样，时不时会发现含有新抗体或血型抗原的稀有样本。小组和美国血库的关系也令监察机器延伸至美国人群。据雷斯提交给医学研究委员会汇报中的说法，寄给研究小组的每份血样都是"几千份里挑一……其他血清经过测试，未发现其中含有任何能带来新问题的抗体"[67]。血型遗传学研究依赖于覆盖面广大的公共卫生基础结构，它作为一种工具，可以用于发现可遗传的血清学差异。

## 血清学监测

在对血液免疫学特性的探索中，雷斯和桑格寄希望于全国输血服务广大的地理覆盖面，以及血液供应站工作人员将疑难血样寄往伦敦的意愿。地区输血主管相当于哨兵，关注研究小组鞭长莫及的献血者和病患群体中出现的异常抗原和抗体。由此，李斯特研究所下属的研究小组成员将自身置于一个反馈系统的中心，正是该系统扩充了小组的冰箱和冰柜中抗体和红细胞的种类。他们还仔细维护人际和工作关系，确保能自行取得，或自他人处收到血样。血清遗传学的研究资源依赖于献血者征募宣传、研究者和医生间的信件往来，以及研究者同医生、病患和献血者建立的关系。这一精心维护的网络巩固了研究小组在国民输血服务内部以及海外的权威地位。

这一系统孕育的一个结果是：每隔几年就有新的血型基因位点得到发现。[68]在遗传学家看来，每个新基因位点都有潜力指引人类染色体图谱中某部分的绘制工作。研究小组的科学家始终密切参与研究一个老问题，即血型和其他人类特征间的基因分离。一如历史学家丹尼尔·J.凯夫利斯（Daniel J.Kevles）生动描绘的那样，人类遗传研究在战后的伦敦兴旺发展，雷斯和同事与伦敦规模不大却富于活力的遗传学家社群维持着紧密纽带。桑格日后回忆说，该社群通过各种方式保持联络，相互打电话、共进午餐、同去酒吧，还拜访各自的实验室和住所。[69] 费希尔和雷斯以及桑格都时常通信，并经常自剑桥去往伦敦拜访他们。据桑格回忆，费希尔"爱……观察我们的结果，摆弄它们，而且对我们的所有工作、所有新血型总是特别特别感兴趣……我们常常见到他"。[70]

费希尔去往剑桥任职后，彭罗斯成为大学学院的优生学教授，在此领导针对复杂人类性状的遗传研究，还负责《优生学年鉴》的事务。研究小组和彭罗斯的实验室密切合作，每周六，霍尔丹固定在大学学院和这两群人共进午餐。[71] 1948 年，西尔维娅·劳勒自研究小组调任至高尔顿实验室，在那里，她进一步帮助两个实验室维持密切合作关系（图 5.3）。[72] 她的研究依赖于医院取得的血样，为了获得它们，雷斯和劳勒和伦敦各处的医生建立了联络。他们的工作地点迥异，从布卢姆斯伯里的国立医院（National Hospital）到坎伯韦尔（Camberwell）的莫兹利医院（Maudsley Hospital），再到图廷（Tooting）的泉水医院（Fountain Hospital）。[73] 通过血液造就的行政管理和社交网络，地理分布极广的献血者和病患群体正不自知地一步步协助绘制一些初期的人类染色体图谱。

随着血液跨越的距离更长，血液管理和采集工作的规模和范围也在增加。献血人登记文书总量上升，并记录有越来越多的血型具体特性。通过献血者、病患、地区输血主管和研究小组的努力，更多的血型系统和变异得到定义，并纳入整体知识系统。对血型特性的关注、覆盖全国的统一基础结构是战后输血服务能够建立这些相互联系的独到之处。但

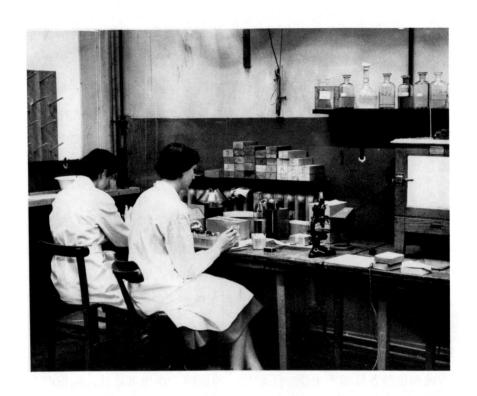

**图 5.3**　在莱昂内尔·彭罗斯领导的伦敦大学学院下属高尔顿实验室工作的血清鉴定员，照片摄于1950 年前后。两名女性之一很可能是西尔维娅·劳勒，1948 年转至高尔顿实验室的她此前曾在血型研究中心工作。两名血清鉴定员身穿笔挺的白大褂，面前摆着装有试管的木制试管架，试管中很可能盛有血样和试剂。劳勒日后解释说，她在"唯一有窗户的房间"工作；她也对仪器的简陋发表了看法："在当时，我对仪器的需求相对十分简单……滴定管和很少的试管……还有老式显微镜，巴斯德都嫌过时的那种。"引言摘自丹尼尔·J. 凯夫利斯对西尔维娅·劳勒的采访记录第 5 和第 20 页，1982 年 6 月 29 日，丹尼尔·J. 凯夫利斯文件，口述历史采访副本，1952—1984，盒号：1，文件夹号：17，洛克菲勒档案中心（RAC）。洛克菲勒基金会记录，照片，系列号：100-1000（FA003），系列 401：英格兰，分系列401A：英格兰——医学，高尔顿实验室——遗传学，盒号：107，文件夹号：2071，洛克菲勒档案中心。感谢洛克菲勒档案中心（Rockefeller Archives Center）提供翻印授权

在此后的几年内，也正是这些特性滋生了多个戏剧性事件，它们或真实存在，或源于想象，均围绕着"寻找稀有血型"展开。

## 第六章

# 受到瞩目的珍贵身体和稀有血液

## Valuable Bodies and Rare Blood

随着新血型得到定义，人们对"稀有"血型产生了强烈兴趣。1952年发行的英国惊悚电影《紧急呼叫》中，稀有血型就成了影片的核心情节，它讲述了一名医生追寻三名献血者的故事，因为他们可以为病危的五岁女孩彭妮（Penny）各提供一品脱非常稀有的血液。在电影的开篇场景中，一家医院的医生急切地致电当地地区输血主管，询问是否存有与彭妮相匹配的血液（图6.1）。影片主人公卡特（Carter）医生先是解释，"血库里没有；他们会查阅登记簿，寻找合适的献血者"，之后把彭妮的母亲带到一旁，安慰她说："登记簿中必定会有和彭妮血型一致的献血者。这个机构覆盖全国。不出几小时，我们就会获得所需的全部血液。"[1]

上文已经描述过国民输血服务以及由献血者小组和血液供应站组成的全国性网络之间现实存在的关联。即便考虑到它的存在，电影中医生对母亲的保证仍过于乐观。彭妮的危险在于，她的血型罕见；情节的张力在于，引用一则影评的话就是，全国上下仅有三个和她血型匹配的人：一名"有色海员"、一名难以寻觅的拳击手和一名"在逃杀人犯"。[2]海员拒绝献血，因为过去曾因肤色而在献血时遭到拒绝，他对这一痛苦经历一直耿耿于怀。拳击手一心只想躲避试图操纵他拳赛的犯罪

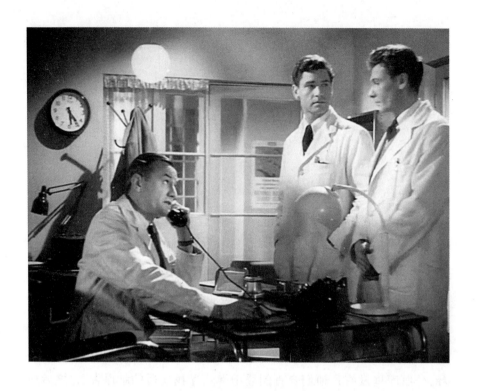

**图 6.1** "我们急需 ORh-CDE 型血，您能帮助我们吗？"该影片截图来自《紧急呼叫》（1952），制片方为内特尔福尔德影业（Nettlefold Films），导演为刘易斯·吉尔伯特（Lewis Gilbert）。图片中央是本片主人公卡特医生［由明星安东尼·斯特尔（Anthony Steel）扮演］；医生的右手边是医院的病理学家，他刚鉴定完女孩的血型；医生的左手边是医院的顾问，他正在和"当地血库"通话。背景中的钟表提醒观众剧中人物的任务时间紧迫。截图时间为 00：04：22。版权所有：名望影业有限公司（Renown Pictures Ltd.）。感谢名望影业有限公司提供翻印授权

团伙。之所以可以确定杀人犯拥有合适的血型，是因为几年前法医鉴定了他犯下的一起悬案的现场，然而凶手现在已经更名改姓，拥有了新身份。医生们只有五天的时间找齐三品脱的血。《紧急呼叫》的戏剧冲突正是基于这一背景下对血液的找寻。在此过程中，作为权威人物的警察和医生需要应对相关人员纷乱的个人生活，以及政府对公民行政管控的局限。电影结合了身份认同和公民义务这两个主题，从英雄医生的视角展现出他如何找到并说服潜在献血者提供珍贵的血液给濒死的孩子。

　　《紧急呼叫》的设定和情节呈现出英国战后输血服务的几项特征，是它们的共同作用导致了 20 世纪 50 年代行政管理、科学和剧作领域对"稀有血液"的执着关注。输血服务覆盖全国上下，在医院和血液供应站开展血型鉴定，它构建了一个高效的血清学监测系统，该系统也用于宣布新血型的发现。新出现的对血液具体特性的关注给血液的获取造成压力，与此同时，鉴于现在已是和平年代，无法再将献血塑造成对战争事业的贡献，获取血液相对从前本就已经更加困难。献血服务征募到献血者后会赋予他们血型身份，但同时，一些献血者也会得知自己的血型尤其稀有和珍贵。这为输血服务新增了一抹戏剧性色彩。《紧急呼叫》不是唯一围绕稀有血型展开的虚构作品；BBC 在 20 世纪 50 年代播放了至少三部主干情节一致的广播剧。[3] 报刊开始关注稀有血液，大举报道对特殊献血人的搜寻。但血液稀有与否的判断依据并不显而易见，要在大量文书和技术工作后，才能判定某人或某血样是否稀有。稀有血液和珍贵献血人的产生要归结于国民输血服务的行政工具和需要多次输血的慢性病患者。随着血液以新的方式受到筛选，某些献血者和血样的特殊价值也可以发生变化。

## 制造稀有，管理稀有

战争结束了，但对所有种类血液的需求只增不减。眼下，医院对血液的依赖不仅限于急性出血治疗，还包括贫血治疗、计划中的手术，以及新生儿护理。随着冷战加剧，对新的"国家紧急状况"（核战争）的忧虑催生了大举储存干燥血浆的计划。但志愿献血的规模在逐渐减小：当局很难令大众继续相信其意义重大，尤其是在食品配给制仍旧持续的情况下。战争刚结束时，登记在册的献血者数量达到近百万，但到了1948年，只有其中1/3的人接受采血，输血服务的官员视这一情况为"绝境"。[4] 征募献血者再次成为当务之急。在发布广告和向已登记的献血者寄送提醒卡片之外，国民输血服务的组织者尽可能对电影和电视不断增长的观众群，以及电影产业的进步加以利用。保罗·罗萨（Paul Rotha）拍摄了多部战时纪录片，其中一部就聚焦应急输血服务。这些纪录片的成功令卫生部相信，电影有潜力作为公共卫生宣传，向观众传递信息，并劝说他们做决定。[5] 于是，目前卫生部在纪录片、培训影片和宣传影片上投入了大量资金。[6] 影片《血液就是生命》（*Blood Is Life*，1957）和《血液创造奇迹》（*Blood Can Work Miracles*，1961）经过剪辑，成为片长短于一分钟的电视"补白"和大约三分钟的"短片"，"补白"供BBC和英国独立电视台（Independent Television，ITV）的广播电视网播放，"短片"供电影院添加在影片结束后的新闻播映[1]中。[7]

国民输血服务急需所有种类的血液。不过，眼下新血型的发现令一些种类的血液相较其他更加珍贵。《紧急呼叫》情节的原型很可能

---

[1] 在电视新闻节目尚未普及前，电影院经常在影片结束后播映新闻短片。

是 1950 年夏末的一场事件。当时《泰晤士报》一连几天报道了国际对"稀有血液"捐献者的搜寻。凯瑟琳·霍尔（Kathleen Hall）身患重疾，在伦敦的圣乔治医院（St. George's Hospital）等待安排手术。她需要一种稀有血型的血液，"两万人中才有一人"和她血型相配。[8]（伦敦西南）萨里郡（Surrey）的输血中心向当地和全国的报刊求助，结果是"连续不断的志愿者人流"拥至输血中心，并且"数百份血样自全国各地……通过加急信件和铁路送达"。《每日快报》的头版宣布"血液搜寻持续整夜"。[9]第二天，搜寻超越了国界；《泰晤士报》报道"七人提供的两品脱血液自哥本哈根空运而来"，澳大利亚的红十字会也计划送来血液。但合适的血型仍旧没有出现。[10]

热心的志愿献血者数量多到萨里郡输血中心的工作人员难以应对，相关干事日后抱怨称，尽管中心仔细向媒体解释过"所需的血型极有可能存在于拥有 O 型下属 R.H.-cdE 分型血液的献血者间"，但绝大多数在中心外排队的志愿献血者不属于此类。[11]一名卫生干事请求志愿者，除非已知自身为 O 型血，否则不要联系中心，《泰晤士报》敦促读者在"输血中心颁发的浅黄色卡片"上确认血型信息。[12]萨里郡血液供应站独自检测了近千份血样，直到发现国内其他地区的一名铁匠拥有合适的血型。[13]各家报刊报道了这则新闻："他是两万里挑一"；"稀有血型女患者说'谢谢'"。[14]

地区输血主管或许会对公众的热情感到满意，但公众对寻找稀有血型大戏的胃口，在他们看来喜忧参半。国民输血服务认为，此类受到广泛关注的案例有助于征募献血者，于是它日后安排拍摄了一张宣传照，其中，刚刚献完血的《紧急呼叫》主演弗莱迪·米勒斯（Freddie Milles）在《紧急呼叫》的海报前饮茶。[15]但地区输血主管也担忧此类故事会显得输血服务管理混乱，他们认为，心怀好意但血型不匹配的志愿献血者严重影响了萨里郡中心的日常工作。[16] 国民输血服务的官员决定，对于稀有血液的具体搜寻应该远离公众视野："在采用大规模宣传和通过广播电视求助之前，主管应该先求助同事。"[17] 他们还希望拥有更高效的工具，可以定位、追踪拥有稀有血液的献血者。最重要的是，国民输血服务需要一个行政管理层面上的解决办法。

他们决定建立名单，其中的人员已知拥有稀有血型，而且接到受血者需要高度匹配的血液通知后，他们可以在短时间内提供血液。[18] 该计划还要建立两个互补名单：进入地区名录的人员情况为"血型相对稀有，但又常见，各地区的输血中心足以就它们自行建立登记系统"；进入全国名录的人员情况为"血型十分稀有，必须收录进一个中心登记系统"。[19] 全国名录会列出全国上下拥有极稀有血型的 2000 人，并会保存在亚瑟·穆兰特位于伦敦的参比实验室。穆兰特的团队还会开展测验，以确定某人的血液是否稀有到足以令此人进入名单。[20] 卫生部需要雇用更多文员，来帮助参比实验室"用打字机打出献血者国家登记册（National Register）"。[21] 完成后的名录对国民输血服务极其重要，甚至参比实验室需要保证有一名资深成员全天候在岗，时刻应对紧急情况。[22]

全国范围的稀有血液登记工作耗时长达两年，于 1952 年 6 月完成。《柳叶刀》宣布它"前无古人"。[23] 对稀有血型的搜寻在两年前的报刊报道中显得极其混乱，还催生了《紧急呼叫》中极富戏剧性的情节，而献血者名录这一行政管理工具为此事提供了制度和标准。穆兰特和参比实验室监管登记册的维护和更新，他还请求地区主管关注符合名单标准的献血者，并确保他们愿意在紧急情况下做出回应。[24] 对稀有血液的搜寻偶尔还是会登上头条，在这些时候，穆兰特会提醒地区输血主管，作为行政管理工具的名录有多重要。[25] 为了防止事件见报，他经常分析血型拥有者名单，"看看它有没有可以完善的部分"。意思是指有没有哪个血型能拥有更理想的来源。献血者的名字自名单中移除——这可以是由于献血人患病、死亡或单纯"退出"——之后，地区输血主管必须寻找替代者。穆兰特不止一次提醒地区输血主管更新各自的名单。[26] 到了 20世纪 50 年代中期，稀有血液名录（Rare Blood Panel）已经完全成为国民输血服务的一个组成部分。

此时，一些献血者拥有特殊身份，地区输血主管寻求巩固他们的合作热情。尽管这些稀有献血者无法获得金钱回报，但为了让他们意识到自己的重要性和价值，国民输血服务投入了相当多的努力。[27] 穆兰特希望维持登记册的高质量，因而起草了一封信，收信人是申请退出全国名单的献血者。这封信力劝他们留在名单内，强调他们是多么"富于非同寻常的价值"，以及他们提供的服务有多重要。穆兰特还提醒献血者，输血服务特地投入了人力、物力和财力研究他们的血液；例如，为了明确他们的血液性质，研究者进行了"极为精细的测试"。这些个人过于珍贵，国民输血服务甚至愿意派遣输血干事为献血人提供上门采血服务。[28] 这一情况与《紧急呼叫》中一团混乱、毫无章法又极富戏剧性的故事大相径庭。地区和全国稀有血液名录为战后的血液建立了新的价值体系，而这一体系的基础就是血型。


## 活体资料库

血液的价值不仅在于它可以输入人体，也在于它可以制造用于血型鉴定测试的血清试剂。因此，另外一类"稀有"献血者是能产生大量抗体的人。利用兔子和豚鼠只能制造出种类有限的抗体，人类是血型鉴定抗血清的主要来源。[29]抗 A 和抗 B 两种抗体可以取自普通献血者，他们的身体会自然生产这些"正常"抗体，不需要接种。[30]但不同人的血液中含有的抗体量也不同，输血工作者花费很大气力寻找高滴度——抗体浓度高——个体，自他们体内采血。[31]和稀有血型的捐献者情况一样，卫生部官员起草了多封寄给高滴度献血者的信件，让他们认识到自身对于输血服务的价值："拥有如此浓度的抗体罕见而珍贵，输血服务可将其用于特殊目的。"[32]20 世纪 50 年代初，国民输血服务就献血卡的新设计咨询了地区输血主管的意见，新版本的献血卡会标出献血人血液抗体滴度的高低，以及血液内的哪些抗体经过测验。新献血卡的使用广度虽尚不能确定，不过它上面写着："注意：您的血液比一般血液更有价值，它可以用于测试其他献血者。"[33]

现在，李斯特研究所下属的参比实验室已经有了普通献血者群体作为抗体来源，为了在此基础上加以补充，他们对空军人员的抗体滴度开展了测试和监控。有证据显示，国民输血服务和空军的合作关系延续自战时泰勒和费希尔对空军人员血清的收集工作。1950 年，航空部（Air Ministry）正式给予国民输血服务支持，保证及时通知地区输血中心高滴度军人的所在地。[34]总而言之，通过这些努力，输血服务的 ABO 抗血清供应充足。

Rh 抗血清更难获得。到了 20 世纪 50 年代，Rh 血型不合对母亲和婴儿的影响已经众所周知。国民输血服务的官员急切敦促医院的医生关注妊娠期女性的 Rh 状况。很多Rh-的女性仍旧在接受 Rh+ 血液的输血，这严重影响了她们之后健康妊娠的可能。伴随着各界近来对 Rh 血型的了解，相关测试很快供不应求，原因是测试用血清有限。在 1950 年，血清存储量极低，英格兰和威尔士的妊娠期女性中有超过一半在生产时未经过 Rh 测试。[35] 当时学界已知 Rh 血型存在种类繁多的变异，这令情况雪上加霜。尽管抗 D 抗体一直是常规测试中最重要的抗体，但对抗 C 和抗 E 抗体的需求量也很高——全部三种都极其稀有和珍贵。日后，西尔维娅·劳勒回忆自己在李斯特研究所下属研究小组的工作经历时，她表示，即便是在那里，"抗恒河猴血清都只有博士学位的人才能碰，它们都非常非常珍贵"[36]。

Rh 抗体最稳定可靠的来源是已经生育过溶血性疾病患儿的 Rh- 母亲：她们已经接受过 Rh+ 血液的接种，因此体内含有制造测试用抗血清所需要的抗体。卫生部的宣传册《Rh 因子：给助产士、护士和卫生访视员的宣传册》（*The Rh Factor: A Leaflet for Midwives, Nurses and Health Visitors*，1949）中解释说，重点在于确保母亲们愿意"合作"，为制作抗血清而献出自身血液，"即便这会为她们带来一些不适"。[37] 卫生部预计，这些女性会尤其愿意配合，因为她们自身受到过 Rh 血型不合导致的病症影响。[38] 在 1950 年，抗 D 血清的来源几乎完全是 Rh- 的母亲，然而它仍旧稀缺，于是输血服务必须寻找其他渠道。一个选项是刻意接种给人，刺激其产生抗 Rh 抗体滴度。接种对象不能是日后可能生育的女性，因为产生的抗体会威胁到 Rh+ 的胎儿。于是，一些地区血液供应站尝试重新刺激已经免疫的绝经期女性产生抗体。其他供应站尝试给男性或立誓不婚的女性接种。一篇刊载于《英国医学杂志》的文章表示，经过接种的修女、男性和绝经期女性"是最优质的潜在来源"。[39] 然而，接种也有危险：刺激人体内 Rh 抗体的生产会限制此人日后接受输血时可用血液的种类。总而言之，可以提供 Rh 抗体的献血者数量很少，十分珍贵。

自 20 世纪 40 年代中期起，又有一类献血者在研究者眼里拥有了极高的价值。上文已经提到，任何输血都是向受血者体内接种新抗原，导致新抗体的产生，这很类似身体对感染或疫苗（又或 Rh+ 胎儿）的反应。因此，重复输血可以导致受血者体内积累下多种针对献血者血液的抗体。监测接受过多次输血的病患体内携带的这些抗体可以是在各献血者群体中寻找新抗原的有效策略。这些抗原本身也许十分常见，但先前未能发现——因而这些献血者的血液有潜力带来重要的新血型。对雷斯、桑格和他们的同事而言，接受过多次输血的病患的身体变得十分有价值。

首次证明此类病患价值的事例是备受关注的"卢瑟兰"（Lutheran）血型抗原的发现。此事发生于 1945 年，共同发现者是当时仍旧在高尔顿血清学小组任职的雷斯和牛津大学纳菲尔德临床医学系（Nuffield Department of Clinical Medicine）的博士兼高级讲师谢莉娅·卡伦德（Sheila Callender）。[40] 当时，卡伦德和她的医学生同事——来自土耳其的扎菲尔·帕伊科奇（Zafer Paykoç）正在系统研究接受过输血的病患血液中所含的抗体。[41] 随着输血已经成为治疗一些种类的贫血的常规疗法，对于慢性病患者而言，体内新抗体的不断积累成了严重问题。体内积累的抗体越多，此人日后接受输血时面临的危险就越大。卡伦德和帕伊科奇的主要研究对象是在牛津市的拉德克利夫医院（Radcliffe Infirmary）接受观察的一名 25 岁女性病患，她在发表的研究报告中以"F.M."代称。患有的红斑狼疮造成她长期贫血，因而已经接受了来自八名献血者的九次输血。多次血液接种导致她的血清中出现"非同寻常的一连串抗体"。[42] 研究者希望探明这一情况究竟有多么非同寻常，因而 F.M. 每次接受输血后，都会抽取其血样以供测验；测验使用了多组试剂红细胞，每组试剂红细胞中含有成批的特征明确的抗原。

自 F.M. 体内取得的一些血清样本令红细胞显现出此前未观察到的凝集规律——这意味着她的血清样本中的一种或几种抗体和此前未知的红细胞抗原发生了反应。通过拉德克利夫医院和当地血液供应站的行政管理系统，医生追踪到了携带未知抗原献血者的具体身份，他们的姓氏分别为威利斯（Willis）、勒韦（Levay）和卢瑟兰。雷斯帮助卡伦德和帕伊科奇找到了这些献血者的家族成员，并测试了他们的血液，随即确认这些血型具有遗传性。研究发现，第一种抗原（威利斯）属于 Rh 抗原系列（它是 Rh 等位基因 C 的变异之一，研究人员将其命名为"CW"）；第二种抗原（勒韦）极其稀有，和任何已知血型都毫无关联。

在这场研究中，卢瑟兰抗原是真正的大发现，因为它同样和任何已知血型系统毫无关联，但却在英国比较常见。研究者用提取自 F.M. 体内的抗卢瑟兰抗体测试了不相关献血者的血样，查看其中是否含有卢瑟兰抗原。他们查找到了呈卢瑟兰阳性的另外几名献血者、实验室工作人员和学生的家族成员。根据对 17 个家族亲代和子代的追踪调查，研究者得出结论，卢瑟兰抗原的遗传基础是一个孟德尔式显性等位基因。[43]

参与到国民输血服务的献血者威利斯、勒韦和卢瑟兰都同意将自己的姓氏用于命名新发现的抗原和血型。[44]这一时期发现的其他主要血型——例如达菲（Duffy）和凯尔（Kell）——也是用献血者姓氏命名。这种战后出现的命名习惯符合当时对无私献血者高大形象的塑造，却也背离了医学领域姓氏命名法的传统。很多疾病以率先对它做出描述的外科医生姓氏命名，但新血型则是以发现携带新抗原的献血者姓氏命名。[45]分辨和定义一种疾病通常需要多个病患，与之不同的是，新血型抗原的来源可以精确到单独个人。[46]此外，为了通过献血者的血液详尽定义一种新血型系统（即一个血型基因位点），研究者需要和该献血者家族保持长期联系——上文已经讲述过雷斯和桑格如何随访献血者的家族成员，在一些情况下一次又一次采血。这一点，至少对研究者而言，很可能进一步凸显了献血者姓氏的重要性。证据之一是穆兰特日后回忆，"凯尔"是一名"非常乐于合作的献血者"的姓氏缩写，他有着"一个不同凡响的家族"，兄弟姐妹共计 12 人（这对研究者有利）。[47]

经过多次输血的 F.M. 体内充斥着多个献血者的血液，因此也携带有一系列针对新发现蛋白质的抗体，可通过测试检出。F.M. 的抗体首次揭示出，一些抗原"就在"英国的献血群体中，但之前从未发现。F.M. 由此成为一类特殊的研究对象——通过接受输血服务，成为血清学新知识的源泉。于是，国民输血服务造就了两种群体。一种是，它分辨出携带多种抗原的志愿献血者，这些抗原的存在无人察觉，直到献血者的血液进入新躯体。另一种是，接受过多次输血的特定病患变为价值极高的活体抗体资料库，这些资料库有潜力揭示人类血清学和遗传学的新知识。

随着英国医院和国民输血服务征募接受过多次输血的病患以寻找新血型，稀有血液的特性在病患的帮助下得到越来越精细的定义。与此同时，每次输血都会减少受血者此后可以接受的血型种类，这致使多次输血的病患越发需要与自身相容的稀有血液。重复输血拯救了贫血或血友病等疾病患者的生命，也改变了他们的身体，其后果既有益，又危险。

## "白种"和"有色人种"血液

20 世纪 50 年代初，各方开始视一些人拥有尤其珍贵的血液，具体献血者的身份也开始和新抗原挂钩。与此同时，在一种新血液送达研究小组后，另一种人类身份的社会标记开始和特定类型的血样产生联系。此前，应急输血服务和国民输血服务都从未在行政管理中使用种族分类，有迹象显示，研究小组的工作此前也从未涉及种族分类。但在50年代，研究小组开始自纽约人血库收到标有"白种""黑种"和"有色人种"的疑难细胞样本。这些样本改变了伦敦的科学家整理和调查手中样本的方式。种族标签为捐献者以及其血液的分类、罗列、阐释，以及价值方面都增添了一个新因素。

自从研究小组建立，雷斯和他的同事就一直同美国同事关系密切，血清样本由此经常跨越大西洋流动。至少截至50年代初，双方交换的样本总体上仅限于血清，即血液含有抗体的组成部分。血清中不含细胞，可以冷冻，因而易于储存和长距离运输。然而，因为血样的血型取决于红细胞上的抗原，所以血型鉴定测试需要以红细胞为对象。冷冻血液会导致红细胞破裂（溶血），令任何血型鉴定测试都无法进行。因此，想要保证血清分析员能处理红细胞，它们就必须要经过冷藏而非冷冻，这限制了红细胞的储存期限和运输距离。一些时候，经由跨大西洋航空邮政服务，细胞样本可以完好地抵达目的地——尤其是在样本结块且没有和血浆分离的情况下——但它们通常会在途中受到细菌感染。[48]位于伦敦的研究小组经常遗憾地通知美国同事，寄达的一批细胞无法接受测试，或彻底发生溶血。[49]因此，由于红细胞的脆弱结构，抗原在经历长距离运输后无法供血清鉴定员分析。

这一限制在50年代中期得到缓解，当时纽约人血库的阿莫斯·卡恩采取了一项新技术，可以让红细胞在运往伦敦的过程中保持完好。在装有全血的试管中加入少量青霉素，样本就可以更加稳定。[50]突然间，具有可观研究潜力的红细胞抗原可以安全地跨越大西洋。对研究小组而言，昭示了这项创新的是卡恩寄来的多组试剂红细胞保存完好——它们是纽约人血库希望用于日常血清检测的一系列红细胞样本。[51]事实上，在可以通过邮政系统安全递送红细胞后，纽约人血库开始向美国医院的病理学家推广一组试剂红细胞，用以帮助他们自行开展复杂的血型鉴定测试。卡恩将他推广的试剂红细胞命名为"Panocell"，它成了各个血库欢迎的资源。纽约人血库需要确保 Panocell 与时俱进，并详细列出其中的红细胞带有的全部已知抗原。为了核查这些抗原的种类，卡恩将这些红细胞寄给研究小组做进一步检测，雷斯和桑格十分欣喜。[52]这项新保存技术改变了可测试、可遗传的红细胞抗原的物质特性。

从研究小组的角度来看，纽约人血库送来的新材料也在另一个方面前无古人。在第二次世界大战期间，以及之后的几年里，美国红十字会将血型分为"白种"和"黑种"两类，相互隔离，这一操作成为民权运动的主要针对点之一。[53]直到 1950 年，美国红十字会才停止在献血者资料上标注种族。然而很明显，私人血库使用种族作为分类标记的时间要长得多：在 50 年代中期，标有种族的疑难细胞样本开始自纽约人血库送抵研究小组。[54]在 50 年代的英国，种族偏见对医疗、移民和工作都造成影响。但国民输血服务并不在它的行政管理中使用种族分类。[55]面对随信一同自卡恩的实验室寄来的多种样本，伦敦研究者的兴趣激增，他们急切地开始利用种族分类进一步揭示血型变异的含义和价值。

在伦敦的研究者看来，这些来自美国的红细胞抗原是一种新的可遗传材料。这之后，研究小组每两年向医学研究委员会提交一次的报告发生了显著变化。在 1953—1955 年的报告中，第一部分题为"有关黑种人血型的研究工作"（Work on the Blood Groups of Negroes），它细致描述了有证据表明是该种族特有的新血型抗原。[56]内容聚焦于经过多次输血的"V先生"体内出现的一种抗体。[57]卡恩的一名通信人分离出了该抗体——日后称作"抗V"。着手研究该抗体性质的卡恩惊讶地发现，它和大量标注为"黑种"的血样发生反应。他将血样寄往伦敦的研究小组做进一步分析。雷斯怀着极大热情对其开展研究。作为卡恩测试的后续，雷斯在给他的信中解释，自己眼下正在伦敦寻找新的一类献血者："过去这一周，我给兰贝斯健康服务（Health for Lambeth，位于李斯特研究所附近）的卫生官员写信，问他伦敦的牙买加黑种人婴儿在哪里出生。"其使用暗含种族刻板印象的词汇，他继续写道，"一个尤为多产的地点是达利奇医院（Dulwich Hospital）。"[58]在那里，雷斯希望自母亲和她们的孩子处获取红细胞样本和遗传学数据。受这一似乎基于种族的联系驱使，雷斯从前往尼日利亚（Nigeria）和加纳（Ghana）的血清学家同事处寻求获取他称作"有色"的样本。[59]人种和血型间推测存在的关联成了独立的研究对象。[60]

在电影《紧急呼叫》中，家长作风的医生可以教育"有色"海员（以及电影的观众），告诉他输血有瓦解种族分类的力量："全世界白种人、黑种人、棕种人和黄种人的血液都一样。"[61]然而，对研究小组的专家而言，全世界的血液并不一样。雷斯和桑格知道，不同人类群体中具体血型等位基因的出现频率不同——下文会写到他们的亲密同事穆兰特是研究此类差异的世界级专家。[62]但他们也相信有些血型可以指向某个种族，这一看法也许是基于最近学界中出现的"血红蛋白（血液的又一个组成部分）可以'证明'其主人是黑人与否"的断言。[63]在一场介绍实验室正在开展的工作的讲座中，桑格解释道，抗V是"已知最理想的区分黑种人血液和白种人血液的单一抗体"。[64]雷斯对医学研究委员会称，"在进一步的询问中，两个携带V的纽约白种人自述……是波多黎各人,这一事例很好地展现了(抗V)的诊断功能"。[65]雷斯的言下之意是新抗原也许能和种族身份直接挂钩(此外,纽约的"黑种人"血液和"波多黎各人"、居于伦敦的牙买加人,以及尼日利亚和加纳献血者各自的血液具有相同的基本特征)。针对又一种血型系统,雷斯向医学研究委员会汇报,"如果我们假定 *Fy* 存在第三种等位基因,可以导致(这些抗原的)生产,那么这就是黑种人和白种人之间已知最显著的单个基因差异。肤色、脸型等等都不算,因为它们必定基于多个未发现的基因"。[66]按雷斯的措辞,有些血型"甚至"比肤色更能指明种族。

伦敦的研究者不假思索地全盘接受了纽约人血库的"黑种"和"有色人种"分类。而且这些分类也似乎令他们对"英国"血液有了新理解。雷斯和桑格开始使用"白种"一词形容一些样本。[67]他们致信卡恩,通知他研究的新进展,在信中讲述了他们采集了一个友善且"非常白的……农民"家族的血液,他们在递交给医学研究委员会的汇报中也加入了题为"有关白种人血型研究工作"(Work on the Blood Groups of Whites)的部分。[68]"黑种""白种"和"有色人种"这几个词是在纽约市的输血系统中创造出来的,在其中,按种族隔离血液的做法持续了很久。现在,伦敦的研究小组引入了这些词,并将它们用于英国的个人和家族,然而英美间不同的殖民和移民历史造就了迥异的社会环境。[69]

上文已经讲过,英国研究者对血清学和遗传学差异的研究有赖于地理分布广泛的网络。来自分散各地的献血者群体的血样令新的抗原和等位基因进入研究小组的视野。现在看来,来自纽约带有种族标签的血液尤其能为血清学研究带来希望。这些新样本有潜力揭示出血型的新性质、新的抗原和抗体,以及人类染色体上的新"航标"。桑格自己使用了地理比喻来评论他们对"黑种"血液的兴趣:"与其说是基于研究结果在人类学层面上的价值，不如说是为了不那么狭隘的目的：它们令我们发现人类基因。"带着调侃式的自嘲，桑格继续说，"我们先前倾向于认为只有英国的基因，当然还有澳大利亚的，值得认真研究。"她指的很可能是"白种"英国人和澳大利亚人。[70]雷斯告诉医学研究委员会，"通过研究黑种人血液，我们获得了有关一个基因位点的一些知识，这些知识只靠研究白种人血样是不可能得到的"，他的话相较于桑格的则更加明确。[71]此外，和血型多样性研究中对所谓"原始群体"（primitive groups）的重视类似，此时此地的研究者之所以认定"黑种人血液"具有价值，是因为它能揭示不仅限于特定种族，而是和所有人类血液相关的遗传学和血清学秘密。

## 名录和民族

稀有血型的分辨方法有多种。国民输血服务用血型标记个人的做法不仅显现出人与人之间的差异，也将一些特定个体定义为相较于其他人更为稀有（也更具价值）。一些献血者的珍贵之处在于他们拥有的稀有血型组合，另一些则在于他们拥有高滴度抗体。用种族分类标记献血者和血样有可能增加其在血清学和遗传学研究上的价值。国民输血服务也令一些人更加字面意义上的"与众不同"。输血服务改变了病患的身体，将他们变为发现新血型和新基因的器材。国民输血服务遍布各地的联络系统、献血者的身体，以及病患的身体协同作用成为定义血型的工具。而相应地，新血型的发现也影响了血液和献血者的身份定位。

随着血液运输距离的增加，起先作为国家计划的"稀有血液名录"逐渐跨越国界。在 1956 年，爱尔兰（即爱尔兰共和国）国家输血协会

（National Blood Transfusion Association of Eire）正式请求和英国国家稀有血液名录（UK National Rare Blood Panel）合并。[72] 在全血跨越大西洋已是常规操作的 1960 年，美国血库协会（American Association of Blood Banks）的国家细胞登记名册（National Cell Register）申请和英国国家名录（National Panel）协商正式联络方案。[73] 在 1964 年，国际输血协会（International Society of Blood Transfusion）寻求创建单一的国际稀有血液名录（International Rare Blood Panel）——这一计划最终在 1968 年通过同世卫组织合作而实现。[74] 在这一体系下，国家输血服务中心负责检测名录候选人，他们的血液之后会由穆兰特的参比实验室再次检测。综上，由于血液变得更适于运输，以及对血液的区分变得更加细致，献血者进入了更广阔的行政管理系统。

随着稀有血液越来越为报刊读者所了解，它也开始在另一类报道中频繁出现。在法庭中，血型仍旧作为确定父亲身份的证据；现在，它也成为谋杀案审理大戏的一部分。伦敦的苏格兰场（Scotland Yard）[1] 建立了血型鉴定实验室，跨越时间、地点地追踪罪犯的身份。[75] 各报刊在报道案件审理时开始援引血清学家的呈堂证供，读者学到了"稀有"血液可以提供尤其有力的定罪证据。1949 年，《泰晤士报》在对伦敦北路一起谋杀指控的报道中援引作为关键证据的一种"稀有血型"。[76] 同年，格鲁斯特郡（Gloucester）的《公民报》（*Citizen*）用头版标题宣布"嫌犯衣物上发现'稀有'血液"，并解释称谋杀案嫌疑犯留下的血迹和受害者的血型相同，都是"只有 2.5% 的人才拥有的稀有血型"。[77]1953 年，

---

[1] 苏格兰场：伦敦警察厅总部所在地，因此"苏格兰场"一词也用来指代伦敦警方，特别是伦敦警察厅侦缉处。

《纽约时报》（*New York Times*）援引苏格兰场警探的言论，称在身份鉴别方面，人类血液"正变得几乎和指纹价值相当"。[78] 稀有血液在司法鉴定领域的现实功用也进入了《紧急呼叫》的情节。片中最后的一名潜在献血者（"在逃谋杀犯"）的身份之所以锁定，是因为他几年前在犯罪现场留下了（稀有）血液。尽管谋杀犯此时已经改名换姓，但他的血液向医生和警长昭示了他的真实身份。剧末，影片的主角几乎到得太迟：他们追上杀人犯时，他已经中弹。但在死去前，他同意提供所需的最后一品脱血液。小女孩因此得救。

在美国，"稀有血液"在国民印象中扮演的角色甚至还要更加生动。《紧急呼叫》的成功令它在美国上映，片名改为《百小时追踪》（*The Hundred Hour Hunt*），正好迎合了当时美国大众对稀有血液的兴趣潮流，而这一兴趣源于对未来原子战争的担忧。在 20 世纪 50 年代，美国的很多城市和州实施了大规模血型鉴定项目。清楚自己的血型是公民义务，而这一信息最好由个人随身携带。一些地方政府做出努力，为公民颁发"抗原子辐射"的身份识别牌，识别牌的不同颜色对应不同血型。[79]引人注目的是，印第安纳州开展了"文血行动"（Operation Tat-Type），在本州居民的手臂或前胸用文身标记血型。[80] 随着输血知识的扩展，美国人也了解到一些血型尤其少见且珍贵。报刊和小说加强了大众对稀有血液的兴趣，"稀有血液俱乐部"将秘密兄弟会文化和对原子战争的医务准备结合起来。[81]

基于伦敦的研究小组依赖的同时也帮助协调了血清遗传学、全国输血基础结构，以及国际网络间的相互作用。在小组隔壁，亚瑟·穆兰特领导的实验室同样致力于血型研究，但方式是利用输血网络绘制遗传多样性地图。同雷斯和桑格一样，穆兰特有效地利用了英国血液，以及样本和数据不断发达的跨国传递机制。但他并没有研究基因遗传本身，而是通过血液和文书的流通测绘世界各民族间的遗传学关联。

第七章

# 战后的血型鉴定（下）：
# 亚瑟·穆兰特的国内与国际网络

## Postwar Blood Grouping 2:
## Arthur Mourant's National and International Networks

1952 年 1 月 1 日，英国皇家人类学学会建立了首个针对人类遗传多样性全球性数据的机构。纳菲尔德血型中心（Nuffield Blood Group Centre，下文简称"血型中心"）计划将全部有关人类群体血型出现频率的知识集中于一处。血型中心位于伦敦中心城区北部贝德福德广场（Bedford Square），在皇家人类学学会建筑群后部的一幢不起眼小屋里。[1] 然而它却志存高远。按美国杂志《科学新闻》（*Science News-Letter*）的说法，血型中心的目标是科学地描述人类历史，揭示世界各地民族间的"遗传学关联"，以及"世界各地早期人类部落在史上的游荡和迁徙"。[2] 血型中心项目无疑是有成效的。在此后的十年内，血型中心因其对全世界人类血型地图的绘制工作，以及拥有源于数百万受测者的数据而广为人知。[3]

　　该项目符合战后综合科学资料库的潮流。[4] 实际地说，项目的数据采集工作部分要归功于血型中心负责人亚瑟·穆兰特，他也掌管另一家位于伦敦的机构：血型参比实验室。顾名思义，参比实验室是"参照对比"献血者或病患的疑难血样的一个中心。参比实验室位于切尔西区，距血型中心几千米远，负责为战后的国民输血服务制作并分发抗血清，也生产作为参照标准的标准抗血清，其他实验室利用它们评估自身的血型鉴定试剂。参比实验室很快就会由世卫组织认证为官方的国际血型参比实验室（International Blood Group Reference Laboratory）。在这个身份下，该实验室会分发标准抗血清，并接收来自世卫组织世界各地认可实验室的试剂，检测它们的纯度和特性。

有了上述实验室工作，穆兰特基于文件的血型资料库才成为可能。穆兰特很少亲自采血，而是利用他在战后输血服务中心所处的地位，定期自血液供应站主管处取得新加入国民输血服务系统的献血者数据。在国际舞台上，他提供参考标准血清和血清学建议，对象包括：医生、人类学家和传教士，血库、医院、血液供应站和诊所；对待前来实地考察的研究者，他向他们寻求当地血型数据作为回报。在这些网络之外，他同有意在科考途中收集血型数据的研究者通信，通常是英国殖民地机构和殖民地联络人。

因此，参比实验室成为测试用试剂和血样最重要的国际枢纽，而血型中心积累下了来自英国各地和国外的文书记录。本章将检视穆兰特的抗血清交换和文件积累之间的关联，以及二者对一个网络的依赖，该网络以战时输血服务、历史悠久的殖民机构，以及战后新出现的国际卫生基础系统为基础。本章将描述穆兰特基于文件的"人类学"活动如何帮助他将参比实验室打造为可以裁定标准的国际权威机构，以及他的标准化工作如何令他做到扩充自己的人类学收藏。将这两项事业加以结合，穆兰特在几年之内便可称自己掌管着全球最权威的血型数据资料库。


## 抗血清与权威地位

穆兰特早年间的生活和职业轨迹预示了他日后对检验医学、人类学和测绘的兴趣。[5]他生于泽西（Jersey）岛——位于英国以南、法国以北的海峡群岛中的一个岛屿。他自牛津大学获得化学学士学位，也是在那里，他开始对考古学、人类史前史和地质学感兴趣，其中对地质学的兴趣尤其深厚。博士在读期间，他将泽西岛上的前寒武纪岩石作为论文对象；毕业后，他在英国地质调查局（British Geological Survey）从事了几年艰苦的测绘工作。大萧条时期，他回到了泽西岛，对前途颇感迷茫。他接受了他的家庭医生的建议，建立了泽西岛上第一家私人化学病理学实验室，在此接触到的当地医生和医学问题激发了他申请就读伦敦的医学院的想法。获得行医执照后，他决定投身临床医学领域，1944年，他获任命为位于卢顿的东北伦敦血液供应站（North East London Blood Supply Depot）初级医疗干事。

身处战时应急输血服务系统的穆兰特负责采集献血者的血液，驾驶货车，并进行血型鉴定测试。他还对发展中的 Rh 血型研究产生了强烈兴趣。他日后称，自己在因流感发高烧期间产生了清晰的幻象，幻象中的他得以整合越发复杂的 Rh 系统的"所有事实与理论"。[6] 在这段时期前后，穆兰特在他的供应站遇到了有关贫血的疑难输血案例。通过一系列测试，他发现了费希尔预言存在的 Rh 抗血清中的一种。位于剑桥的高尔顿血清学小组因这一发现而欣喜，邀请他进一步同乔治·泰勒合作。泰勒于 1945 年意外去世后，穆兰特加入了小组。

在剑桥，穆兰特同雷斯以及博士生罗宾·库姆斯（Robin Coombs）合作，开发用于检测 Rh 抗体的试剂，此类抗体很难通过传统的抗血清辨识。[7] 高尔顿血清学小组成为战时输血基础系统的一部分，负责制作、测试高滴度测试用试剂，再将它们分发给全国各地的血液供应站和实验室。穆兰特怀着极大热情参与了这些工作。战争结束时，医学研究委员会将上述有关血清的职责分配给伦敦的参比实验室，由穆兰特领导。

穆兰特很快就建立起规模可观的实验室。在 20 世纪 40 年代，抗血清的主要来源是高滴度的人类献血者（提供抗 A 和抗 B 血清），以及实验室饲养的兔子（提供抗 M 和抗 N 血清）。为了制造 Rh 检测试剂，穆兰特和同事自妊娠期间对 Rh 因子产生免疫的女性体内采血。[8] 帮助穆兰特进行这项工作的是先前掌管高尔顿血清学小组血清生产的琼·伍德沃德（Joan Woodward），以及当时已经具有十年专业特殊血液工作经验的前小组成员伊丽莎白·伊金。实验室工作中的很大一部分涉及"血清学调查"（serological investigations）——对来自全国各地血液供应站的血样进行常规测试——上文已经提到，这项工作为血清遗传学研究提供了原材料。穆兰特视伊金为"全英国经验最丰富的血型鉴定员"，日后还形容她为实验室的"顶梁柱"，在之后的 30 年间，参比实验室都大体由她管理。[9] 穆兰特的实验室中，其他操作人员直接招自高中。参比实验室所有的雇员几乎都是女性，这一情况符合当时越发职业化的实验室操作员群体的人员构成，具体到血型鉴定领域，这也是一直以来的常规配置。[10] 不久后，穆兰特麾下加入了一名"医疗干事"，负责对输血问题和溶血性疾病提供实用建议。到了 1950 年，实验室共有 20 名工作人员，包括科学家、操作人员、动物管理员和清洗与分装玻璃器具的人员。（穆兰特估计："每年有将近 100 万件次的试管、血瓶等玻璃器具要在这间屋子里清洗。"）[11] 此外，穆兰特的工作人员也让战后英国的血液鉴定培训规模大大增加。[12]

通过制作、分发血型鉴定抗血清——用于测试血型所含抗体的试剂——的标准参照抗血清，在参比实验室获得新职位的穆兰特积累下了国际声望。多亏战时的技术研发，到了 20 世纪 40 年代末，血清和血浆可以保存相当长的时间。[13] 它们以 $-10\,°C$ 或 $-20\,°C$ 的温度冷冻储存，或通过在低温低压环境下蒸发水分而冻干储存。冷冻干燥过程产生的是可以恒久保持其原始滴度的白色粉末。由于红细胞结构脆弱，长距离运输后，其中的抗原无法实现继续供血清分析员分析，但冻干的抗血清可以轻易地跨国邮寄，因而使各机构间建立起新联系。

标准参照抗血清如何制造？ 19 世纪末，免疫学家保罗·埃尔利希（Paul Ehrlich）首先为生物制剂的标准提出了基本原则。和人类一样，实验用动物血清中的抗体滴度也具有差异。埃尔利希创建了一种方法，将每一剂血清的生物学效力比照一个参照标准——自一大批同种产品中抽取的多个小份混合而成。[14] 随着血清疗法在 20 世纪初的推广，出现了多家研究血清并对其订立标准的机构，包括哥本哈根的丹麦国家血清研究所（Statens Serum Institut）以及伦敦北部的英国国家医学研究所（National Institute for Medical Research，NIMR）下属的生物学标准部（Division of Biological Standards）。[15] 在穆兰特看来，冻干血型鉴定血清绝佳的稳定性令"生产出可以广泛分发，并用来测量各地试剂中抗体浓度的标准参照抗血清"一事变得更加可行。

标准参照抗血清的思路是：任何实验室可以在滴定自身生产的抗血清同时滴定标准参照抗血清，实验室自身生产的抗血清表现和标准参照抗血清的越接近，其效力越高。[16] 穆兰特的参比实验室同国家医学研究所合作，订立了应用于国内医院和血液供应站的血型鉴定抗血清参照标准（图 7.1）。在穆兰特看来，这一标准的订立，以及对标准参照抗血清的分发，迎合了英国新出现的卫生服务全国化模式。就如同自献血者处获取输血用血的做法"尤其"符合"国民医疗服务体系的精神"，他也相信，"该体系理应拓展至无偿提供源自人类的测试用血清"。[17] 对穆兰特而言，捐献血液、订立标准，以及提供血型鉴定抗血清有助于建立具

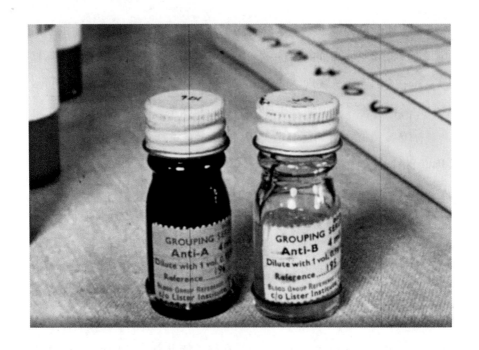

**图 7.1** 《血型鉴定》（1955）影片截图。该影片用于向医学生与实习医生展示医院实验室常规血型鉴定时使用的一些技术。图中是标准参照抗血清，由李斯特研究所下属、亚瑟·穆兰特领导的血型参比实验室提供。抗 A 血清由棕色玻璃瓶盛装，带有棕色标签；抗 B 血清由透明玻璃瓶盛装，带有白色标签。这些标签注明了所需的稀释比例，以及该样本来自哪个参照批次（图右侧的抗 B 血清来自参照批次 195）。影片摄于伦敦麦尔安德医院的血型实验室。西里尔·詹金斯制片有限公司，《血型鉴定》（帝国化学工业有限公司，1955），片长 20 分 33 秒，有声，彩色。截图时间为 00：02：22。惠康博物馆，伦敦，https://wellcomelibrary.org/item/b17505963

有公益精神的医疗服务形式。

1948 年，穆兰特和参比实验室开始将抗 A 和抗 B 的标准参照抗血清推广至国际。在两次世界大战的间隔期，国际联盟卫生组织（League of Nations Health Organisation）为多种细菌抗毒素、抗痢疾血清、胰岛素和维生素协调订立了标准。第二次世界大战后，世卫组织继续这项工作，英国国家医学研究所和哥本哈根的丹麦国家血清研究所也继续担任制备、储存和分发国际标准参照抗血清的中心机构。[18] 英国国家医学研究所制作抗 A 和抗 B 标准参照抗血清的方法引人注目地展现出血型鉴定血清在制作流程和政治方面都可称"国际化"。[19] 该项目由国家医学研究所下属生物学标准部的阿什利·迈尔斯（Ashley Miles）监管，他招募了穆兰特的实验室，将其作为实现目标的关键。[20] 迈尔斯也向美国国立卫生研究院的研究者寻求合作，请他们在美国采集血液，将其冷冻，再经由空运寄至伦敦。[21] 在国家医学研究所，经过解冻的样本和自当地收集的血清混合，制作出（源自美国和英国的）"最终集中批"血清，之后在李斯特研究所的离心冻干机中接受干燥处理。[22] 为了明确集中批血清的抗体浓度，迈尔斯和同事进行了细致的滴定测试，在一连串试管中进行一系列浓度不一的稀释，再加入红细胞，确定能导致可见凝集的最大稀释浓度。为进一步测试，他们将小份（aliquot）集中批血清寄往位于加拿大和欧洲各地（捷克斯洛伐克、丹麦、法国、荷兰、意大利、挪威和瑞典）的八个实验室，以及美国国立卫生研究院和华盛顿特区的生物制品实验室（Biologic Products Laboratory）——所有机构都利用自身的滴定方法测试标准参照血清的强度。[23] 因此，这些"国际"标准参照抗血清其实是北大西洋的标准参照抗血清。抗血清由英美献血者的血液制成，而它们的滴度则由欧洲和北美的多家实验室共同得出。

## 转向人类学

穆兰特在伦敦西部建立参比实验室的同时，几名身处伦敦的研究人员正严肃地讨论为血型数据建立"交流中心"一事。之所以对建立致力于收集和分析血型数据的机构心怀热情，部分是因为国民输血服务中的血型记录不断积累。在第二次世界大战早期费希尔首开先河之后，献血者资料在很多人眼中都成了极富价值的遗传学资源。例如，费希尔的朋友兼同事约翰·弗雷泽·罗伯茨就主动利用了资料带来的机遇。在20世纪30年代，他曾是医学研究委员会下属人类遗传学委员会的成员，和费希尔在血型遗传学方面有许多相同的关注点。基于布里斯托尔和威尔士的战时输血中心的资料，他在《自然》和《优生学年鉴》上发表了数篇论文。[24]1948年，《泰晤士报》引用了他的言论，他称颂血型具有"巨大的实际意义"，血型"令数以百万计的献血者接受检测，因而在帮助明确活体对象的地理和种族差异方面无与伦比"。[25]西里尔·达林顿（Cyril Darlington）也对血型多样性研究满怀热情。作为杰出的植物细胞遗传学家、狂热的优生学支持者，以及遗传学的公开推行者，他对血型和语言分布的关联有着浓厚兴趣。[26]弗雷泽·罗伯茨和达林顿都担忧，伴随着战后活跃献血者数量的骤减，国民输血服务也许会有选择地清除部分记录，而这可能导致成批的珍贵遗传学数据遭到毁坏。1948年，两人都向纳菲尔德基金会（Nuffield Foundation）申请资金，用以支持一项开发和评估这座信息宝库的计划。[27]他们提出，国民输血服务的资料可以为针对全不列颠群岛居民的遗传学多样性全面调查提供基础。[28]

弗雷泽·罗伯茨和达林顿的普通受众对他们的工作兴趣浓厚。此时，英国民众正艰难地接受大英帝国即将分崩离析的前景。英国也在经历人口危机和严重劳工紧缺，后者导致了新的人口迁入和迁出模式。[29]也许是为了回应英国人的身份认同危机，皇家人类学学会在1948年成立了英国人种学委员会（British Ethnography Committee），主席是杰出的人类学家和地理学家赫伯特·弗勒。委员会致力于"研究推广大不列颠人种学研究的途径"。委员会将血型调查加入了自己的计划，并邀请弗雷泽·罗伯茨作为他们在20世纪50年代早期举办的系列讲座的主讲人之一。弗雷泽·罗伯茨在讲座中表示，在遗传学多样性研究方面，英国是独一无二的地点，因为它具有"漫长且稳定的历史、由充分证据支撑的记录、可观的人种多样性，以及公认的遗传学渐变"。[30]1951年，他在BBC广播生活频道的《历史流淌在你的血液中》（*History in Your Blood*）节目中更详细地阐明了这一点。他调侃地引用了幽默书籍《1066那堆事》（*1066 and All That*，1930）[1]中有关不列颠群岛的历史和国民身份的内容：

> 在将爱尔兰人（皮克特人）驱逐出苏格兰后，苏格兰人（最初是爱尔兰人，但到现在已经归属苏格兰）此时正移居爱尔兰；而皮克特人（最初是苏格兰人）现在成了（居住在苏格兰的）爱尔兰人，反之亦然。上述区别请务必牢记。[31]

弗雷泽·罗伯茨提高"血统混杂"群体的正面评价类似于1935年出版的《我们欧洲人》一书中的说法。

---

[1] 1066那堆事：由英国幽默作家 W. C. 塞勒（W. C. Sellar）和 R. J. 耶特曼（R. J. Yeatman）共同撰写，全书在行文和架构上模仿英国中学历史教科书。

还是在这个节目中，弗雷泽·罗伯茨宣布，"通过泰恩河畔纽卡斯尔（Newcastle upon Tyne）的国民输血服务官员的帮助"，一项血型"大型统计"已经在英格兰北部诸郡开展完毕；纽卡斯尔是位于英格兰北部的高度工业化大城市。[32] 弗雷泽·罗伯茨指的是他近期开展的试点研究，目的是评估输血资料是否可以用来绘制血型多样性地图——这项研究是费希尔战时工作的放大版，也比它系统得多。弗雷泽·罗伯茨选择研究具体这片地区的输血记录事出有因。他忧虑拥有常见血型（因而被视作价值更低）的献血者也许会超出正常比例地自献血者小组中退出，而这种抉择也许会危及整个地区输血资料的数据完整性。谈及此事，他担心地表示："一些退出的献血者的卡片也许已遭销毁，如果存在哪怕一点这样的可能，全部资料就都无法用于人类学研究。"[33] 因此，他需要一组资料，其中"退出"的献血者卡片可以得到保留，而纽卡斯尔的文书管理操作完美符合他的需求。

这项针对英国血型的试点研究启发了建立大型"人类学"中心的构想。弗雷泽·罗伯茨之外的其他研究人员也乐于讨论这一可能性。在威尔士执业的内科医生摩根·沃特金（Morgan Watkin）正在对威尔士的血型开展大规模研究。[34] 穆兰特参与研究英格兰和丹麦的人口多样性，还积极探索巴斯克人（Basques）的 Rh 血型。[35] 在他的领导下，参比实验室已经在开展总量可观的"血型人类学工作"——以明确群体内血型频率为目的的血样检测。[36] 达林顿近期发表了论文，主题是欧洲的血型和语言发音分布。[37]

在上述各种支持的影响下，皇家人类学学会在 1951 年开始更加正式地规划人类学血型中心事宜。这一年，它举办了一场为期一天的会议，地点在伦敦大学学院的优生学讲堂（Eugenics Theatre）。参会的遗传学家、人类学家和输血工作人员一同"审视人类学领域内血型研究的功能和需求"。[38] 由弗勒担任主席的代表们达成一致意见，认为他们需要应对"如何收集、评估不断增加的海量血型数据，方便人类学家利用"这一问题，此处提到的血型数据包括发表的，也包括未发表的。中心预计会"将实验结果和数据制表并分析，……作为交流中心和咨询处"，并且"协助实地考察和论文发表"。[39] 皇家人类学学会下属的血型委员会负责监管对中心的规划，委员会成员包括弗勒、费希尔、弗雷泽·罗伯茨、达林顿和穆兰特。

在费希尔和弗雷泽·罗伯茨看来，血型研究可以正式纳入皇家人类学学会项目一事让二者在十余年前提出的遗传学构想有朝一日实现成为可能。[40] 在皇家人类学学会看来，该项目指明了人类学的新定位。战后，皇家人类学学会的一些成员曾担忧国家社会主义的暴行会影响种族研究。1946 年，弗勒在他的皇家人类学学会主席就职演讲中宣布，"将人类划分出所谓'种族'的组别是个错误"，并建议人类学家将精力集中于探寻"向不同方向迁移的人群"如何"将古老的特征带向遥远的各地"。[41] 作为将大部分学术生涯献给威尔士种族地理和历史研究的学者，弗勒认为，群体遗传学提供了一条合理且有力的途径，用来改革种族科学的研究主题和研究方法。弗勒敦促人类学家"乐于同遗传学研究者加强合作"，他的做法和赫胥黎等人在 20 世纪 30 年代提出的观点相匹配，且联合国教科文组织即将在其反种族歧视活动中公开推广的也是这些观点。[42] 弗勒相信，血型委员会对促进此类合作至关重要。

血型委员会再次向纳菲尔德基金会申请拨款，并获得了 14 000 英镑以支持人类学血型中心最初五年的运作。[43] 穆兰特此前就已经对收集人类学数据热情甚高。到了 1950 年，他的参比实验室经常以明确群体内血型频率为目的检测血样，因此，他和伊金已经在《美国体质人类学杂志》（*American Journal of Physical Anthropology*）上共同发表了三篇论文。[44] 穆兰特获任血型中心的"名誉顾问"——但众人无一例外地称他为"实际上的主管"或"主管"。拥有数学博士学位的统计学家阿达·科佩奇（Ada Kopeć）负责中心的日常运营，卡济米耶拉·多马尼耶夫斯卡-索布查克（Kazimiera Domaniewska-Sobczak）是文书助理。另一名波兰同事雅尼娜·瓦松（Janina Wasung）在之后不久加入她们，担任图书馆管理员。这三名掌握多门语言的女性细致梳理了已经发表的血型著作。[45] 她们维护着一个索引卡片形式的文献目录，建立了绝版作品收藏库，又将全部有价值的血型研究按内容归纳整理并制表，以备计算。[46]

中心的工作总体上分为收集"海外"血型（下一节会详细介绍）和英国血型。穆兰特和科佩奇建立了英国血型调查（British Blood Group Survey），其形式和弗雷泽·罗伯茨在纽卡斯尔开展的试点研究类似。同后者一样，调查基于献血者在系统中登记的数据，它的开展有赖于穆兰特在国民输血服务内的地位。在地区输血主管定期于卫生部举行的会议上，穆兰特劝说供应站主管同研究人员合作，即便这有可能为输血服务带来行政管理负担。到了建立血型中心的计划真正启动时，穆兰特报告称，他的地区输血主管同事"保证乐意合作"。[47]

国民输血服务的官员修改了献血记录卡的设计，"加入了出生地、职业和已婚女性婚前姓等信息"，由此，国民输血服务同血型中心的"合作"成为其系统的固定组成部分。[48] 这些信息赋予了献血记录一层新的含义：在医学文件之外，它们也成了人类学文件。有了邮政编码和婚前姓，献血者及其血样便可作为人类学分析的对象。同战时的情况一样，献血者自身仍旧不清楚自己的血液成了研究材料：没有证据表明输血服务向征募来的献血者描述或解释过英国血型调查是什么。地区输血主管才是穆兰特需要设法争取到其支持，并与其维护良好关系的一群人。在卫生部定期举行的会议上，穆兰特多次提醒代表将他们的资料送往血型中心。[49]一次会议期间，穆兰特还邀请弗雷泽·罗伯茨讲述调查的目标和宗旨。[50]在伦敦和巴黎举行的多场会议上，科佩奇展出并演示了多张地图。此外，穆兰特召集了一场会议，与会者是全国上下的地区输血主管，会议内容是向他们呈现自己和科佩奇的人类学研究成果。[51]到了1955年，苏格兰所有的输血中心，以及英格兰的绝大部分输血中心都已和纳菲尔德血型中心保持固定合作。穆兰特最终说服国民输血服务正式采用一项注册规程：血液供应站工作人员应定期抄录新献血者的注册记录并将其送至血型中心。[52]在此后的15年里，科佩奇接收、分拣并分析了来自英格兰、威尔士、苏格兰和北爱尔兰的血型。

## 国际网络

到了20世纪50年代早期，穆兰特的职位十分利于他收集血型数据，数据不仅来自不列颠群岛，也来自海外。此时，许多国家都已经具备了国家输血服务，通常由红十字会管理。[53]输血服务的基础结构跨越国界，在国际间不断发展。欧洲各国的殖民地促进了技术操作和材料的跨国传递。英国红十字会在肯尼亚、乌干达（Uganda）、南罗得西亚（Southern Rhodesia）、北罗得西亚（Northern Rhodesia）、尼日利亚和黄金海岸（Gold Coast）[1]设有输血服务系统。[54]英国卫生部尝试向加

---

[1] 南罗得西亚、北罗得西亚和黄金海岸分别指今天的津巴布韦、赞比亚和加纳。

拿大、新西兰和印度传播输血技术。[55] 在法属西非诸国独立前的短暂时期内，塞内加尔的达喀尔市（Dakar）输血服务提供的血液和血浆将该地区的几个城市联系在一起。[56] 新建立的国际协会也提供交流的机会。国际血液学家协会（The International Society of Haematologists）建立于 1946 年，它每年举行大会，会员人数增长迅速。1951 年，国际输血服务协会（International Society for Blood Transfusion）创立了《血液之声》（Vox Sanguinis），它在之后的许多年内都是血型研究领域的权威期刊。劳动者、血液和血浆在国际间越发频繁地移动，开启了建立合作、订立标准和进行交流的新机遇。

1950 年，国际血液学家协会在剑桥举行年度大会。会议期间，穆兰特的挪威血清学家同事奥托·哈特曼（Otto Hartmann）正式提议世卫组织指定（并资助）穆兰特的参比实验室作为组织的"国际实验室"。[57] 世卫组织成立于 1948 年，是联合国的下属机构，总部位于日内瓦，向世界各地派驻地区官员。它是由已经工业化的国家——尤其是美国、英国和其他西欧国家——设计并创建的组织。在这个框架内，中央化的传染病监控、传染病防疫运动、疾病控制，以及卫生系统改革这几项工作都由同一个组织管理。[58] 输血是卫生系统改革的一部分。

专家建议小组和委员会对世卫组织的运转至关重要，它们向组织提供针对具体问题的技术建议，并通过"技术文件"（technical documents）传播自身的发现。[59] 世卫组织下属的生物标准化专家委员会（Expert Committee on Biological Standardization）已经在协调各方努力，订立疫苗、抗体和其他疗法的国际参照标准，而国际血液学家协会提出，标准化的血型鉴定试剂应该实行类似的管理。随着用于输血的稀有血液变得越发重要，此事也越显紧迫。到目前，对绝大多数的实验室而言，制备抗 A、抗 B、抗 C、抗 D 和抗 E 抗血清已非难事，但很多稀有血型只能通过同样稀有的抗血清分辨，很多实验室难以制作，或难以得到。[60]

世卫组织不仅关注抗血清，也寻求建立和管理机构的联络。由欧洲科学家（包括穆兰特）领导的世卫组织指定世界各地受其青睐的一些实验室为"国家血型鉴定实验室"，它们会担当地区血库、输血中心、医院和当地卫生诊所的联络点。通过建立单独的"国际"参比实验室，世卫组织为成员国之间交换测试用试剂和建议提供了一个枢纽。[61] 这一枢纽不是程序要求的必经之地，但它确实在一个大型机构网络中将穆兰特和他的实验室提升至各方瞩目且备受尊敬的位置。通过指定"国际"和"国家"实验室，世卫组织选择了诸多关键地点作为血液工作的权威专业知识技能中心，并对它们加以统合协调。[62]

英国国家医学研究所的阿什利·迈尔斯获任领导世卫组织下属标准化专家委员会（Expert Committee on Standardization），他先前和参比实验室的合作很可能是参比实验室得以擢升为世卫组织指定的国际实验室的一个因素。还有其他几个因素令穆兰特的实验室完美适合这一角色。参比实验室定期向欧洲、英联邦和其他许多国家的病理学家及操作员提供血型鉴定课程，因而它的权威远不仅限于英国本土。实验室的国际交流频繁，存有大量可用来对试剂红细胞开展详尽测试的冷冻抗体，其种类和规模，其他实验室难以匹敌。[63] 相应地，英国和海外的其他实验室工作人员也定期将稀有抗体样本送往参比实验室鉴定。因此，穆兰特可以宣称："世界上几乎没有其他实验室……拥有这么多种血清。"同隔壁研究小组的情况一样，参比实验室的权力之所以获得巩固，是因为含抗体的血清和带有抗原的红细胞间相辅相成的关系。穆兰特的实验室的另一个关键优势是国家稀有血液名录，名录列出了拥有极罕见血型的献血者，在紧急情况下他们可听从号召提供血液。穆兰特监管该名录，也心怀将它推广至国际的构想："在此类名录中加入他国人员会是件相对简单直接的事。"此项举措不仅能帮助医院寻获稀有的输血用血，还可以令范围广得多的实验室接触到不常见血型并开展研究。[64]

因此，1953年，世卫组织正式指定穆兰特的实验室为组织的国际血型参比实验室，实验室因而获得了更多运行资金，用于开展世卫组织相关的工作。[65]得到任命的参比实验室需要为其他国家的国家血型鉴定实验室开展实际工作：分发较为稀有的抗血清供它们测定血清纯度，以及检测这些实验室提交的试剂红细胞。作为结果，穆兰特可以将参比实验室定位为无与伦比的专业知识技能中心。事实上，在世卫组织建立自己的一系列"国家"参比实验室时，穆兰特本人提供了大量关键建议，因而帮助塑造了世卫组织的输血网络。[66]穆兰特的通信范围由此拓展，送达位于贝德福德广场的纳菲尔德血型中心的血型鉴定结果也由此增加。[67]

## "世界范围"的数据

现在，已经同世卫组织建立正式关系的参比实验室可以扩展自身的关系网。在这一过程中，它频繁地自世界各地实验室获取同时也给予试剂、血样和数据。据穆兰特本人形容，他的标准化工作和人类学研究是相辅相成、互惠互利的。他对世卫组织称，自己在人类学领域的投入巩固了参比实验室在国际输血社群中的权威地位。[68]面向医学研究委员会，他解释说自己处在独一无二的位置，可以寻求"同当地工作者合作，为人类学研究（采集）血样"。所有这些活动间似乎存在十分理想的相互依赖关系，以至于穆兰特可以在定期提交给医学研究委员会的报告中直接讲述他的人类学研究，用不着解释它们和他的临床相关职责有何关联。[69]

穆兰特保存的海量信件见证了驱使血清、血液和数据流通的各种交流。[70]一些时候，穆兰特在向医院、血库、诊所或输血中心邮寄试剂时，会随信表示希望能收到这些机构的血型鉴定结果。在其他情况下，咨询穆兰特或向他寻求稀有抗血清的科学家或临床医生也会和他分享数据。有时，穆兰特会致信人类学研究论文的作者，寻求释疑，或询问新结果。他间或为距离遥远的研究者牵线可为他们提供试剂或器材的当地诊所或血库。偶尔，穆兰特本人也会寻求稀有血清样本。例如，为开展所称的"特殊'非洲'研究"，他联系了美国公司三叶草生物制药（Spectra Biologicals，它为"完善的血库"提供试剂）。[71]在单纯的一列列数据之外，穆兰特也鼓励某些通信人邮寄冷藏血样至参比实验室，伊金或其他实验室人员会为其检测。[72]

在描述人类学血液和数据的流通时，本文使用了"交流"（exchange）一词，是想体现通过分享材料，穆兰特的通信人至少期待得到一些回报。可以是血清、人脉、学界声誉、未来的帮助和建议，又或一位国际知名血液专家在著作中对自己的鸣谢。这些互动在相互重叠的不同社会和职业领域——通常在地理上相隔一定距离——中的采血者间建立了互惠关系。[73]穆兰特和通信人的交流形式多种多样，且不具官方性质：没有任何通信人被要求必须同参比实验室或血型中心合作。不过，穆兰特受世卫组织认证的地位拥有极大的权威，他的影响力非常可观。

穆兰特在20世纪50年代收到的信件展现出他的通信人间的地理方位和政治取向各不相同：他们所属的机构包括特立尼达的西印度群岛大

学学院（University College of the West Indies）、印度浦那（Pune）的军医学院（Armed Forces Medical College）、上海第二医学院，以及塞拉利昂弗里敦（Freetown）的康诺特医院（Connaught Hospital），等等。[74] 在他的通信人中，许多人曾在英国或美国接受教育，现在供职于欧洲殖民地的医院和大学；其他人则通过世卫组织或相关职业网络了解到穆兰特提供的服务。

穆兰特有一个倾向：利用"当地"科学家作为采血者或消息来源，为他自身的研究项目提供帮助。历史学家埃莉斯·伯顿（Elise Burton）着重记述了一个典型事例：家长式作风的穆兰特试图和以色列人类学家巴切瓦·博内（Batsheva Bonné）建立合作关系，然而她对此表示抗拒，导致了有关数据发表和分析优先权的职业矛盾。[75] 此事例不仅揭示出穆兰特和他在科学领域的一些联系人间存在不平等的权力关系，也凸显了穆兰特完全依赖博内等科学家去协商获取、收集和分析具有人类学和遗传学价值的数据。穆兰特经常出差参加国际会议，但他很少自行采集血液，不论是在本土还是海外。他是一名基于伦敦、由医学研究委员会资助、受世卫组织承认的技术专家官员，通过利用国际公共卫生和输血网络，以及欧洲国家对殖民地的医疗和研究投入收集数据。

在大量数据和血液自医疗机构送达伦敦的同时，穆兰特也支持欧洲研究者"远征考察"。例如，他提供给荷兰人类学协会（Netherlands Anthropological Society）主席保罗·朱利恩（Paul Julien）稀有抗血清用于研究中非国家加蓬境内的"俾格米人"。[76]1962 年，他安排为赴柬埔寨和印度尼西亚考察的剑桥大学学生提供血清学培训。[77] 参比实验室检测了牛津大学人类学家德雷克·罗伯茨（Derek Roberts）在考察苏丹途中寄来的冷藏血样。[78] 穆兰特的同事还为牛津大学学生安东尼·艾利森（Anthony Allison）提供了血型鉴定培训和抗血清。在20世纪40年代末和50年代初，艾利森组织了两次以采血为目的的远征考察，一次去往肯尼亚，另一次则去往斯堪的纳维亚北部。

艾利森的工作大致展现出，在50年代，是哪些机构以及职业和私人关系支持着穆兰特通信人的研究活动。艾利森在牛津大学探索俱乐部（Oxford University Exploration Club，OUEC）的赞助下前往英属肯尼亚，这是作为学生的他第一次开展远征考察。行前准备期间，艾利森前往李斯特研究所接受血清学培训。[79]穆兰特还就如何采集和运输血液向他提供建议，并开具了书面介绍信，方便艾利森联系肯尼亚境内拥有相关仪器的实验室和医学机构。有证据显示，英属肯尼亚是牛津大学探索俱乐部十分喜爱的目的地，俱乐部在战后已经组织了两次前往该国的远征考察。[80]对英国研究者而言，肯尼亚是重要的科考目的地，可以印证这一点的是殖民部（Colonial Office）赞助了艾利森的远征考察超过一半的花费。1940年，殖民部成立了一项基金，帮助拓展对英国殖民地的科学研究。[81]即便当时出现了暴力反抗英国殖民政府的苗头，但对肯尼亚的血型调查十分契合殖民部宣称的目标：支持殖民地的环境和社会研究。[82]

英国殖民机构和行政纽带有助于研究者接触到特定人群，也有助于令这些人愿意提供血液。想要接触到选择的研究对象——首次汇报考察中的说法是"吉库尤人（Kikuyu）、马萨伊人（Masai）、罗人（Luo）和阿拉伯人"——艾利森动用了亲友的人际关系，也依赖当地医疗和公共卫生网络工作人员的帮助。[83]他声言，牛津大学探索俱乐部的"半官方"地位有助于他劝说医生和科学家介绍他认识当地人，并向他开放实验室。[84]艾利森称他研究的罗人和吉库尤人为"医院病患"，以及来自奈罗比（Nairobi）市内或附近"几小群劳工"，部分反映出他前往肯尼亚采血时当地卫生机构的背景情况。没有对此多加解释的艾利森还汇报称，血型鉴定测试"在野外展开……对象是 223 名马萨伊部落成员"，他们居住在更南的地方。[85] 通过四散的人际关系网，他招募到一些专业人士助他完成目标：奈罗比的医学研究实验室（Medical Research Laboratory）主管是艾利森父母的朋友，经由这位，艾利森认识了地区医疗官员，还有被其称作"当地医学助理"的一些人，艾利森招募他们陪同自己野外采血。[86] 艾利森显然足够相信这些专业人士的能力，愿意将辨识潜在研究对象这项重要工作交给他们。有关他们如何选择自哪些个人处采血一事，艾利森没有向读者提供更多细节。[87]

艾利森远征考察针对的人类群体正在成为战后遗传学采集计划的典型目标群体：外界赋予他们"与世隔绝""世代相传""血统纯净"等形容——这些词所指的群体经常处在最严格行政管控之下（也和弗雷泽·罗伯茨宣扬的"血统混杂"的英国人口形成鲜明对比）。[88] 在采取的手段上，艾利森的远征考察和 20 世纪 50 年代在非洲或其他地方开展的其他采血远征考察类似。例如，1955 年，伊金和穆兰特以及南非医学研究院（South Africa Institute for Medical Research）的一名研究人员共同发表了题为"霍屯督人的血型"（The Blood Groups of the Hottentots）的论文。文中声称，一位当地的高级卫生督察官在"他们位于非洲西南的数个保护区中"取得了 200 人的血液。[89] 在南非，"保护区"（reserve）是 1913 年颁布的《原住民土地法案》（Native Land Act）划分出的地区，地区内的"原住民"受殖民政府管控。[90] 研究霍屯督人的作者们还发表了非洲南部的桑人（San）[1]的相关论文，题为"布须曼人的血型"（The Blood Groups of the Bushmen）。文中表述道，自"居住在偏远闭塞地区，如此原始的游牧民族"处采集血样十分艰难，并提到是"地区卫生官员"让采血成为可能。[91]在苏丹，穆兰特的同事德雷克·罗伯茨在"省医学督察官"和"公共服务部"的帮助下，采集到希卢克人（Shilluk）、努埃尔人（Nuer）、丁卡人（Dinka）和布隆人（Burun）的血液。[92]这些公开发表的论文没有记述和献血者沟通的方式以及采血的具体过程，但它们展现出殖民地管理者对希望接触献血者的采血者提供了帮助。通过人口调查、就业模式、土地侵占、建立"原住民保护区"以及教育和医疗服务，政府令种族分类成为具体有形的惯常操作。[93]上述行政管理产物有助于隔绝特定群体，与此同时，白种人医疗官员和卫生督察官帮助采血者与这些据称与世隔绝、在人类学上独具特色的民族产生互动。

## 采集血液

在穆兰特的网络中，献血者和研究对象二者处于极其边缘的位置，他几乎看不到。穆兰特绝少和他们面对面；他参与的几乎所有关于血液和数据的商讨都发生在他和医生、血液供应站主管以及研究者之间。[94]然而他的通信人却着实需要成为血液"掮客"，通过大量的诱哄、劝说、威逼以及（有些时候）利诱获采血液。血液常见又可再生，但它同样也杂乱而危险。许多人认为，在特定仪式之外，人体组织既不能也不该给

---

[1] 桑人：旧称布须曼人（Bushmen）。

予他人，因而科研采血者必须顾及开展采血的环境和形式。[95]

　　鉴于此，穆兰特的许多通信人自医院和诊所取得血样并加以测试，作为常规医疗操作的一部分。到了 20 世纪 50 年代，以测试为目的的采血在这些环境中已经相对简便，即便针头令人恐惧。[96]发生在医院和诊所外的采血更为困难：上文已经讲述过，穆兰特在李斯特研究所的同事罗伯特·雷斯和露丝·桑格精心造就并维护同捐献者及其家族的融洽关系，但采血者在国外实地考察时有可能引发重重问题。采血者求助"当地"卫生工作者的重要原因之一便是他们可以令采血互动更加平静和顺利。[97]这些中间人的地位和声誉至关重要，然而公开发表论文的作者很少提及这些人的姓名。[98]

　　到了此时，穆兰特绝少亲自采血，不过英国皇家人类学学会受众广泛的人类学实地考察指导手册《人类学札记与释疑》（*Notes and Queries in Anthropology*）收录了他推荐的采血方法。他指出，最简便经济的方法是耳垂或手指穿刺，然而他的用词体现出了操作器械令人生畏："外科手术三角针或一把'血枪'。"[99]穆兰特青睐更无菌（但也可能更慑人）的"静脉穿刺"技术。采血者在献血者手臂上缠绕止血带，之后使用拜尔公司专门为采血设计的玻璃质"小静脉抽血管"（venule）——这是个多用途的一体式装置，可以抽取并密封保存 2～5 毫升的血液。[100]采血通常安排在社区建筑或学校里。尽管接种过疫苗的人已经习惯在手持针头的医务人员面前排队等待，但献血者对采血者的担忧仍旧情有可原。穆兰特向他的人类学家读者解释，即便是经过酒精消毒的针头也有传播肝炎的风险："血枪"则"最好储存于一管酒精中，在每日工作前后，以及施用于每一名献血者后，用酒精棉擦拭……**理想情况下**……针头在每次使用前都应经过煮沸或火烤"（黑体由本书作者所加）。[101]针对小静脉抽血管，穆兰特提醒实地工作者，静脉穿刺应该仅由具有医学资质、"深入了解脓毒症危险"的专业人员操作。[102] 尽管穆兰特在书中着重鼓励采取消毒措施，但他提到的"理想情况"的言下之意是，一些情况下，在血型数据的采集工作中，甚至连正规的消毒操作也会省略。

每次交流都可能为参与的双方带来机遇：有些研究对象要求研究者给予他们毯子、刀具以及其他物品作为采血的回报。[103] 有时，研究者用基本医疗用具交换血样——这种做法在物物交换的基础上还凸显出采血属于医疗操作。穆兰特的一名通信人在汇报情况时实话实说，称为了说服献血者同意献血，自己为他们"粗略临床检查了一番，开具药方，并……分发了一些药物。"[104] 在写给另一名同事的信中，穆兰特直白地称这样的交流为"诱饵"，他的用词体现出交流的性质。[105]

因此，采血需要针头、棉球、血瓶、消毒用具，以及专业训练，另外还有劝说、贿赂，以及（有些时候）舒适的环境。在英国，即便是在第二次世界大战期间民众热情最高涨的时候，"进村采血"的成功开展也需依靠官方精心营造出献血光荣的氛围，与此同时，输血服务的官员不断忧虑如何维持献血者的热情。[106] 在20世纪50年代的东非，由于存在和吸血鬼传说相关的"偷血"和"吸血"等说法，许多社群和个人极不信任生物医学研究者。[107] 献血者对献血的意愿，以及达成献血的条件，各地间千差万别。[108]

对于人体血液和组织的获取绝少是单纯的医学操作，不论它发生在输血中心、医院、学校还是献血者家中，也无论是在肯尼亚、英国、以色列还是美国俄勒冈州。社会、职业和政治身份决定了谁可以对谁的身体做什么。献血者和采血者间交集互动的形式取决于采血者的权威地位，以及他们将献血者置于的采血环境。[109] 这影响到采血的频率、采集的血量、可收集的资料内容，以及可采取的采样方式。

## 进行交流

血液和数据并不能自行流通。由于穆兰特在各机构中的地位，他既可以在国民输血服务严密的行政管理基础系统内做出干预，也可以利用世卫组织构筑的更为松散的国际网络。英国及其盟国赢得了战争，并在战争期间建立了盟友关系，所有这些都增加了基于伦敦的卫生官员的社会资本。穆兰特是个管理大师，致力于坚持不懈地劝说和商谈。据前同事回忆，他个头不高、穿着得体讲究 ["就像赫尔克里·波洛（Hercule Poirot)"[1]，一名受访者说]，为人非常和善，尤其是对学生（图 7.2）。他的绝大多数信件既礼貌又简洁——符合他常驻战后的伦敦、拥有诸多通信人的技术专家官员的身份。穆兰特多年来一直精心维持和这些人的信件往来：资料库内，一些文件夹包含的通信横贯 30 年。到了 20 世纪 60 年代中期，许多人视提供新数据给穆兰特为理所应当，"理所当然"的还包括询问他对统计分析的看法、通知他新发表的研究，以及请他批注手稿。穆兰特的收集工程极其适合他这样的优秀实验室管理者兼行政官员，他满怀热情地令工程与诸如国民医疗服务体系和世卫组织等战后机构相契合。穆兰特巧妙地使他的血型遗传变异研究和他在不断发展的公共卫生基础系统中开展的工作相结合，相应地，后者也受他带有人类学色彩的收集工程所影响。

---

[1] 赫尔克里·波洛：英国侦探小说作家阿加莎·克里斯蒂（Agatha Christie）笔下的比利时侦探，非常注重仪容。

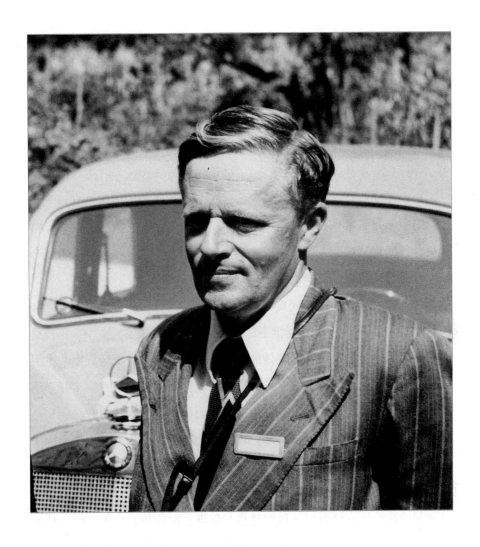

**图 7.2** 在美国出席一场学术会议的亚瑟·穆兰特。他身穿整洁笔挺的棕色条纹西装，系有领带，肩背皮质挎包，胸前佩戴名牌。于美国拍摄并冲洗的有色照片，标注日期为 1954 年，很可能是同事寄给穆兰特的。图片裁剪自更大的照片，原照片中还有一名身份不明人员。整幅照片尺寸为 11 厘米 ×8 厘米。惠康图书馆，伦敦，SA/BGU/L.10/4。版权所有：医学研究委员会。感谢英国国家科研与创新署成员医学研究委员会提供翻印授权

订立血型鉴定试剂标准，以及收集人类学血型数据是穆兰特不可分割的双子事业。制作标准参照抗血清、发现并核实稀有血清及反常抗原、打造权威地位、建立职业人脉，以及收集多样性数据……所有这些都是测绘遗传多样性这一整体系统的组成部分。在遗传学的历史上，绘制（和掌控）染色体图谱通常依靠非正式通信和交流网络的维护——例如 20 世纪 10 年代哥伦比亚大学（Columbia University）内托马斯·亨特·摩根领导的果蝇遗传学实验室的情况。[110] 穆兰特的地图也有赖于交流网络，不过这些网络的种类要广泛得多。他提供的同时也获取血清、血液、数据、建议、人脉，以及论文中的鸣谢；他有时和通信人密切合作，有时则只和他们交换论文选印本。

穆兰特之所以能接触到血液和数据，是因为他在非常特定的时间和地点——战后伦敦——（在受世卫组织支持的一个参比实验室中）担任行政职位。从穆兰特的角度看，他的实验室是医学研究委员会资助、世卫组织认证的中心，因而毋庸置疑地适合开展高精尖的大型收集工程，诸如英格兰北部的医院或澳大利亚的输血中心等地难以望其项背。上文已经提到过，穆兰特经常出差参加会议，但他本人几乎从来不选择出国采血：他认为自己的工作性质是管理，比收集工作更高一级。穆兰特视自己为国际主义者——他是资深和平主义者，积极支持国际联盟，并为自己流利的法语感到骄傲。通过维持自身管理者的角色和形象，穆兰特成了全球数据的权威诠释者，并且令各界越发认定他的理念是具有国际视野的"全球观点"。[111] 分发标准参照抗血清有助于穆兰特视自己为开明的技术专家官员精英群体中的一员，该群体相信自身有能力协助建立一个进步的战后世界。为了实现这一目标，穆兰特将国民输血服务（属于国家公共卫生系统的一部分）和世卫组织联系起来，并最大限度地利用了成形已久的大英帝国医学网络。

　　一列列血型鉴定结果不仅仅代表着大自然造就的、等待研究者发现和绘制的对象，它们的存在还有赖于献血者、医生、护士、血液供应站主管、殖民地管理者、世卫组织官员、实验室技术人员、文员、秘书，以及医学研究委员会科学家深思熟虑后协商建立的交流，他们所有人都生活和工作在战后国际秩序造就的环境中。这些基于血浆、标准和战后政治的联系影响了血型中心收集的人类学数据的种类和质量。在那里，通过分类、检索和绘图，数据会迎来新的生命和意义。

第八章

# 整理全球血型数据与绘制全球血型分布图

## Organizing and
## Mapping Global Blood Groups

到了 1954 年，血型中心已经运营了两年，穆兰特刚刚完成了他的第一部主要汇编作品：《人类血型的分布》（*The Distribution of the Human Blood Groups*）。此书是布莱克威尔科学出版社（Blackwell Scientific Publications）出版的第三本血型著作，之前的两本分别是雷斯和桑格所著的《人类血型》以及帕特里克·莫利森所著的《临床医学输血》。[1] 穆兰特的作品将世界各地群体中不同血型（A、B、O、Rh、M、N，以及其他许多）的出现频率以"人类学数据"的形式呈现。书中表格含有大量内容，按大洲、宗教、国籍、种族，以及"部落"分类罗列数据。该书也用超过 150 页的文字描述了世界各地区不同的血型频率，这些地区按顺序分别为：欧洲、"地中海地区"、撒哈拉以南的非洲、"亚洲"、"印度尼西亚和澳大利亚"以及"美洲原住民"。随书附有九幅折页地图，其中彻底省略了群体分类，给予读者血型等位基因在地理空间中平稳分布的印象（图 8.1）。在这些地图中，社会和政治分组不复存在，只留下看上去纯粹、客观的群体遗传学数据。上述表格、文字和地图展现出一幅史上人类群体迁移的图景。通过这一方式，穆兰特的作品具象化了霍尔丹在 20 多年前提出的理念（见第二章）。侧重遗传学的各人类期刊对此书好评连连。《美国体质人类学杂志》形容此书"不可或缺"，

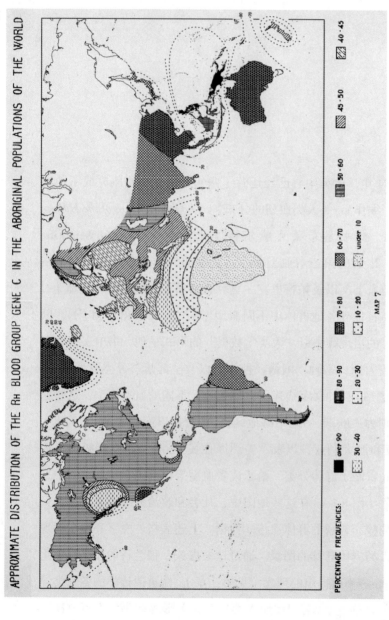

APPROXIMATE DISTRIBUTION OF THE Rh BLOOD GROUP GENE C IN THE ABORIGINAL POPULATIONS OF THE WORLD

PERCENTAGE FREQUENCIES:

over 90 | 80 · 90 | 70 · 80 | 60 · 70 | 50 · 60 | 45 · 50 | 40 · 45
30 · 40 | 20 · 30 | 10 · 20 | under 10

MAP 7

**图 8.1** 《人类血型的分布》中的九幅折页地图之一[1]，展现了携带血型等位基因 C 的个体在全球各个地理区域的一些"当地"群体中的出现频率。地图使用等值线和阴影将在地理空间中表示阈值频率，这一做法弱化了取样不均匀的证据，地理边界的隔离作用，以及影响采血工作形式的政治边境。此地图意图显示，Rh 等位基因 C 在新巴布亚几内亚、印度尼西亚和菲律宾群岛分布密集，在亚洲其他地方由东南向西北呈现频率递减，在欧洲和非洲继续递减。穆兰特和他所选的阈值频率，以及他们所绘图人有关等值线和阴影的各种决定，对此地图和类似地图传递出的信息影响巨大。通过改变以上各元素，在数据不变的情况下，穆兰特也可以令以今不同的群体显得相互亲近或疏远。摘自：穆兰特，《人类血型的分布》，1954。25 厘米 × 17 厘米，感谢穆兰特家族提供翻印授权

[1] 根据国内出版要求，有部分改动。表头标题为"Rh 血型基因 C 在世界当地群体中的大致分布"。

《美国人类学家》（*American Anthropologist*）称它为"卓越"，皇家人类学学会下属期刊《人》（*Man*）认为它是迄今为止对"人类学血型研究""最重大"的贡献。[2]

　　穆兰特和他的同事如何可以在贝德福德广场收集和整理血型数据，并最终给予它们"在'人类学'和'遗传学'领域内真实可信"的形象？部分原因在于输送血液和血液鉴定结果至伦敦的机构网络，以及穆兰特和同事收集、分拣、分析以及呈现它们的方式。血型中心的阿达·科佩奇、卡济米耶拉·多马尼耶夫斯卡－索布查克和雅尼娜·瓦松将数据转化为群体具有的性质"血型出现频率"并加以积累。她们将样本和血型鉴定结果分类标注，分类依据献血者的国籍、地理位置、"部落"、社会等级、种族或宗教信仰。大量的学术研究显示，人类群体分类通常源自对地域所有权的宣称、政治权力的主张，以及居住点的边界，或地区内殖民地管理系统的界限。[3]但身处贝德福德广场的穆兰特和同事并不总是能认识到这些因素，在卡片索引和出版物中，他们沿用了实地考察采血者选择并定义的分类。尤其令人瞩目的是，英国血型数据在罗列和呈现方式上和海外血型数据大相径庭。本章探索的是穆兰特和同事如何将血型群体数据变为"遗传学"和人类学数据。

## 构建"海外"群体

　　在诸如穆兰特的《人类血型的分布》等出版物中，对血型出现频率数据的罗列和呈现通常在开展采血之前以及采血过程中进行。群体类别几乎总是在一项研究开展前就得到定义。[4]送至血型中心的此类血液和数据受到多重因素影响，包括采血工作所处的政治环境、献血者接受采血的机构，以及帮助采血者接触到献血者的行政管理网络。在献血者和采血者因血液而发生的互动中，这些因素汇聚一处，共同作用。

展现上述情况的一个显著事例是穆兰特的首次"人类学"血型合作，研究对象是巴斯克人的血型。在当时（以及现在），巴斯克人是拥有独特文化身份的一个群体，他们居于法国西南部和西班牙东北部。到20世纪40年代，"巴斯克"这个分类已经在诸多对于人类历史的解读中出场过。对人类学家、历史学家和语言学家而言，巴斯克人群体尤为瞩目，原因是他们的外貌特征（现代巴斯克人似乎与"巴斯克地区新石器时代石板墓中的人类遗骸"相像），以及他们的当地语言（"许多巴斯克人仍旧沿用石器时代的语言"）。巴斯克人是"伊比利亚时代引人关注的遗迹"以及"边界无比明确的种族群体，不论是在种族特征还是传统文化方面"。[5] 他们受到科学家的高度关注，甚至有人讽刺地指出，巴斯克人在历史上曾被推断和"古埃及人、关切人（Guanches）、柏柏尔人（Berbers）、伊特鲁里亚人（Etruscans）、腓尼基人（Phoenicians）、拉普人（Lapps）、芬人（Finns）、保加利亚人或亚洲种族"具有亲缘关系，甚至是"亚特兰蒂斯的仅有幸存者"。[6] 尽管如此，穆兰特和同事想知道，独特的血型规律能否证实巴斯克人是拥有非同寻常历史的独立群体。

对穆兰特而言，巴斯克人尤其易于接触。[7] 由于受到弗朗西斯科·弗朗哥（Francisco Franco）的大肆压迫，20世纪40年代时，许多巴斯克人已经背井离乡，其中一些在伦敦落脚。在那里，知名的巴斯克人种志学者和天主教神父何塞·米格尔·德·巴兰迪亚兰（José Miguel de Barandiarán）在《皇家人类学学会会刊》（*Journal of the Royal Anthropological Institute*）上刊登呼吁，公开指出巴斯克人的文化身份具有科学研究价值。文中，他恳请科学家对这个"和其他所有已知群体都不类似的特别种族"开展研究。巴兰迪亚兰表示，通过他们的研究，人类学家也许可以帮助说服政府"尊重并保护巴斯克人的民族特色，不仅是为了（它的）悠久历史，也为了（它的）科学价值"。[8]他提出，血型研究也许可以帮助证实并提升这一特殊群体的地位。

在采集巴斯克人血液的过程中，穆兰特最早的血样来自居住在伦敦和巴黎的流亡者，之后，在西班牙巴斯克地区圣塞瓦斯蒂安（San Sebastian）的一名医生的帮助下，样本规模得以扩充。这名医生与巴兰迪亚兰相互认识。在这三个地点（伦敦、巴黎、圣塞瓦斯蒂安），穆兰特要求采血者依据"名字而非姓氏"选择献血者，强调称这是因为巴斯克人的名字包含有"几代祖先的名字"。[9]穆兰特对第一轮采集工作的结果并不满意，因为它并没有显现出他所期待的血型出现频率，于是他决心获取自己称之为更加"具有代表性"的样本。穆兰特的血液学家同事马歇尔·查默斯（Marshall Chalmers）去往法国西南部，"在人类学专家的指导下"收集"数量更多的样本"。此处的"指导"也来自巴兰迪亚兰，他和查默斯同行，以证实查默斯测试的每个人的"家庭关系"和"纯粹血统"。查默斯甚至在采血工作结束后又进一步筛查样本，"去除有证据显示是混血的一小部分人，以及个别其他测试对象的血亲"。[10]他提到的"血亲"很可能指拥有相同祖父母或外祖父母的人（调查对象中堂表亲过多会干扰得出的群体频率）。研究者希望确保样本血统纯粹，不过论文作者并没有详述查默斯是以何种标准判定谁是"混血"，谁是"巴斯克人"的。

基于计算出的 Rh 出现频率，研究者判断，第二轮采血活动自"可接触到的最'纯粹'的巴斯克人"处获得了 383 例样本。（"纯粹"的引号是穆兰特和他的共同作者自行添加的。）这些样本中 Rh 阴性的频率为 29%，此数值高出欧洲其他地区相应数值的程度令人满意。[11] 论文作者相信，研究结果支持了"巴斯克人最初是纯粹、独立的 Rh 阴性群体，之后缓慢地和欧洲其他地区的 Rh 阳性民族相互融合"这一假说："尽管巴斯克人可能和凯尔特人以及欧洲边缘地区的其他民族具有亲缘关系，但他们保持了自身的纯粹血统"，这种纯粹性独一无二。[12]《科学新闻》在报道此事时大举渲染了研究结果，称巴斯克人是"几乎纯粹的远古欧洲种族的代表"。[13]

在自个体处采血前，采血者先要确定他们"血统纯粹"，此做法展现出采血规程影响日后发表的研究结果的一种方式。另一种方式是采血者将选取样本的工作交与可信赖的当地专家的决定：具体到这项研究，选取的当地专家是何塞·米格尔·德·巴兰迪亚兰。第七章中已提到，采血者有时使用"当地助理"作为采血中间人。有证据表明，此类人员对确保样本的同质性也十分重要。在肯尼亚，艾利森的"助理"显然"可以区分他们自己部族的成员和其他部族的成员"。开展采血时，他们核实了采血对象的"父母和（外）祖父母"身份。[14] 在前往斯堪的纳维亚检测萨米人的血型时，艾利森指出，他的向导"依据名字、所用的语言、以及问得的父母和（外）祖父母信息，就能判断出谁是纯种的拉普人，谁是混血"。[15] 在美国俄勒冈州，穆兰特的通信人、人类学家和血清学家威廉·劳克林（William Laughlin）采用了类似的手段，邀请当地的一名巴斯克律师帮助他详细调查当地巴斯克社群的血型。安东尼·伊图里（Anthony Yturri）——在致穆兰特的信中，劳克林形容他为一名"巴斯克人大学毕业生"——"主动提议联系 200 名说巴斯克语、家系完整的巴斯克人"。[16]

在以上所有事例中，研究者依赖他们将其描绘为"当地人"的人员提供专业经验，这一做法本身似乎可以保证实验数据真实准确。不论是由"当地助理"、医疗官员、卫生督察官还是血液学家提出，在考察地确立的群体分类和血液以及数据都会一同抵达伦敦，成为位于贝德福德广场的信息库的一部分。

## 创造英国群体

在伦敦，通过不列颠群岛的血型数据构筑群体的方法和处理海外数据的方法大有不同。国民输血服务的献血者记录不含献血者的家系、（外）祖父母的姓名或种族。具体的形式取决于血液供应站和输血服务"地区"的管理。献血者身份的唯一"人类学"线索是他们的姓名和居住地。在利用国民输血服务卡开展对英国血型的试研究时，弗雷泽·罗伯茨对姓氏、性别和血型这些用于得出遗传学数据的"相关具体信息"做了判断。[17] 弗雷泽·罗伯茨供职于伦敦卫生与热带医学院（London School of Hygiene and Tropical Medicine，LSHTM），在那里，他安排了一组助理，负责将献血卡上的这些信息抄录到穿孔卡上以供计算。这些助理也给献血者记录增加了地理特性——在穿孔卡上添加了献血者注册时的居住地。他们不能单纯按输血中心的排列整理献血卡，因为绝大多数人在工作地附近而非居住地附近献血。于是，他们在墙上挂上一幅全国地形测量局（Ordnance Survey）发行的地图，仔细检视每份资料上的地址，利用它在地图上定位献血者。由于国民输血服务献血卡的情况催生的上述文书处理方法为血型出现频率这项群体数据提供了精确的架构。

不仅是英国血型调查的形式受国民输血服务的工作程序影响，有迹象显示，国民输血服务的行政管理也受到调查的影响。弗雷泽·罗伯茨指出，依赖邮政地址定位调查对象是处理群体数据"最为困难和耗时"的方面。[18] 在反思这些实际操作上的困难时，他解释说，"需要一劳永逸地设计一套代码，好将任何地址立即转化为代码数字"。[19] 为了实现这点，弗雷泽·罗伯茨同邮政的工作人员会面，探讨服务于实验用途的为邮政地区编码。如今在英国被称作"邮政编码"的事物直到 20 世纪 50 年代末才系统推广，契机是邮局开始使用电动分拣机。[20] 即便如此，到了弗雷泽·罗伯茨开展研究之时，邮政对分拣工作的组织规划依靠的是非正式划分的 1700 个独立地区和 300 个城市下属分区，它们都"清晰地划分在地图上"。尽管这些分区不对社会公开，但弗雷泽·罗伯茨说服邮政允许血液供应站使用邮政编码，同时邮政定期提供更新，详示地区边界的变更。他希望输血中心和献血人都能严格按规定行事，于是建议向各输血中心发放一则"指导"，"指出错误和遗漏，并请他们确保填写的地址尽可能正确"。[21] 展望不列颠群岛血型普查的弗雷泽·罗伯茨和同事成功说服国民输血服务在其资料卡片上添加这一有关家庭住址的编码系统。[22]

　　弗雷泽·罗伯茨也在努力应对不列颠群岛血型的另一项显著特征。在处理某种血型的频率数据时，他遇到了分析海外数据的研究者没有遇到的区域划分难题。国民输血服务的记录没有提供给弗雷泽·罗伯茨现成的献血者分类；他得试图自献血者记录本身推出群体边界。自标注有献血者地址的全国地形图开始，他先是将记录聚合为 20 ~ 70 人的小组，将"单独的城市、城市分区和村镇"划分开，并在"行得通时"将"乡间地区"合并在一起。弗雷泽·罗伯茨还考虑到了地理环境中他称之为"自然"的元素，例如峡谷；以及"可能促进交流"的元素，例如道路和铁路。[23]确立了这些分类后，他将它们相继组合起来，形成规模越发大的群体，在每一步都使用卡方检验法测算新群体内的血型出现频率是否具有显著的异质性。[24]他汇报称，他和助理最终将54 579张献血卡归至321个地区，并计算出了每个地区的血型频率。通过确立群体分类，弗雷泽·罗伯茨获得了血型频率，而他的群体分类受两个因素的影响：数据内部的异质性，以及研究者自身对地理环境的判断。

学界普遍认为弗雷泽·罗伯茨的试研究获得了巨大成功，它绘制出了一幅详细的英国中部地区血型频率地理分布图（图8.2）。这一成果极为优异，让英国血型调查成为血型中心开展的常规研究之一，由阿达·科佩奇负责。邮政系统里的邮政分区对弗雷泽·罗伯茨帮助巨大，因而在调查的最初阶段，科佩奇也选择使用它们确立相关的"地域单位"，方便对送达中心的献血者登记卡片分拣和编码。[25]英国血型调查结合了输血服务的行政系统和邮政的管理区域划分。

在另一个结合多个战后行政管理系统的事例中，全国各地的研究者自国民医疗服务体系的记录中提取群体数据。眼下正是大规模群体研究、基于卫生调查的大众数据收集，以及流行病学兴盛的年代，这些项目都得到国民医疗服务体系的协助。[26]"关联研究"（association studies）寻求记录血型和疾病在群体层面上的关联，日后，一系列成果丰硕的群体遗传学国际研究都涵盖此类内容。[27]在20世纪50年代的英国，此类研究的存在有赖于国民医疗服务体系和国民输血服务的标准化记录模式。研究者通常自数以万计的医院病患和（作为对照的）输血中心献血者处收集血型信息。然而，他们并没有直接调查全部病患。取而代之的做法是，选择患有特定疾病，且将非急需的外科手术作为常规治疗手段的人员，因为这些病患的医院病历上会记录他们的血型。鉴于现

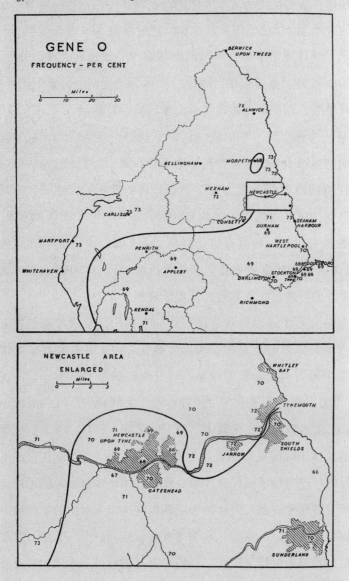

在输血已经成为手术计划工作的常规环节，院方在手术开始前就会备好与病患相容的血液。[28]

在一项大规模研究中，研究者自患有消化性溃疡和几种癌症的病患处收集血型信息，这些疾病都通过非急需的外科手术治疗。[29]另外一项研究则针对血型和高血压之间的关联，该研究有赖于血压异常高的病患时常遵循医嘱，去往当地输血中心接受治疗性放血。[30]这些病患的临床诊断和血型信息定期录入国民医疗服务体系的病患记录，一同录入的还有地址，以及诸如"社会阶层"和职业等信息。和国民输血服务献血卡的情况类似，研究者可以自病患记录中提取信息，并将其转换为遗传学数据。在针对消化性溃疡的研究中，研究团队的一名成员拜访了多家医院，自 13 000 份病历记录中获取信息。这些数据之后经过编码，再转写到穿孔卡上。上述研究的"对照"对象是来自相同医院或血液供应站的其他个体。治疗性输血造就了血型、病患以及疾病间由书面记录承载的关联。再一次地，国民医疗服务体系的行政系统令定义并研究具有临床意义的基因差异成为可能。

**图 8.2** 约翰·弗雷泽·罗伯茨的一篇论文中同时给出的两张地理分布图，它们呈现了 O 型血在英格兰北部（左页上图）和经过放大的泰恩河畔（Tyneside）地区（左页下图）的频率分布。最上方的虚线代表苏格兰和英格兰的边界，图中部的虚线代表河流，阴影地区代表主要居住点。数字代表 O 型血的出现频率，同一条等值线将两张图一分为二。弗雷泽·罗伯茨谈及自己定位这条线时的思路："我做了几个试验，很快发现可以自东向西画出单独的一条线，将整个区域分成两部分，每部分内部具有同质性，而所有显著的差异都存在于两部分之间。"摘自：弗雷泽·罗布茨，《对英格兰北部 ABO 血型记录的研究》（An Analysis of the ABO Blood-Group Records of the North of England），1953。24 厘米 × 14 厘米。版权所有：Springer Nature。翻印经过授权

## 分拣和调整数据

在血型中心，血型数据远离纷乱复杂的血液采集工作，也远离划分群体的重重困难，是独立而抽象的存在。通过分拣整理，并用它们呈现出"全球"遗传多样性，科佩奇、多马尼耶夫斯卡 - 索布查克和瓦松赋予了这些数据新生命。她们的主要工具是索引卡片，卡片上记录有所有血型相关出版物的书目信息。到了 20 世纪 50 年代中期，血型中心的工作人员建立了含有将近 3000 篇作品的文献目录，索引包括作者姓名、研究主题、对象群体，以及国家。[31] 她们还在许多索引卡片和血型中心收藏的绝版出版物间注明了相互参照项。一组现存的索引卡片——有迹象表明，穆兰特和同事在修订《人类血型的分布》第二版时使用过它——显示，每当研究者收到未经发表的数据，他们会在薄纸上用手写下研究结果，并附在索引卡片中。相关的论文一经发表，手写的信息会经由打字机打在一张新卡片上。在该系统中，便宜的纸张和手写文字代表暂定的知识；带有打印文字的卡片对应公开发表的知识。[32] 只有经过发表的数据才通常（但不必定）用于计算群体数据。[33] 穆兰特频繁使用索引卡片作为参考工具，也经常在通信中提及它。卡片文献目录为血型中心的分析工作服务，与此同时，血型中心向咨询者提供的专项参考文献名录都以它为基础。[34] 工作人员自信件和出版物中提取血型和其他遗传学信息："数据得到复制，基因频率和其他计算数值得到验算，结果记录在专门的文件之中。"[35]《人类血型的分布》（1954）汇编的 40 个表格都是基于此类工作。

《人类血型的分布》一书利用了索引卡片上的数据。书中含有 40 个表格，它们将研究者认为在地理上关系密切的各群体归于一处。较大的地缘政治区域（例如"非洲"或"亚洲"）按国家、宗教信仰或社会等级["犹太人""康卡纳婆罗门"（Koksnath Brahmans）]划分，有时还进一步分为更小的地区[例如"勒克瑙"（Lucknow）、"孟买"（Bombay）]。来自不列颠群岛和欧洲其他地方的数据——主要收集自输血中心——倾向于按民族（"英格兰人""苏格兰人"）以及地点["斯托诺威"（Stornaway）、"西因弗内斯"（Inverness West）]划分，而来自海外的血型则按国家、种族和"部落"分类。书中对欧洲的着墨远多于对世界其他地方。穆兰特将"犹太人"归在题为"地中海地区民族"的章节内，称"大流散（Dispersal）后的海外犹太人同他们与之混居的其他民族间存在生理差异"。[36] 从索引卡片上的群体分类看来，血型中心似乎沿用了采血者对于种族的判断，哪怕是随意如"印第安人（不列颠哥伦比亚省）"、"齐佩瓦（Chippewa）印第安人（纯种）"、"齐佩瓦印第安人（＞3/4 印第安血统）"和"齐佩瓦印第安人（＜3/4 印第安血统）"的分类（图 8.3）。分割纵列的横线在一些时候用于隔开两个国家，其他的时候意义却更加模糊。此外，血型按地理和政治分类的罗列并不总是对应采血地点；"中国人"这一分类有时附带献血者曾居住的城市作为进一步说明。换句话说，文书人员有时将血型数据移至论文作者或穆兰特和同事判断出的献血者出生地。

从该书收录的表格中可以看出，科佩奇的统计学工作中包括将血型鉴定结果转化为群体数据，并评估这些数据的可信度。图 8.3 中最右的两栏用百分比表示出血型鉴定结果——不是拥有某种特定血型的个人百分比，而是对应的等位基因的百分比。[37] 这是群体遗传学研究的常规做法，但给出等位基因出现频率也通常会在表面上放大群体间的差异。[38]（例如，由于不同等位基因的显隐性不同，某一群体内 O 型血的出现概

TABLE 35
## KELL GROUPS
### SAMPLES TESTED WITH ANTI-K AND -k

| | | Number Tested | | Phenotypes % | | | Genes % | |
|---|---|---|---|---|---|---|---|---|
| | | | | KK | Kk | kk | K | k |
| ENGLISH | Ikin et al. (1952) 658 | 1166 | OBS | .09 | 7.63 | 92.28 | 3.94 | 96.06 |
| | | | EXP | .15 | 7.57 | 92.28 | | |
| WELSH | ,, | 116 | OBS | .00 | 8.62 | 91.38 | 4.41 | 95.59 |
| | | | EXP | .19 | 8.43 | 91.38 | | |
| SCOTTISH | ,, | 527 | OBS | .00 | 8.92 | 91.08 | 4.56 | 95.44 |
| | | | EXP | .21 | 8.70 | 91.08 | | |
| IRISH (Northern Ireland) | ,, | 106 | OBS | .00 | 7.55 | 92.45 | 3.85 | 96.15 |
| | | | EXP | .15 | 7.40 | 92.45 | | |
| BRITISH (United Kingdom) | Parkin (1952) 1602 | 935 | OBS | .10 | 6.74 | 93.16 | 3.48 | 96.52 |
| | | | EXP | .12 | 6.72 | 93.16 | | |
| CHIPPEWA INDIANS (Full Blooded) | Matson and Levine (1953) 934 | 161 | OBS | .00 | 14.91 | 85.09 | 7.76 | 92.24 |
| | | | EXP | .60 | 14.31 | 85.09 | | |
| CHIPPEWA INDIANS ($>\frac{3}{4}$ Indian) | ,,     ,, | 128 | OBS | .00 | 10.16 | 89.84 | 5.21 | 94.79 |
| | | | EXP | .27 | 9.88 | 89.84 | | |
| CHIPPEWA INDIANS ($<\frac{3}{4}$ Indian) | ,,     ,, | 206 | OBS | .48 | 7.28 | 92.23 | 3.96 | 96.04 |
| | | | EXP | .16 | 7.61 | 92.23 | | |

**图 8.3** 《人类血型的分布》中的表格 35，它展现出几个人类群体中凯尔血型的血型表现型和等位基因的出现频率。表格（自左向右）列出了群体分类、数据来源文献、测验人数、表现型（附带推断出的基因型 KK、Kk 和 kk）、出现频率百分比的预期值与实测值，以及计算出的血型等位基因（K 和 k）的出现频率百分比。按种族分类和按国家分类的情况同时存在，书中对此并未给出进一步解释。摘自：穆兰特，《人类血型的分布》，1954。感谢穆兰特家族提供翻印授权

率可以是50%，而其中携带等位基因 O 的人则占71%。）科佩奇自"观测到的表现型"（OBS），即表中自右数第二栏中的血型，计算出表中等位基因的实际出现频率。为了评估数据的可信度，这一栏中还列出了"预期"（EXP）的表现型百分比。这些数值是科佩奇使用哈迪－温伯格公式自等位基因出现频率推算得来的，因此，她给出的数值适用于内部个体间随机交配的大规模群体。"观测值"和"预期值"间的任何差异都是为了给予读者表中的基因频率计算数值真实可靠的印象。在穆兰特看来，造成差异的最可能原因是无效试剂致使血型鉴定测验本身不准确。[39] 除此之外，也可能是由于取样规模不够。卡方检验法的计算结果可以指明观测值和预期值之间差值的显著差异，然而穆兰特选择在表中省略这一项。[40]

　　穆兰特按照地缘政治、宗教信仰和"部落"分类规划书中的大部分内容，这些分类和表格中列出的类似。他的章节遵照地理顺序，自欧洲北部开始，之后依次是地中海、"撒哈拉沙漠以南的非洲"、"亚洲"、"印度尼西亚和澳大利亚"和"美洲原住民"。每章的小节标题有时是地理分区（"伊比利亚半岛"），有时是地缘政治分区（使用国家名称，或诸如"欧洲东部"等地区名称），有时则是宗教信仰（"犹太人"）。在一些小节中，当地分类也包括"部落"分类，诸如非洲的诸多群体、北美的"爱斯基摩人"和绵绵白云之乡（Aotearoa）[1]——新西兰的毛利人（Maori）。[41] 这些章节用大篇幅描述了不同群体中的血型出现频率，还包括所研究群体的地理学、人类学、历史和语言信息。尽管穆兰特给出了内容广泛的信息，但他没有给出任何一篇支持书内历史、语言或人类

---

[1] 绵绵白云之乡：毛利语中对新西兰的称呼。

学信息的参考文献。穆兰特在提供所研究群体的信息时略去信息来源，此做法反映出他视这些群体的身份为理所当然，不加考量地全盘接受。

血型调查报告绝少提及如何征募个体研究对象，而在确有提及时，通常会涉及"当地"专家，例如巴兰迪亚兰的有关"纯种巴斯克人"的"专业指导"，以及伊图里分辨"家系完整"的巴斯克人的能力。如上文所述，穆兰特和同事形容"当地"助理对研究对象群体具有真实可靠的了解。通过在发表的报告中提及这些"助理"，研究者更加模糊了研究对象选定过程的具体细节，并给予读者不同研究对象间的关系显而易见，毋庸置疑的印象。通过这些策略，穆兰特掌控了学界对"哪些群体在遗传学上具有高研究价值"这一问题的看法。

穆兰特呈现血型数据的形式，以及他和其他研究者绝少就研究对象群体提出全新结论的事实，反映出血型并没有兑现研究者寄予的崇高期望。[42] 还可以从另一角度看待这些血型研究结果的呈现形式：穆兰特的读者群在研究报告中读到的血型群体遗传学数据事先经过研究者的调整，在呈现形式上契合既有的知识框架。我所用的"调整"（calibration）一词指的做法是：令血型遗传学的研究方法和研究结论与广泛承认的体质人类学、地理学和历史学知识相匹配。[43] 毕竟，人类遗传学是不久前才成形的研究领域。单纯罗列血型基因出现频率永远不会引发足够的关注，然而，一旦遗传学数据与种族、历史和地理知识结合并相互匹配，这些数据便具有了意义。这显示出人类遗传学这一新兴领域有潜力针对人类生命和其历史提出有价值的看法。

## 绘制地图

《人类血型的分布》一书的最后附有九幅详细的地图，每幅都展示出一种血型等位基因的地理分布（见前文图8.1）。其中，五幅地图展现来自"世界各地本土群体"的数据；四幅是欧洲地图，基于更为详尽的数据，因而能以更低的粒度精细呈现。[44] 每幅地图都占据一张折页，上面绘出陆地的轮廓。图上添加了代表阈值血型频率的等值线，并给予读者血型等位基因在地理空间内平滑散布的印象。等值线抹去了分类间的界限，而且有时将国家一分为二，或一分为多；一些等值线跨越大洋，联系起相隔遥远的大陆。深浅不同的阴影表示血型出现频率，造成国家间相互关联的观感。在Rh等位基因的地图上，苏联完全是一片空白。苏联在1949年退出了世卫组织，直到十余年后才再度加入；苏联境内信息的缺失印证了穆兰特依赖世卫组织网络提供此类数据。

穆兰特为《人类血型的分布》第一版绘制地图的过程几乎没有留下记录，但资料库中存有第二版的绘图过程材料。[45] 穆兰特会先准备草稿，以某大洲或某国家的普通地图为基准——在图8.4这一例子中，穆兰特使用了法国发行的北非殖民地图，地图上标明了"摩洛哥诸部落"（des tribus du Maroc）的地理位置。在这张发行时间更早的地图上，穆兰特添加了自他通信人提供的数据计算出的血型出现频率，并依据这些数值绘制出粗略的等值线。在绘制等值线时，穆兰特参照了地图上已经标出的群体，很可能也考虑到了地理上的阻隔，例如河流和山脉。[46] 将数据和等值线添加在地图上的做法是另一种形式的调整：令血型出现频率数据匹配既有的群体分类。穆兰特雇了一名专业制图，将草稿转绘在标准地图上，并用不同深度的阴影表示等值线划分出的各地区。穆兰特

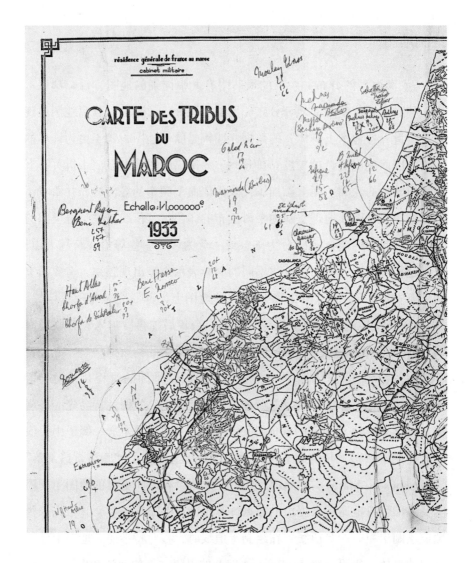

**图 8.4** 一幅摩洛哥诸 "部落" 行政区划地图的左上角，穆兰特在上面添加了有关血型出现频率百分比的笔记。原始的地图副本由法国政府发行，分部分印制，之后粘贴成一体。大概在 20 世纪的 60 年代末或 70 年代，穆兰特用红色钢笔标注出当地群体中血型等位基因的出现频率，并绘出粗略的等值线表示大致的频率百分比阈值。在准备《人类血型的分布》第二版的过程中，穆兰特将类似此图的草稿寄给专业制图者约翰·亨特（John Hunt）。整幅地图尺寸：60 厘米 × 48 厘米。惠康博物馆，伦敦，PP/AEM/E.37。感谢穆兰特家族提供翻印授权

所选的阈值频率，以及他有关等值线和阴影的各种决定，可能会深刻影响书中地图所传递的信息。通过改变以上各元素，即便是保持数据不变，穆兰特也可以令不同的群体显得相互亲近或疏远。

随书发表的地图就"血型数据可以是什么"呈现出一幅理想化的图景。群体分类消失不见，只留下看上去纯净客观的信息，它们的积累很可能揭示出人类多样性的详细规律。穆兰特对于海量数据的强调是另一种抽象转化人类血型的方式，血型成为自成一体的事物，脱离了血液采集工作复杂混乱的背景。海量数据对数据的客观性至关重要。眼下，费希尔、霍尔丹和同人在 20 世纪 30 年代提出的人类遗传学设想日益兴盛。穆兰特做出推论，到头来，任何错误都会被未来收集的海量数据淹没。《人类血型的分布》的一名书评人多少算是赞许地指出，穆兰特倾向于"在数据存在疑点时，对数据的提供者进行最有利的判决，他似乎相信宽容会带来更多的数据，而时间会修正它们"。[47] 群体遗传学是一门统计科学，穆兰特认为这一做法完全符合此领域的标准。海量数据本身就具有价值：能收集到的数据越多，群体频率的估值就越准确，地图的粒度也就越低。1955 年，穆兰特再次申请对血型中心的资助。此时他强调，眼下各界对血型中心的需求前所未有地强烈。此外，"对全世界所有可获取的血型数据的汇编工作……应该在可预见的未来一直进行下去"[48]。在处于 20 世纪 50 年代中期的穆兰特看来，收集工作的收尾遥遥无期。

## 将人类变为遗传学对象

穆兰特是大师级的收集者、热心的合作者，以及高效的管理者，他根据同时期机构方面和政治方面的紧迫需要制定自身的工作。他还对自身调度和控制手中数据的能力极有信心。其项目的不同寻常之处在于，它既没有建立前沿理论的野心，也没有得出决定性结论：这是一项受数据驱动的描述性遗传学研究，建立在输血基础结构的基础上，但根植于两次世界大战间隔期的种族人类学。它罗列、区分人类身体，目的是将遗传学数据和具体人类身份——地点、社会、国家和种族——联系在一起。

此项目也致力于将人类变为遗传学研究探索的对象。一如早年的费希尔，穆兰特和科佩奇利用"遗传平衡"这一概念证明自身收集的数据真实反映了"自然"或"繁殖"群体的情况。对他们以及其他许多人而言，由于平衡在按种族、宗教信仰和国籍划分的群体中都可观测到，因此证实了穆兰特的项目有可取之处。按穆兰特在《人类血型的分布》的序言中的说法："一种科学的人类学正在成形，也必定得以如科学的动物学一般长期存在。"[49] 他将对人类多样性的遗传学研究比作动物学，而后者在学界眼中是毋庸置疑的自然科学。

穆兰特的大规模收集项目涉及助理、翻译、统计员和文员训练有素的专业劳动。尤其是在处理"海外"血样时，他和他的研究助理依赖于有着"合适"专业能力，来自"合适"的社群或国家的血液"掮客"。这些人员是拥有认知优势的观察者，他们可以在遗传学身份的构筑和基于"部落""种族"以及民族的亲缘关系间建立起可信的联系。然而，他们的方法和他们的姓名绝少出现在公开发表的文献中。在 20 世纪 40年代末和 50 年代初，穆兰特和其他作者将这些人的身份视为理所当然，如果文献提及征募研究对象的方式，那么征募过程通常有"当地"专家参与。

通过暗指这类向导的当地人身份，论文和专业书籍的作者塑造出这些个人"对研究的对象群体具有真实可信的了解"形象。研究者对这些人员的专业能力全盘相信，而这造成一种印象：种族群体分类（例如"纯种齐佩瓦人""拉普人"）的存在是自然而然的。研究者的这一举动有助于将一种新出现的人类数据（血型等位基因出现频率）和既有知识（种族、地理和更细致的人类学分支）协调一致，即便这些知识如今看起来十分缺乏根据。穆兰特和他的读者相信种族、部落、国家和宗教信仰是重要的框架，遗传学数据在其内成形，并由研究者赋予意义。模糊血液采集和血样选取的细节是这种调整的一部分。

继续"调整"这一主题，穆兰特称《人类血型的分布》为一种"研究工具"。遗传学家约瑟夫·伯塞尔（Joseph Birdsell）也同意穆兰特对该书的定位，称它为"精心打造的重要研究工具"。[50] 按照穆兰特的说法，遗传人类学是一门年轻的科学，"针对混血群体的研究"则"才刚刚开始"。他写道，当前研究阶段的主要任务是"尽可能完善地研究**亲代群体**"（黑体由本书作者所加）。[51] 在穆兰特看来，收集越来越多的数据势在必行。很显然，只有收集到了足够多"亲代"群体或"原始"群体的数据，血型遗传学才能在探索混血状况更为复杂的人类群体时作为合适的工具。不过，对于穆兰特而言，这一目标的实现不断延后。《人类血型的分布》的目的**还**不是探索人类迁徙的原点，而是调校一种新工具。穆兰特绘制的地图在他的遗传学数据和人类差异间建立起真实有据的联系，从而令人信服。

穆兰特利用人类血样的（部分）"身份"赋予采集来的血液意义，并详细拓展遗传学知识。历史学家薇罗妮卡·利普哈特（Veronika Lipphardt）和乔纳森·马克斯（Jonathan Marks）（以及其他人）准确地观察到，尽管研究者声称他们的工作带来了对人类生命和历史的新见解，不受种族偏见影响，但战后的遗传多样性研究沿用了早先的种族分类。[52] 沿用早先种族分类的做法凸显出，意义的构筑围绕着种族和其他人类身份。若是血型遗传学多样性数据**没有**和常见种族分类产生关联，这些数据又能吸引到什么样的关注？为群体和人类遗传学赋予"生物学意义"的做法是文化层面上的操作，所基于的人类特征和身份是在远离科学实验室的环境中形成的。

上文已经提到过，在当时，对于海外数据的收集倾向于认定群体分类是给定的，而基于英国自身的国民输血服务献血卡上的信息构建出一个个群体则需要复杂麻烦的统计学规程："国外"和"国内"确保数据真实准确的方式并不相同。然而，自 20 世纪 50 年代初起，标准发生了变化，遗传人类学家开始更为明晰地呈现各自的取样程序，有时寻求语言学家和社会人类学家同他们合著论文。[53] 例如，遗传学家莱斯利·邓恩（Leslie Dunn）在 1954 年前去罗马采集当地一个据称历史悠久的犹太社群处的血样，同行便带上了他作为文化人类学家的儿子。[54] 1955 年，人类学家德雷克·罗伯茨声称，在研究尼罗河河谷居民的血型时，他注意了"设计恰当的采样程序"这一环节，该环节"是一个重要的方面，但经常在其他研究中受到忽视，这也折损了这些研究的价值"。[55] 1956 年，美国人类学家伯特兰·克劳斯（Bertram Kraus）和查尔斯·怀特（Charles White）直面了"究竟谁最具有群体分类的资质"这一问题。他们在《美国人类学家》上发文称，应该由社会人类学家定义人类血型数据采集所依赖的"繁殖群"的概念。"只有细致研究过社会结构，尤其是诸如部落、当地社群和营居群等社会群组之后，才可能划分出真正的繁殖群。"想要将"现代"种群遗传学应用于人类，必须考虑到"其他生物体不涉及的一种环境，即文化"。[56] 克劳斯和怀特警示，若是研究者不具备社会人类学专业知识技能，那么自非随机样本推断出的遗传特征很可能含有严重错误。

　　克劳斯和怀特的言论促使其他专业人士大举凸显各自领域的知识技能。加拿大温尼伯市（Winnipeg）的知名血清学家布鲁斯·乔恩（Bruce Chown）回应称，克劳斯和怀特对于基因型的解读是错误的："研究群体遗传学的人类学家团队应该包括一名有能力的红细胞血清学家（即血型专家）。"[57] 即便如此，克劳斯和怀特的言论也符合遗传学实地研究的发展方向。[58]1960 年，伯塞尔在评论穆兰特更新过的 ABO 表格时指出，若想理解种内演化，就必须明确"塑造群体的社会因素和环境因素这两方面"。[59] 遗传学群体取样的方法终于开始受到关注，然而何种方法最为合适仍无定论。上述领域间的冲突一直延续到 20 世纪 90 年代人类基因组多样性计划（Human Genome Diversity Project）启动后。[60]

　　在 20 世纪 50 年代初，研究人员对取样方法的记述并不清晰。穆兰特的地图呈现出"自然"且不带有政治色彩的基因地理分布态势，预示着会出现对于早期人类迁徙的新理解，它冷静理智，相较之前多了客观性。[61]《人类血型的分布》问世时，英国的去殖民化进程引发了诸多流血冲突，同时期大量移民进入英国，引人关注。然而，该书刻意忽视了近期发生的事件。（穆兰特的地图表示）遗传学无关大英帝国的政治，或复杂棘手的种族关系，而是有关远古历史。血清是源自人类血液并为人类服务的物质，它的跨国传递有助于遗传学研究维护全人类的团结。不久之后，"遗传学是现代、民主、进步并具有救赎意味的学科"这一概念将会投射到更加宽广的舞台上。

## 第九章

# 20 世纪 50 年代：血型与种族科学改革

## Blood Groups and
## the Reform of Race Science in the 1950s

1952 年 11 月 10 日，英国各地拥有电视机的家庭见证了国内首次血型鉴定直播。亚瑟·穆兰特本人正参与一档名为《种族与肤色》(*Race and Colour*) 的节目，它致力于展现"科学家的种族观"，是 BBC 之后出品的一个更长的种族关系主题系列节目的先导。（以黑白片形式播出的）《种族与肤色》中出现了穆兰特、朱利安·赫胥黎，以及其他几位"专家"，他们借此机会解释科学如何削弱种族偏见。该节目特别点明，血型遗传学在驳斥种族优越论方面尤其有力。（据节目称）血型对于输血的重要意义显示出，人类虽在遗传学上具有多样性，但"皮肤之下都是相同的"。世界因多样而统一。赫胥黎和同事们将"科学"塑造为理性、普适且不带偏见的事业，而《种族与肤色》将血型刻画为战后遗传性状的模范例子。

20 世纪 50 年代初，出现了一场不仅限于电视的宣传运动，展现出了遗传学现代、普适且进步的学科形象，此形象在大众认知中留存至今；《种族与肤色》节目就是该运动的典型产物。[1]通过宣传辞令塑造学科形象并非史无前例，30 年代时就出现过类似情况，当时赫胥黎、J. B. S. 霍尔丹，以及英国其他生物学家加入了针对种族科学内容和意义的探讨。他们提出，遗传学为研究人类多样性提供了一种不带偏见且"科学"的方法，这一观点得到他们来自欧洲其他国家以及美国的同行支持。在第二次世界大战后，通过参与联合国教科文组织这一联合国下属专门机构的工作，赫胥黎和霍尔丹等人成功将围绕种族科学的讨论引入国际舞台。[2]

联合国教科文组织至关重要的原则之一是：教育、科技和文化对促进和平与世界秩序至关重要。在教科文组织的首任总干事赫胥黎看来，传播科学事实对增进文明发展和社会平等的重要性毋庸置疑。[3] 的确，不久后联合国教科文组织发起了一场对抗种族主义宣传的运动。[4] 该运动发行的一些宣传册和书籍将遗传学居于独特而有利的位置，描绘其可以带来对人类起源和多样性的深刻见解。遗传学能占据这个位置，血型功不可没。

1953 年，一期《生活》（*Life*）杂志内的一幅单页设计反映出了联合国教科文组织为遗传学设立的形象。作为文章插图，图中展现了格雷戈尔·孟德尔，他佩戴十字架，身着修士袍，身边有一棵豌豆苗，上方的标题是"联合国的科学图片展现出种族是什么，如何起源，以及如何融合"（图 9.1）。文章的宗教元素不止于此，它还令亚当、夏娃同孟德尔分享版面，前二者的身份由"分别善恶树"（Tree of Knowledge）表明。该文章是联合国教科文组织在反种族偏见方面的宣传，而促成这类宣传的人，部分就是本书已经介绍过的一些科学家，包括赫胥黎、穆兰特和美国遗传学家莱斯利·C. 邓恩，他们同联合国教科文组织合作，帮助将遗传学塑造为历经改革的国际主义和人道主义科学，同该学科自身过去的优生主义色彩划清界限。

从某种角度看讲，遗传学新形象的吸引力和成功出人意料。到目前为止，大部分遗传学研究都曾是两次世界大战和对殖民地国家的大规

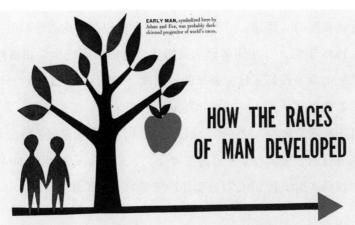

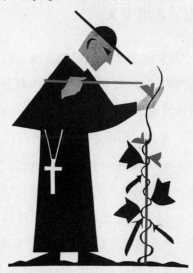

**图 9.1** 专题文章《人类种族如何发展而来》（How the Races of Man Developed）的第一页，摘自：《生活》杂志，1953 年 5 月 18 日，第 101 页。副标题为：联合国的科学图片展现出种族是什么，如何起源，以及如何融合。文章解释说，科学家"终于就人类种族达成一致意见，认定了该领域内何为对，何为错"。在本页中，简·埃金·克莱曼（Jane Eakin Kleiman）绘制的格雷戈尔·孟德尔——佩戴十字架，身着修士袍，身边有一棵豌豆苗——同亚当、夏娃分享版面，后两者的身份由苹果树表明。本页图片和文字传递着"遗传学是打开种族知识大门的钥匙"的信息。

© 1953 图片收藏公司（The Picture Collection Inc.）版权所有。翻印 / 翻译自《生活》（*LIFE*）杂志，经图片收藏公司授权印刷。未经许可，禁止以任何形式及语言复制图片的整体或部分 LIFE 和《生活》杂志标识是 TI 戈瑟姆公司（TI Gotham Inc.）的注册商标。使用经过授权模行政管理的一部分，而遗传学研究的存在也是因为战争和殖民。事实上，1945 年后，一些知名科学家担忧，遗传学同优生学和纳粹种族科学二者的联系败坏了这一领域的可信度。[5] 然而，在战后的十年内，遗传学却能以"研究人类差异和发展过程的学科，经过净化、普遍适用，并且不受政治影响"这一形象示人。此外，该形象和穆兰特在贝德福德广场进行的全覆盖收集计划高度吻合。下文将检视 20 世纪 50 年代初联合国教科文组织和 BBC 对血型和遗传学的美化和修饰。

## 遗传学人道主义

"既然战争始于人们的头脑，那么对和平的守护也应该建立在人们的头脑中。"1945 年，在巴黎的联合国教科文组织成立大会上，英国教育部长埃伦·威尔金森（Ellen Wilkinson）如是说。[6] 经过来自菲律宾、巴西、埃及、印度和美国全国有色人种协会（National Association for the Advancement of Colored People）代表的游说，联合国教科文组织在自身的宪章中加入了用科学对抗"人类和种族间不平等的教条"这一目标。[7]1948 年，它还启动了一个项目，主旨是探知查明可以"消除通常所谓'种族偏见'思想"的"科学事实"。[8]

联合国教科文组织的反种族偏见运动和联合国对新世界秩序的规划互有联系，并且视专业科学知识技能为"治疗"偏见的"药物"。[9] 对科学怀有巨大信心，视它为促进社会团结工具的观点，整体上契合"科学人道主义"（scientific humanism）理念——出现在两次世界大战间隔时期的欧洲，并通过战时对未来建立联合国的讨论得到巩固。[10] 赫胥黎是此观点的高调推行者：科学有潜质作为外交工具并治理社会问题，它还提供了一种知识生产模式，令世界各地不同环境中的人可以相互理解。[11]
为了能在联合国的项目中发挥效用，科学需要高于政治。[12] 因此，在创立之时，联合国教科文组织规划出了一种科学人道主义形式，向全世界人民推广客观的社会科学和自然科学教育。[13] 用总干事赫胥黎的话说："科学和科学的思维方式是迄今为止唯一真正普遍存在的人类活动。"[14]

赫胥黎对联合国教科文组织反种族偏见活动的宣扬和一项科学计划有关，它由一群组织松散的科学家推行，目的是将一系列生物学观点合并入单一的演化框架，该计划日后得名"演化综论"（evolutionary synthesis）。[15] 该计划的支持者寻求用古生物学、生物分类学、植物学和遗传学领域的各个观点织就出完整而协调的演化通史。[16] 几名参与计划的科学家也试图将人类生命纳入这一框架，他们的工作可见于赫胥黎所著的《现代演化综论》（1942）、汇编作品集《遗传学、古生物学和演化》（*Genetics, Paleontology and Evolution*，1949）以及一些会议记录，诸如 1950 年在纽约州科尔德斯普林港（Cold Spring Harbor）举行的"人类起源与演化"（Origin and Evolution of Man）会议。参与联合国教科文组织的反种族偏见活动的生物学家，以及视自己为演化综论共同创造者的生物学家——例如赫胥黎、霍尔丹、邓恩和特奥多修斯·多布任斯基（Theodosius Dobzhansky）——这两个群体间存在可观的重叠。在他们看来，基于演化的世界观在涵盖其他动植物生命的同时也涵盖了人类生命，它是一种温和但进步的优生学理念的基础，该理念结合了民主的社会态度和对人类进步的信念。[17]

联合国教科文组织的反种族偏见运动由它下属的社会科学部门组织，与负责利用文章、影片和广播宣传"和平与人类福祉"的大众传播部门协同合作。[18] 联合国的《世界人权宣言》（Universal Declaration of

Human Rights，1948）中强调保证所有种族的人都拥有权利和自由。[19] 将《世界人权宣言》视为初动力的联合国教科文组织由此订立目标：开展运动以显示科学如何消除种族偏见。[20] 一份内部备忘录解释了该运动的重要意义：

> 公众相信种族差异意义重大，因而种族偏见广泛存在。科学家则总体认为种族并不重要，且不认为种族偏见存在科学依据。这场运动的目标是缩小大众和科学界对于种族的不同认知间的差距。[21]

"缩小差距"是联合国教科文组织的任务。具体到这项规划，科学是通向真理的道路，而联合国教科文组织要做的是将科学带给"公众"。[22]

作为反种族偏见运动的一部分，联合国教科文组织召开了一次科学家会议，起草一份有关种族"科学事实"的清单。[23] 会议讨论出的种族"声明"引发了不止一场争议，并且这些"声明"在诸多方面没能达到预期效果，已经有其他深入细致分析的著述。[24] 和本章最为相关的是，联合国教科文组织仔细定义了"种族"，将其归类为"生物学"名词。（按一则规划中的说法）种族"指一个群组或群体，它内部的遗传粒子（基因）或外貌特征的出现频率和分布情况存在一定的集中性；在地理隔离或文化隔离，甚至是双重影响下，随着时间流逝，这些遗传粒子或外貌特征出现、波动，通常最终又消失"。这个生物学概念并非恒久，且富于动态（基因"出现""波动"又"消失"）。至关重要的是，声明还解释了种族的生物学"事实"不应和"国家、宗教、地理、语言或文化"分组相混淆。[25] 可以信赖科学家专业地使用"种族"一词，但普通人做不到这点："在科学家的实验室外，'种族'一词经常遭到滥用，为导致经济和社会歧视的政策开脱。"[26]联合国教科文组织的反种族偏见运动和两年前的内部备忘录理念一致，强调"种族"一词有在"大众语言"中遭到滥用的危险，并且只能由生物学家正确处理。

联合国教科文组织意图传达的信息很明确："种族"是生物学中现实存在的分类，但只有科学家才能够准确使用。再进一步，遗传学家是最适合使用该词的人，因为遗传学令种族科学自类型学研究转向对人类群体动态的更深刻细致的理解。人类遗传学有潜力揭示人类根本的共通之处，将全世界各民族联系到一起。

血型在这一思路中扮演了重要角色。最能生动体现出这一点的要数联合国教科文组织下属的大众传播部门在 1952 年发行的图册《什么是种族？科学家的证据》(*What Is Race? Evidence from Scientists*，图 9.2，下文简称《什么是种族？》)。[27]该书文字和图像浅显易懂，"中学年龄段……直到成年教育课程的学生"都可以理解其中的科学概念。书中插图由艺术家简·埃金·克莱曼绘制。插图的印刷色调有限，以联合国教科文组织旗帜的蓝色为背景色，少许红色作为强调。笔触大胆、高度抽象的形态以及图表式构图是其最突出的特色。[28]该书的前言中提到，之所以采用这些设计都是为了让科学概念"更易于非专业人士理解"。[29]

插图精美的《什么是种族？》以"面向大众的方式呈现出了有关种族的一些生物学基本事实"。[30]书的扉页中问道："你认为以下哪些是种族？"下方列举出诸多群体类别，包括"雅利安人"(Aryans)、"闪米特人"(Semites)、"北欧人"(Nordics)和"黑种人"(Negroes)。再下方是"答案"(雅利安人＝不是；闪米特人＝不是；北欧人＝是；黑种人＝是)，这些答案加强了这一概念：种族"真实存在"，并具有专门含义。该书提醒读者，"正确使用'种族'一词很难做到"，并告知他们

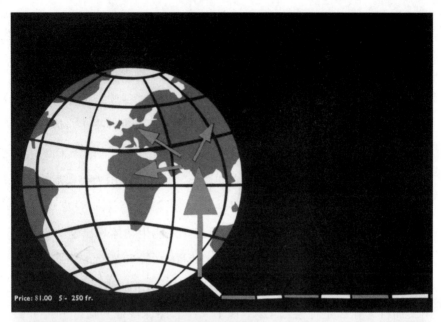

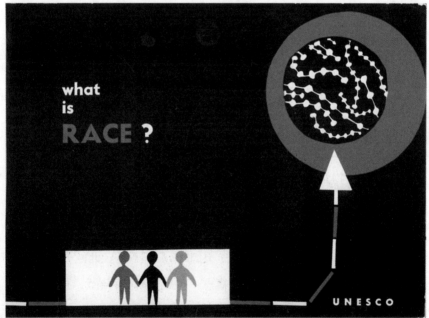

"科学家的工作性质要求他们力图准确，然而即便是他们，也需要在不同时刻以不同方式使用'种族'一词"。《什么是种族？》强调"种族"是生物学或"动物学"专业名词，经常用来指"人类的主要种族……高加索种（Caucasian）、尼格罗种（Negroid）和蒙古种（Mongoloid）"，"种"（-iod）这个后缀带有科学术语色彩。[31] 这再一次强调了科学家（"工作性质要求他们力图准确"）是唯一能正确使用"种族"一词的群体，而遗传学家是对该词拥有最终解释权的科学家。

确立了种族是生物学专业术语的地位后，《什么是种族？》又解释了遗传学的重要意义。类似书中对种族的说明，该书也强调了遗传学给人们带来了对种族差异的动态理解，插图《12世纪前的民族大熔炉》（*Melting Pot of Peoples before the Twelfth Century*，图9.3）展现了这一点，图中抽象的人形在仅有轮廓的地图上舞动，代表跨越欧洲的"一拨又一拨"迁徙。该插图表明，欧洲长久以来就是种族混居之地，不同种族在图中以深浅不同的灰色代表。尽管看似混乱，但该插图实际上是基于群体内遗传学变化模型建模所用数学技术的新近突破。图中使用红色圆点表示主要定居点，圆点的位置源自现有的此类遗传学变化的数据，即血型数据。

图9.2 《什么是种族？科学家的证据》（巴黎：联合国教科文组织，1952）的封底和封面，配色为大胆的黑、白和红。戴安娜·蒂德（Diana Tead）是负责该书的联合国教科文组织工作人员，据她形容，封面上画着"分别来自三大种族的小人手牵手，他们都和一个放大的细胞相连，细胞中含有染色体……封底上，源自细胞的箭头指向印度，学界认为这里是人类的起源地"。引用自沙夫纳对蒂德的采访，1951年10月29日，323.1（094.4），联合国教科文组织档案，巴黎。图像由简·埃金·克莱曼绘制，复制自：联合国教科文组织，《什么是种族？科学家们的证据》，1952。封面和封底的共同尺寸为43厘米 ×15.6厘米。翻印经联合国教科文组织授权

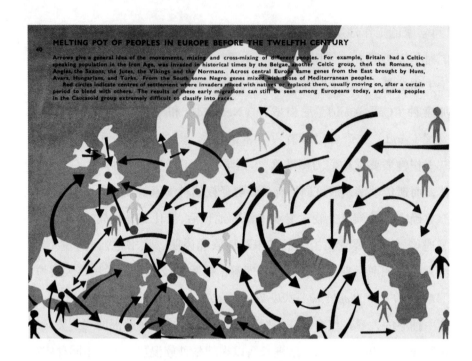

**图 9.3** 联合国教科文组织图册《什么是种族？科学家的证据》中的一页，它提出，遗传学研究显示欧洲是"民族大熔炉"。本页内容称要驳斥纳粹的种族纯洁性概念，表明欧洲长久以来就是种族混居之地，不同种族在图中以深浅不同的灰色代表。配文解释说："箭头显示出不同民族迁移、混合和交叉混合的大致走向……红色圆点表示主要定居点，在这些地点，入侵者和当地居民发生混合，或者取代他们；过了一段时间后，入侵者通常会再度出发，继续和其他民族发生混合。这些早期迁移的后果在当今的欧洲人身上仍然有所反映，它们令高加索种（Caucasoid）内部各群体极难划分成种族。"简·埃金·克莱曼绘，复制自：联合国教科文组织，《什么是种族？科学家的证据》，1952，第 40 页。21.5 厘米 × 15.6 厘米。翻印经联合国教科文组织授权

## 具有救赎意味的血液

既然联合国教科文组织的生物学家称，群体遗传学可以就作为生物学概念的种族带来深刻见解，那么他们认为具体该用何种方式研究这一学科呢？在这一问题上，联合国教科文组织的运动利用了穆兰特的血液采集计划。《什么是种族？》花了整整一节的篇幅介绍血型科学。它再一次先是展现所谓的"大众"血型观，然后解释"真正"的科学血型观。一幅简图显示"每一种血型所有种族中都有"（图 9.4），强调血型和种族的优劣无关。《什么是种族？》称，血型证明了遗传学家的种族观是真理："人类各群组，不论是种族、部落还是民族，似乎都具有相同的一系列基本遗传特征……没有什么比血型更能明确展现这一点。"[32] 在下一页上，一幅二维的平面简图表示出不同血型间的相容关系——构图消除了种族的等级意味。两张简图合力将血型基因塑造为跨越种族差异的完美桥梁。它们一同传递的信息是：只要血型相匹配，任何一个人类群体的成员可以为任何其他人类群体的成员提供血液。

通过选择血型作为科学而开明的遗传学研究的代表，联合国教科文组织的《什么是种族？》利用了当时有关输血的一则启事，它在 20 世纪 50 年代早期也作为驳斥种族主义的证据得到广泛宣传。[33] 上文（第六章）已经提及，当时的英国电影《紧急呼叫》的核心情节体现出血型相容与否和种族无关。片中，医生和警长设法说服一名海员提供急需的血液，名叫鲁宾逊（Robinson）的这名海员则坚持认为"白人不想身体里流着有色人种的血液"。听后，医生和警长没有放弃："什么叫'有色'血液？你的血液是红的，没错吧？"[34] 他们最终取得成功，鲁宾逊同意为医院中的病危女孩彭妮提供血液。电影希望观众相信，对于"有

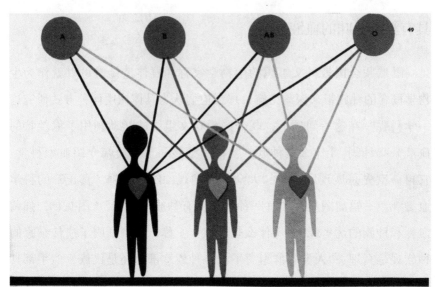

**图9.4** 一幅简图，它表达了"任何种族的个人都可以为任何其他种族的个人献血"的观点。四个红色圆点上标有四种主要血型：A、B、AB和O。线条将这些圆点与三个代表"所有种族的人类"的灰色人形相连，三人的灰度深浅不一，但都拥有相同的红色心脏。简·埃金·克莱曼绘，复制自：联合国教科文组织，《什么是种族？科学家的证据》，1952，第49页。21.5厘米×15.6厘米。翻印经联合国教科文组织授权

色海员"鲁宾逊而言，这次献血是对他先前经历过的种族歧视的救赎。在献过血后，谦逊又慷慨的鲁宾逊还送给彭妮的母亲一张照片，上面是他自己的年幼女儿：鲁宾逊和彭妮的母亲一同意识到，他捐献的血液在两家间铸就了亲情纽带。

《紧急呼叫》上映两年后，美国作家约翰·奥利弗·基伦斯（John Oliver Killens）的民权运动题材小说《扬布拉德一家》（*Youngblood*，1954）出版。该书也描绘了有人问及一名医生"白人血液"是否可以安全地"与有色血液相混合"的场景。医生回答："没有白血液或黑血液一说……所有血液都是红色的。唯一的区别是血型。血液不懂种族界限。"[35] 这部小说讲述了美国南部激烈的种族暴力，在故事发生的时间点前不久，美国红十字会输血服务才刚刚停止隔离标有"白种人"和"非裔美国人"标签的献血者血液。《扬布拉德一家》对血液的救赎性质的态度并不明确。在基伦斯的故事中，输血威胁到了根植于人们内心的"非我族类，其心必异"意识和种族偏见，但最终却没能瓦解它们。和它形成对比的是，《紧急呼叫》将献血塑造为可以促进交流、团结社群，并消除偏见的举动。这部影片凸显出 20 世纪中期对输血的形象定位：民主、进步、反种族主义。

尽管《扬布拉德一家》深刻而尖锐地反映出美国国内血液隔离的恶劣行径，但有迹象显示，《紧急呼叫》宣扬献出和接受治疗用血是民主而开化的做法依旧令人信服。输血体现出，在皮肤之下，所有人类都是相同的。按英国社会学家理查德·蒂特马斯（Richard Titmuss）几年后的说法："作为生命源泉的血液在每个人的血管中流淌，这证明人类大家庭是现实存在的。"[36] 输血是一项国际性的人道主义事业，可以将人们凝聚起来——这一刻画沿用至今。[37]

因此，在多方将遗传学塑造为进步学科的同一时期，输血也获得了"民主且反种族主义疗法"的形象，是血型将二者联系了起来。穆兰特和罗伯特·雷斯等科学家可以相当安全地研究血型和种族间的关联。[38] 然而，公众则需要学习到血型和输血驳斥了种族主义的逻辑。作为"带有救赎意味的公共卫生事业"的输血和作为"种族在生物学上真实具有的性质"的遗传学之间存在复杂的关系，血型在其中起到中介作用。

## BBC 节目中的种族

说回英国，BBC 的《种族与肤色》节目重新包装了联合国教科文组织传播的信息。BBC 成立于 20 世纪 20 年代，是国有广播公司，致力于"教育、资讯与娱乐"，在成立的前 30 年间，主要通过广播这一媒介达成这一目标。电视节目最早出现于 30 年代末，但因为在第二次世界大战期间停播，所以电视在 1950 年还处在起步阶段，试图摆脱自身相对于广播的劣势地位。直到 1950 年 10 月，BBC 的电视服务才拥有了自己的专属部门、一名主管，以及 BBC 管理委员会中的一个席位；与此同时，大众开始视电视为大有前途的媒介。截至当时，约有 14% 的英国家庭拥有电视，它们大多位于大伦敦地区（Greater London）[1]。电视的拥有量在 1953 年的伊丽莎白二世女王加冕典礼后激增。至少重大事件发生时，看电视是一项公共活动，观众会聚集在家中或酒吧里。[39] 在这一时期，BBC 的电视节目在亚历山德拉宫（Alexandra Palace）直播：

---

[1] 大伦敦地区：1965 年设置的伦敦行政区，包括伦敦中心城区及其周边的都市区，行政区划上由伦敦城、内伦敦 13 个区和外伦敦 20 个区组成。

电视节目是即时的表演，不是长久存在的媒介。

到了此时，科学已经成为 BBC 节目的固定组成部分。自战争开始，几家国家科学机构就一直在游说 BBC，希望能在其内部及广播节目中为科学家多争取一些位置。[40] 科学工作者协会（Association of Scientific Workers）曾在 1941 年致信 BBC 总裁，强调"社会大众必须要了解科学本身，以及获取科学知识的方法。科学方法是可控的工具，可以用于一个社群希望达成的任何目的"。[41] 科学界的游说十分成功，到了 50 年代，拥有科学资质的人员在 BBC 多个部门身居要职。最终，BBC 任命了一位科学顾问，他的职责是确保节目制片人和科学家之间沟通顺畅。获得任命的人是亨利·戴尔（Henry Dale），他是荣获过诺贝尔奖的生物学家、英国的生物标准化先驱，以及惠康基金会的主管。戴尔对于电视潜力的认识比较保守，在他看来，电视上的科学节目就是面向大众的科学讲座，只不过受众更多；讲座附带直观教具，例如黑板、挂图、幻灯片、影片和现场实验。戴尔的理念和同时代制片人的理念相脱节，然而他的影响深远。尽管在 BBC 任职的时间不长，但他为科学节目订立的模式成了 BBC 遵循的标准，《种族与肤色》完全符合这一模式。

《种族与肤色》沿袭了 BBC 的"谈话"(talk) 节目文化——源自广播，此时是非虚构类电视节目的基础。在 50 年代的绝大部分时间里，制作《种族与肤色》的电视谈话节目部门（Television Talks Department）是科学节目制作的中心，尤其擅长演播室内的直播节目。用当时的纪录片制片人罗杰·巴尔（Roger Barr）的话来描述谈话节目的典型特征："在电视'谈话节目'中，专家意见或专业信息**直接**由**权威人士**传达给观众。讲解科学的是霍尔丹，谈论时事新闻的是政治人物本身。"[42]《种族与肤色》具备上述所有元素：科学界人士参与讨论，并通过各式直观教具将科学信息直接传达给观众。

　　BBC 和种族的渊源要追溯到更久以前。自成立初始，BBC 就寻求制作能增强受众集体认同感的节目，不论是在地区、国家还是帝国层面。[43] 在 40 年代，BBC 的节目开始反映出英国民众对于国内种族关系的新忧虑，与此同时，BBC 也视减少种族偏见为自身的职责之一。[44]《种族与肤色》就是在这个背景下诞生的。计划中，作为科学节目的它会是一个系列节目的"前奏"——该节目名为《国际评论》( *International Commentary* )，主题是"种族关系"。然而，就像联合国教科文组织及其反种族偏见运动没有专注于美国的种族政治现状，而是转向政治上争议更小、更安全的德国的纳粹过往，BBC 认为，《国际评论》若是针对国内的种族关系，煽动性就会过强，因此选择聚焦非洲大陆上的种族关系。[45]

　　和联合国教科文组织一样，BBC 也意图影响普通民众间的流行观点，并且也利用了科学家的专业知识技能达到此目的。制作《种族与肤色》的构想来自 BBC 制片人乔治·努德霍夫（George Noordhof）。在阅读了《什么是种族？》后，他认定书中内容"很容易就可以加工成电视节目材料"。在努德霍夫的构想中，节目是"书中所含事实的直观呈现"，并且也是一个再度利用书中醒目插图的好机会。[46]

　　努德霍夫邀请了穆兰特、赫胥黎、体质人类学家杰克·特雷弗（Jack Trevor）以及文化人类学家莫里斯·弗里德曼（Maurice Friedman）参与节目。主持讨论的是知名主播里奇·卡尔德（Richie Calder），他也是报刊科学版的一名编辑，以及国际和平相关事务的专家评论人。《种族与肤色》的内容完全沿用了《什么是种族？》的主要主张和立场，向观众强调，种族问题的首要权威应该是科学家。尽管如此，在节目开拍前，BBC 就已经对节目中科学家的言论有了相当清晰的设计。节目的另一名制片人詹姆斯·布雷丁（James Bredin）担忧嘉宾组成的专家讨论组会不愿给出有关种族的"明确结论"，因而他建议节目组在开拍前和嘉宾举行先头会议，"说服科学家调整各自的发言，让发言内容符合我们期望他们做出的结论"。[47]在这方面，尤其令人不放心的是特雷弗，布雷丁形容他"性情内敛"，因而"需要大量'引导'"。布雷丁补充，卡尔德的任务是引导科学家得出"尽可能多的明确结论"。[48]同联合国教科文组织的官员一样，BBC的制片人也在借助科学家这个工具实现自身的社会诉求。

在传递联合国教科文组织宣扬的信息时，《种族与肤色》利用了一系列视觉辅助材料：《什么是种族？》内的图表；自剑桥哈登图书馆（Haddon Library）借来的四块人类颅骨；以及作为展示对象的七名活人，节目广播稿中称他们为"人物"。在话题转向血液和大众对其的认知时，卡尔德询问特雷弗："我们之前在谈论骨骼，那么血液呢（？）大众会用到混血、沾过焦油刷[1]、蓝血贵族等说法，在种族层面上，科学家又是怎么理解血液的呢？"特雷弗婉拒了回答的机会："这个问题应该咨询国家血型参比实验室的穆兰特医生才对。"[49]

节目最初选定的嘉宾中并没有穆兰特：在10月末，嘉宾名单中不是他，而是伦敦政治经济学院的社会人类学教授伊萨克·沙佩拉（Issac Schapera），因此，在节目规划初期，血型很可能不是核心话题之一。从现存的节目用图像清单推断，节目在向观众介绍血型时，最为强调的是它在输血中起到重要作用。穆兰特的讲解伴以一张动画血型表格，以

---

[1] 沾过焦油刷：旧时带有歧视意味的习语，形容外貌主要呈现白种人特征的人拥有或可能拥有少量有色人种血统。

及一幅展现哪些血型间输血可行的简图，很可能类似《什么是种族？》中的平面简图。

接下来，穆兰特在参比实验室操作员的协助下鉴定了七名"人物"的血型。前六名受试者分别为一位"罗先生"（音，Mr. Lo）、雅各布·基索布（Jacob Kisob）、叶明（音，Yeh Ming）、徐隆章（音，Hsu Long Chang）、埃比尼泽·班戈斯（Ebenezer Bamghose），以及彼得·基恩（Peter Keen）。尤其值得一提的是，代表"高加索"人种的第七名受试者是年轻的大卫·爱登堡（David Attenborough），他日后成为英国最受欢迎的野生动物节目主持人。[50] 血型鉴定演示过后，穆兰特或另一名节目嘉宾就"我们血型的异同"发表了一些整体观点。[51] 可惜的是，有关血型讨论的节目台本初稿和其他记录都已经遗失。不过，穆兰特在《种族与肤色》中的发言很可能和他 1951 年的一次发言内容类似。那一次，他参与了在联合国教科文组织广播室录制的《科学和种族壁垒》（*Science and Racial Barriers*）节目，该节目的台本保存至今。在节目中，穆兰特简述了血型对于种族的意义，称"血型和任何种族优越论意义上的纯血概念毫不相关"。他继续解释说，尽管世界各地的人类群体中血型出现频率不同，但这些区别是量的区别，而非质的区别。[52]

没有证据表明，面对《种族与肤色》中的血型鉴定演示，BBC 的嘉宾得出了以上内容之外的结论。的确，有关血型出现频率一事，仅在七个个体身上测试七次又能说明什么呢？血型鉴定演示的目的其实是展现血型背后基于遗传学的种族科学究竟是什么样子。节目将血型鉴定测试和代表"主要种族"的多样视觉表现安排在一起，意图是要表达，作为遗传性状，血型**有潜力**揭示人类多样性的秘密。上述出版物和广播电视节目——联合国教科文组织宣言、《什么是种族？》图册，以及 BBC 的

《种族与肤色》节目——同为公众造就的印象是：血型遗传学提供了一条人们迫切需要的潜在道路，它可以通向"科学"的种族知识。

## "太过专业"

在凸显种族属于科学家工作范畴这一点上，BBC 恐怕过于成功。对《种族与肤色》抱有信心的 BBC 将它安排在晚间 7∶45—8∶25 的黄金时段播出，日期是 11 月 10 日，当天是周一。BBC 习惯做公众收视调查获知观众反响，对也许会引发争议的节目尤其如此。调查者对《种族与肤色》的数据很是沮丧：它收获的反响指数是"令人失望"的 54，不仅"远低于目前电视谈话节目的平均值（62）"，而且"和《国际评论》系列中的 12 集节目的数值……大相径庭"。[53]

尽管观众对赫胥黎在节目中的表现持赞许态度，但一些人认为，其他嘉宾的讲解过于专业，模糊了他们所称的"种族问题的真正争议点"。一名受访者——记录显示他是莱诺整行铸排机操作员——表示"关心三四千年前的人是方脑袋、圆脑袋，还是没有脑袋"毫无必要。[54]调查报告继续说：

> 节目声言会阐明一个在许多人看来极为重要的问题，绝大多数（受访者）明显对此并无反感。然而他们最初的兴趣很难持续，主要是因为对节目采用的方式感到失望。最突出的批评是节目"太过专业"。

观众认为节目中有关血型的部分尤其难以理解。据调查报告形容，许多人"和这名邮递员感觉类似":"我**强烈**认为,专家在指称血液类别时省略掉密码般的术语可以让讨论更为简单易懂。听他们说话就像在听一群医生闲谈医学问题。"[55]

同联合国教科文组织一样,BBC也在力求达成微妙的平衡。一方面,两个机构试图为自己塑造出科学精英的形象。令基于遗传学的种族科学显得"太过专业"的做法完美契合这一需要。另一方面,两个机构也希望利用科学缓解社会紧张局势,而这种"太过专业"的形象能降低科学发挥政治功能时的风险。电视观众对战后英国种族关系的现实状况并不陌生,但当时的英国正在努力适应大英帝国各地区间关系的变化,并且处在严重劳动力短缺和人口危机之中,作为这样一个国家的居民,观众对从生物学角度研究种族的意义持怀疑态度。《种族与肤色》节目的公众反响反映出联合国教科文组织的反种族偏见运动的内在固有矛盾:既希望将种族推上相较于之前更加科学、专业且客观的地位,又希望引导大众对种族产生科学而深入的理解,并借此实现机构自身的社会诉求。

尽管令人失望,但观众对《种族与肤色》节目中血型部分演示的不满事实上符合穆兰特和同事寻求为血型建立的形象。正如联合国教科文组织《科学和种族壁垒》节目的台本中穆兰特部分所写,"'种族'一词……永远不该用来形容此类人群",该言论提醒听众,和肤色以及五官等可见特征**不同**,作为研究对象的血型不是公众能接触到的。血型只能由具有科学或医学资质的人员揭示。按穆兰特两年后在《人类血型的分布》序言中的说法:"尽管不具科学依据的种族主义远未消失,但科学的人类学正在成形,而且必定会持久存在。"[56]血型可以刻画成需要专家解读的性状,穆兰特从中受益。血型,总体来说遗传学也同样,提供了一种研究种族的方法,可以将种族完全限定在科学领域。

## 遗传学的范本

血型是具有专业性的实体。它看不见，摸不着，只能由经过训练的操作员、科学家或医生解读。它对输血这一进步、尖端并能拯救生命的疗法至关重要，有迹象显示，它还能追溯人类历史的深层规律。穆兰特以及他在联合国教科文组织和 BBC 的同事视血型遗传学为人类遗传学的范本：易于抽象化，能用地图表示，还能和采血工作所处的政治环境相脱钩。在人们的认知中，血型"和种族有关"，但"和种族歧视无关"；它具有社会意义，但没有政治意义。简而言之，血型，连带遗传学，拥有的形象是：适合战后年代的新种族科学。

联合国教科文组织对人类遗传学的阐释符合战后该领域的境遇。拯救遗传学公众形象的做法包括在战后更改领域内主要期刊的名称——《美国优生学杂志》（*American Journal of Eugenics*）变为《美国人类遗传学杂志》（*American Journal of Human Genetics*），《优生学年鉴》变为《人类遗传学年鉴》（*Annals of Human Genetics*）——以及在 1956 年召开该领域经过革新后的第一届国际大会。各界对原子辐射影响突变率的普遍担忧也促进了人类遗传学研究。[57] 在 20 世纪 60 年代，由于新发现经常登上医学期刊，遗传学获得了前所未有的声誉。此外，英国医学协会于 1964 年发行了首期《医学遗传学杂志》（*Journal of Medical Genetics*），它是首本"完全围绕医学"的人类遗传学期刊。[58]

联合国教科文组织的反种族偏见运动不仅是一个"动用才智，力争确立思考人类差异的正确方式"的故事；它也是一个早期事例，体现出联合国这一战后新机构的身份定位、目标以及权力。《什么是种族？》一书以及反种族偏见运动的其他元素不仅试图缓解社会紧张局面，以及引导大众就种族达成一致意见；它们也是一场场展示，向受众传达科学的力量——更具体地说，还有联合国教科文组织的权威和抱负。在这一背景下，科学获得了"缓解战后世界的种族和冷战紧张局面的中立良药"的形象，可以将其刻画为"富于理性，并不受政治干扰"。联合文教科文组织和 BBC 的专家及支持者构成了规模不大但影响力深远的精英群体，在其内部，血型遗传学是一门现代、国际化，且不带偏见的学科，可以通向全世界各个角落；它是践行科学国际主义的完美工具。随着血液在下一个十年中继续流入遗传学实验室，以上这些主题会得到拓展。

第十章

# 输血与遗传学相互脱钩：
# 新兴人类生物学中的血液

## Decoupling Transfusion and Genetics:
## Blood in the New Human Biology

1961 年，亚瑟·穆兰特评论说："总体上，对人类群体中血型的研究越来越不再像是输血工作的一系列偶然副产品，而是越来越发展为有规划、成体系的探索。"[1] 在二十世纪四五十年代，穆兰特的血液采集工作很大程度上依赖于基础结构、社会关系，以及输血所用的材料；现在，人类群体遗传学研究要求持续性更强的国际投入。通过强调大规模采集工作所需的计划工作和合作，穆兰特展现了当前时代的精神特质。行政管理工作繁多的大规模国际科学采集项目正在成为冷战时期科学研究的一项特质。[2] 1957 年的国际地球物理年（International Geophysical Year，IGY）活动——在全球各地开展地球物理学观测的一项合作——已经激发了生物学家的畅想。1958 年，受到国际地球物理年启发的国际科学联盟理事会（International Council of Scientific Unions）[1] 开始筹划国际生物学计划（International Biological Programme，IBP），它是一项跨学科计划，寻求在全世界范围内收集积累生物现象的数据。[3] 其中现象之一就是人类遗传多样性，而血液将在其中扮演主要角色。[4]

第二次世界大战正在成为历史，与此同时，各界普遍忧虑原子辐射

---

[1] 现名国际科学理事会。——编注

对人类生殖质的影响，这促进了人类遗传学研究的开展。[5]新的拨款协助遗传学家和临床医生建立合作，此类合作揭示了复杂病理状况、蛋白质序列变异，以及染色体形态之间的关联。[6]科学家在人类血液中发现了更多的多态性，不仅是新血型，还有新的一系列其他可遗传性状，每种性状都存在几个可能的变体。这包括可变异的白细胞抗原、酶水平，以及不同形式的血红蛋白。血液不仅在遗传学上更加多样，也开始具有新的物质形式。为了定义并揭示这些新发现的可变性状，研究者正以新的方式处理血液：仔细培养白细胞；分离出血清；清洗红细胞并令其发生溶血。最令人瞩目的是，研究者现在可以永久冷冻血清，留作未来分析。[7]在物质构成和遗传学研究方面，人类血液都在非常特定的技术条件下一分为多。

这些变化改变了血型遗传学的意义和组织形式。20世纪40年代中期，穆兰特和罗伯特·雷斯在建立各自的实验室时，巧妙而高效地将人类遗传多样性研究和输血材料、社会行为模式，以及程序相挂钩。他们为输血服务所开展，以及同输血服务一起开展的工作确立了他们的权威地位，也令他们的实验室成为试剂和数据传递的必经之地。到了60年代中期，这一模式正在发生变化。雷斯的工作继续大步开展，并且始终对国家输血服务的运转至关重要，不过，他的实验室以及其他机构发现新血型的频率开始放缓。1962年，医学研究委员会接管了对皇家人类学学会下属的纳菲尔德血型中心[现称作"人类学血型中心"（Anthropological Blood Group Centre）]的财政支持，这印证了学界认为群体研究对医学具有重要意义。几年后，穆兰特离开了他在参比实验室的工作，全心专注于血型人类学研究。1965年，他建立了一家新的医学研究委员会下属机构：血清学群体遗传学实验室（Serological

Population Genetics Laboratory），致力于血型多样性研究。穆兰特在该实验室度过了学术生涯的最后 15 年。其间，他将自己的采集工作同"人类生物学"和"人类适应性"新开展的国际研究项目联系起来。

穆兰特先前可以在血液和数据的全球流通中占据核心位置，但眼下人类遗传变异研究方式的种类过于繁多，规模过于庞大，单个专业知识技能中心独木难支。此类采集工作如今涉及多种血液以及多种测试，因此血样不断涌入其他实验室，与此同时，分析它们的专业知识技能掌握者相较之前在地理上也分散得多。本章的部分篇幅讲述了人类血液在遗传学层面和物质层面上的多样化是如何打破了献血和人类群体遗传学研究在战时建立起的相辅相成的关系。本章也关于结束。在学术生涯的末年，穆兰特面临着一系列的决定：他积累下了大量难以处理却又富于研究价值的血液和文件，该拿它们怎么办？在储存和管理方面，文件和血液都为一个迅速国际化的研究项目带来巨大困难。[8] 遗传学研究方法和数据管理技术正在发生变化，退休也在向穆兰特招手，但他希望数百万次采血带来的血液和数据都能继续用于研究。为了令伦敦的冰柜和文件柜中储存的研究材料持续焕发活力，他需要应对技术操作和人际关系两方面的挑战。[9]

## 血液多样化

20 世纪 50 年代初，在联合国教科文组织的宣传、BBC 的节目，以及大量期刊和会议中都出现了有关遗传学研究的主张，它们以富于感染力的图像和语言作为载体。在 50 年代的其余时间里，数量惊人的人类群体遗传学研究问世，它们针对的远不仅限于血型。1949 年，《科学》

刊载的两篇论文表示，人类血红蛋白具有两种生物化学性质不同的形式，而且这两种形式具有遗传性。[10] 生物化学家莱纳斯·鲍林（Linus Pauling）利用蒂塞利乌斯式（Tiselius）电泳仪——一台巨型仪器，可以沿着一根玻璃管道分离蛋白质，并利用光学折射分辨生物化学变异——展现出了两种血红蛋白的生物化学差异。[11] 仅仅几年后，遗传学家安东尼·艾利森发表研究报告，主题是他在东非开展的镰状细胞测试，研究结果表明，镰状细胞病的患病率似乎与疟疾传播的密集程度相关。该项研究是首个明确显示出人类多态性受自然选择影响的事例。[12] 不久后，研究者开始利用纸电泳和简单的电池装置区分血红蛋白变体，一系列新的血红蛋白变体因而发现。[13] 在英国开展研究的伊丽莎白·史密斯（Elspeth Smith）和赫尔曼·莱曼（Hermann Lehmann）示范了低成本、可移动的纸电泳技术的成效，此后不久，事实证明它十分适合实地研究。[14] 在 50 年代余下的时间里，莱曼和其他很多研究者在远征考察途中都携带纸电泳设备，采血同时记录下一系列不同的多态血红蛋白，以及它们的地理分布。[15]

与此同时，科学家在血清内发现了一系列通过基因遗传的蛋白质。对血清蛋白的系统调查已经应用于追踪群体中的传染性疾病，这一基于血液的监测活动成为获得世卫组织许可的遗传病学操作。[16] 作为追踪目标的血清蛋白是后天产生的抗体，由微生物感染造成。但自 50 年代中期起，研究者发现一些可变异血清蛋白具有遗传多态性。通过利用淀粉凝胶电泳，在多伦多开展研究的生物化学家奥利弗·史密西斯（Oliver Smithies）定义了结合珠蛋白和转铁蛋白，并描述了二者的特点，它们是遗传性血清蛋白的两个主要类别。[17] 这两类血清蛋白加入了血红蛋白以及血型的行列，一并作为多样性研究所关注的多态性对象。

基于血液的遗传变异，另一个来源是酶，人们对特定食物和药品的不同反应导致了多种酶的发现。针对不同种族摄入蚕豆的反应研究，以及针对不同种族使用疟疾药伯氨喹的疗效研究，都认定不同种族个体体内的葡萄糖－6－磷酸脱氢酶（G6PD）含量不同。[18]酶的另一种多态性——血清中乙酰胆碱酯酶的含量因人而异——的发现源于用药者对肌肉松弛剂琥珀胆碱的异常反应。[19]随着化验技术不断发展，以上两种酶的缺乏得以方便快捷地查明，这令在群体中调查这两种酶的多态性成为可能。[20]

到了 60 年代初，血液也可以用于人类染色体核型——按既定顺序排列的一系列染色体——的视觉呈现。称作"细胞遗传学"的人类染色体研究正逐渐兴起。最初，针对人体的细胞遗传学研究需要进行骨髓和皮肤组织检查，会造成身体创伤和疼痛；但现在，通过静脉血液就可以获得可见的染色体排列。[21]仅凭血样便能检视染色体形态的技术导致一系列传染病学和人类学研究的兴起。[22]

白细胞也进入了学界的视野。50 年代末，几名研究者观察到，来自一个人的血清可以和另一人的白细胞发生反应。在 1958 年发表的论文中，有三篇描述了和一些白细胞分类发生反应的抗体。[23]血清中的这些抗体辨识出了可遗传的白细胞抗原，研究者很快意识到，这些抗原对组织移植具有影响。[24]在《人类血型》的第三版（1958）中，罗伯特·雷斯和露丝·桑格简略提到了"白细胞复杂得绝妙的抗原"。[25]1964 年，第一场完全围绕"白细胞抗原"（leukocyte antigens）的国际会议在杜克大学（Duke University）举行。第二年，许多研究者都针对这些抗原在植皮中扮演的角色发表了论文。到了 60 年代末，白细胞抗原复杂的遗传特征逐渐凸显，有证据显示，可变异的白细胞抗原源自单个基因位点上许多联系紧密的基因——与 Rh 系统机制类似，却又远比它复杂。[26] 接下来的 15 年间，研究表明，是对应人类白细胞抗原（human leukocyte antigen，HLA）的基因和等位基因导致了动物体内基于抗体的免疫系统产生。

在 60 年代，单独的一个个遗传学差异可以在血红蛋白、血清蛋白、血液酶、染色体制备、白细胞，以及血型上得到反映。人类血液显得越发复杂，可以发生种类繁多的可遗传基因变异。这意味着，相应地，血液也可以极其详细地定义个体。例如，1961 年，医学期刊《柳叶刀》发表了一篇社论，其中解释了人类血液令人眼花缭乱的生物化学特质。人类个体拥有多种血型，不同人体内的血型组合不同，这些组合的数量现已多至足以"定义出几百万类人"；不仅如此，新发现的各种基于血液的生物化学变异将特异性又提升了几个数量级。《柳叶刀》的观点是，此类"生物化学个体特征"可以对医学造成深远影响，该断言预示了日后人们寄予基因组变异研究的种种希望。与此同时，对于研究领域和人类学相关的生物学家而言，如此丰富的变异成为研究过去和当下人类演化的资源。[27] 学界现已广泛认定，人类血液有潜力揭示此前未知的人类多样性、历史和健康方面的一些知识。

血型不仅在遗传学上越发多样，它也拥有了新的物质形式。在过去 40 余年中，保鲜剂、冷藏和包装深刻地改变了用于输血和研究的人类血液的流动性。自 20 年代抗凝结剂的应用，到 30 年代的冷藏技术，再到第二次世界大战中的血浆和抗血清冻干技术，所有这些技术都意味着血液可以储存得更久，运输得更远，可以自炎炎热带到凛凛北极。将血液分为多个馏分的做法令它更易于运输，也更经济——例如，血浆的一项突出特征是它可以提取自"过期"的血液。上述做法也意味着，血液如今可以用作一系列特定而专业的用途。

自 40 年代末起，美国的研究者开始开发用于恢复循环的血清白蛋白、用于防止手术中大出血的纤维蛋白"泡沫"，以及用于止血的纤维蛋白"薄膜"。[28] 然而，血液的一个馏分总体上无法长期储存：红细胞可能要数全血最有价值的组成部分，但冷冻会导致它们的细胞膜破裂。自 50 年代初起，国民输血服务开始利用甘油制作少量的冷冻浓缩红细胞，用于向婴儿体内输血——这是国民输血服务开展的诸多疗法之一，但制成的冷冻浓缩红细胞在总量上相对而言始终很少。[29] 即便如此，到了 50 年代中期，新的储存技术和新的血液制品意味着，脱离人体的血液可以相对之前运输得更远，并应用于前所未有的场景。

研究者能自血液中发现新的血红蛋白、染色体、酶和白细胞多态性现象，有赖于他们以新方法处理血液。方法的变化对遗传变异研究的对象和形式产生影响。在血型是血液唯一已知的可遗传变异的年代，测试的对象是全血或凝结的细胞。现在，培养出的白细胞用于制备染色体核型，血清中可以提取出可变异蛋白质和酶。此外，因为血清蛋白可以揭示自身的遗传变异，所以遗传学家可以归档血液本身。[30] 定义血清蛋白变异的技术方法也越来越多，不仅包括血清学，还包括电泳、酶分析以及细胞遗传学。人类遗传学的工具和材料正在和获取治疗用血液相脱钩。

上文已经提到过，在人类遗传学差异数据产生自血液供应站——过程涉及血瓶、登记文书、抗血清、邮政通信、献血，以及多种交换活动——的情况下，掌握专业知识技能的人员存在于同输血联系紧密的实验室，例如剑桥的高尔顿血清学小组、伦敦的李斯特研究所，以及纽约的亚历山大·维纳领导的实验室。但现在，基于血液的遗传学研究的材料和专业知识技能变得越发多样，人类遗传变异研究可以采取更多的方式。定义新发现的遗传学多态性的专业人员在分布上与以往不同，他们身处大学院系和医学院内。到了 60 年代早期，人类遗传变异成了蓬勃发展的分领域，提出新的研究问题，也支持新类型的合作。这些合作包括一个行政管理工作繁多的全覆盖血液研究项目，由国际生物学计划领头。哪些事情发生了变化，它们又对穆兰特的海量收藏有何影响？

## "人类生物学"与国际生物学计划

李斯特研究所的血型研究者兴奋地关注血液的多样化进展，惊叹于在血液内新发现的多态性现象，以及血液馏分技术。[31] 雷斯和桑格继续他们对新血型的研究，并热切地同研究人类遗传学的同事合作探寻基因连锁。到了 1969 年，两人可以声称，在人类染色体上不同基因位点间存在基因连锁现象的 8 例研究对象中，有 6 例涉及同一个血型基因位点——此事实证明他们的研究项目成果极为丰硕。[32] 同时，穆兰特在新知识框架的支持下，也拓展了他的"人类学"血型工作。

由牛津大学的约瑟夫·韦纳（Joseph Weiner）领导的一小群英国体质人类学家受到美国同事启发，着手改革重塑自身的领域，将其变为研究人类功能、行为和群体的综合学科。[33] 自 20 世纪 30 年代以来，英国的体质人类学家就将注意力由研究骨骼转移到测量活体对象，近来他们尤其关注活体对象的生理学和遗传学特征。约瑟夫·韦纳本人目前的研究对象是骨骼生长、灵长目齿列、血红蛋白、结合珠蛋白，以及环境生理学。启发他的是美国体质人类学家舍伍德·沃什伯恩（Sherwood Washburn），后者试图将人类学纳入一个正在成形的框架，该框架正逐渐以"演化综论"之名为人所知，它的目的是将群体遗传学研究、行为和生理学研究，以及对化石的古生物学分析统合起来。[34] 韦纳及其同事寻求将这一新的知识框架引入英国。在同事牛津大学的体质人类学家德雷克·罗伯茨、大学学院人类学系的奈杰尔·巴尼科特（Nigel Barnicot），以及穆兰特的帮助下，他新成立了人类生物学研究协会（Society for the Study of Human Biology）。[35] 为了向战后世界展现人类生物学存在的意义，韦纳认为，该领域的一项核心主题应该是"适应"，即人类为应对不同气候和地理环境而在生理、外貌和遗传性状方面做出的调整。这一理念令韦纳投身于一项规模宏大的国际行政管理项目：国际生物学计划下属的人类适应性（Human Adaptability，HA）分部，此项目将会为穆兰特持续进行的采集工作提供坚实的基础。[36]

国际生物学计划由国际科学联盟理事会于 1959 年组建，它的定位是一项集中化的大型数据收集与分享合作计划，旨在促进机构间的合作。组织者希望该计划在行政管理结构上可以模仿尤为成功的国际地球物理年活动，后者自 1956 年持续至 1957 年，建立了一系列收集和传播地球物理数据的数据中心。事实证明，相较于国际地球物理年，国际生物学计划的管理难度要高得多，并且各方在决定何种收集工作适于全球调查一事上出现了分歧。[37]

皇家学会（The Royal Society）组建了一个负责管理英国境内所有国际生物学计划活动的委员会。[38] 委员会在伦敦的玛丽勒本路（Marylebone Road）设立了国际生物学计划中央办公室，每三个月会发行一期《IBP 新闻》（*IBP News*）。[39] 其他参与该计划的大国也各自组建了委员会，此外，各分部的国际会议召集人建立起了联络人和国际研讨会网络。[40] 国际生物学计划的组织者设立了七个功能不同的分项，其中之一就是人类适应性生物学分部，它负责群体遗传学、环境生理学，以及生长和健康的研究。[41]"人类适应性"这一主题与致力于国际合作的科学人道主义者相契合，同时，在冷战的威胁下，它具有实际意义。韦纳本人受到任命，成为国际生物学计划下属人类适应性分项的国际会议召集人。现在，人类生物学在国际舞台上已经有了一席之地。

穆兰特的计划是尽可能收集所有血型多态性数据，如果说这在行政管理方面带来挑战，那么人类适应性分项则将这些挑战推向了一个新境界。国际生物学计划是超大号的科学行政管理活动；它的目的是协调合作和确保各种收集项目遵循统一标准。在为采集对象订立标准一事上，它就面临巨大的困难。[42]该计划的交流和记录的基础系统必须灵活到适应不同学科，但又必须足够稳定，以便产出清楚易懂、主旨明确、标准统一的结果。在为研究方法和工具订立标准的同时，计划也尝试指定负责提供培训和开展数据分析的实验室。和穆兰特在20世纪50年代初的收集工作类似，该计划评估各实验室，并认可其中的一些作为可信赖的数据来源。它用自己的权威为现有机构的可信度背书，这些机构将持续收集、处理和储存数据。[43]国际生物学计划不是研究拨款的直接来源；取而代之的是，它指定一些实验室为中心，这些实验室则需向提供研究经费的其他机构申请拨款。

1962年12月，韦纳在伦敦召集了第一场人类适应性规划会议。与会者达成一致意见，认为它们的核心目标之一是：统筹协调针对世界各地人类群体内已知的所有基因多态性的调查。[44]在实际操作中，重点在于收集会议中所称的"原始群体"的数据，按与会者的形容，这些群体"在可研究的对象中，最接近人类在自身大部分历史中的生活状态"。[45]在二十世纪四五十年代，采血者以"纯血""与世隔绝"和"世代相传"为标准进行群体分类，现在，国际生物学计划的筹划者赋予了这些分类正式地位。穆兰特本人在《优生学评论》中解释称，国际生物学计划迫切需要尽快推进，因为日后"覆盖全球的统一文化会同化几乎所有的人类社群"。[46] 此前，穆兰特收集血型数据、绘制"世界各地当地群体"的基因地图（见 216 页图 8.1），现在国际生物学计划的项目是穆兰特工作的放大版，并且更加系统。

韦纳在伦敦的皇家人类学学会建立了人类适应性分项的总部，他的选址很可能是由于皇家人类学学会也是穆兰特的遗传学采集计划的所在地，方便沟通。[47] 接下来的五年中，韦纳会协调在 50 个国家中开展的约 250 项"人类群体生物学"研究项目。[48] 国际生物学计划为人类群体遗传学研究提供了新的机构框架，也造就了新的研究者社群。这为穆兰特带来了新机遇。

## 血清学群体遗传学实验室

随着国际生物学计划的规划启动，穆兰特希望和输血服务脱钩后，他能继续采集工作。到了 50 年代末，参比实验室空间紧缺。穆兰特很乐意帮助通信人鉴定具有独特人类学研究价值的群体的血型（并借此机会扩充他位于皇家人类学学会的收藏），这导致实验室开始不堪"人类学"测试（即测试具有独特人类学研究价值的群体的血液）的重负。与此同时，实验室的血清学工作也拓展至为器官移植进行抗体测试，而伊丽莎白·伊金正在打造首个世卫组织认证的抗 Rh 测试血清国际标准。[49] 穆兰特经常忧虑，实验室收到的人类学测试请求多到"我们无法承受"；有一次，他惴惴不安地指出，"未来两个月，伦敦将会收到许多需要进行人类学测试的血液，总量之大前所未有"。[50] 在他的预期中，国际生物学计划只可能会增加对人类学研究相关的血液测试需求，并迫使血清学家生产更多的稀有抗血清。[51]

约瑟夫·韦纳的国际生物学计划项目，以及新引入英国的人类生物学知识框架，共同给予了穆兰特一个契机，令他可以将人类学相关的血液测试自参比实验室的常规职能中分割出来。如今，穆兰特的联系人网络已经足够发达，因而无须再利用分发血清换取数据，而且无论如何，国际生物学计划都很可能会提供足以支持大型收集工作的人际网络。穆兰特向医学研究委员会提出申请，希望他们能资助建立一个专注人类学研究工作的实验室。他解释说，拓展血型采集和测试工作迫在眉睫。在过去十年内，血型鉴定测试的复杂程度已经翻了几番，而论文发表频率也增加了许多倍。[52] 此外，为国际生物学计划制订群体遗传学调查计划的人员"迫切需要"新的综合性数据表格。[53]

说服医学研究委员会需要花费不少力气，委员会也尤其犹豫该不该为已到花甲之年的穆兰特建立一个新的研究小组。[54] 与此同时，新实验室的命名也并不平顺，因为医学研究委员会前不久已经在牛津建立了一个"群体遗传学研究小组"（Population Genetics Research Unit），用于研究群体层面上的临床遗传学。但穆兰特最终还是说服了医学研究委员会。经过了一些讨价还价，医学研究委员会终于在 1965 年批准了穆兰特的新血清学群体遗传学研究室（Serological Population Genetics Laboratory，SPGL）。[55] 穆兰特自参比实验室辞职，将主管的工作留给他称职的副手肯尼斯·戈德史密斯（Kenneth Goldsmith），在后者的领导下，实验室继续开展参比工作，强度不减先前，也继续和不同国家的实验室保持紧密合作。[56] 经过协商，穆兰特获得了圣巴多罗买医院 [St. Bartholomew's Hospital，下文简称"圣巴茨"（St. Bart's）] 的一处房地产的使用权，在伦敦东部中心城区为自己的新实验室找到了安身之所，新址紧邻史密斯菲尔德（Smithfield）的肉类市场。血清学群体遗传学研究室将会把人类学血液测试以及人类学（旧称"纳菲尔德"）血型中心的收集和分析工作结合起来。

在人类学血型中心，雅尼娜·瓦松、卡济米耶拉·多马尼耶夫斯卡－索布查克和阿达·科佩奇对人类学相关血型数据进行文书和计算加工已有 15 年。多马尼耶夫斯卡－索布查克和科佩奇现在分别任职"文书干事"和"科学干事"，她们是穆兰特综合汇编的合著者。[57]这三位女性协助穆兰特将文件柜和索引卡片自皇家人类学学会搬入血清学群体遗传学研究室，她们也成了新实验室的"统计学分部"。由于文件卷帙浩繁，占用大量空间，统计学分部的办公室设立在距离实验室开展测试工作的场所步行十分钟的地方，那里是伦敦商业区的中心，靠近圣保罗大教堂（St. Paul' s Cathedral）。[58]

穆兰特将血清学群体遗传学研究室塑造为专注"群体遗传学"的实验室，它因而尤为契合国际生物学计划的主题。相应地，穆兰特也在国际生物学计划下属的人类适应性分项中扮演了重要角色。血液测试和数据采集现在成了针对人类和其环境关系的跨学科研究的一部分。

韦纳认可穆兰特管理处置血液和数据的丰富经验，任命他为国际生物学计划的血液采集和遗传学调查顾问。穆兰特向韦纳推荐了他认为有能力开展高水准测试的实验室，并为韦纳和多地的研究者牵线，包括伊拉克、巴基斯坦、马来西亚、苏联、匈牙利和冰岛等国。[59]

尽管血清学群体遗传学研究室的工作仅限于开展人类学相关血液测试，不像参比实验室之前那样同时负责生产抗血清，但仍然经常难以应付收到的所有血液。穆兰特的很多通信都是在安排大批低温血样寄送至研究室的时间，他也时常向医学研究委员会申请更多拨款雇用临时的血液鉴定员，他们中有很多人是先前为穆兰特工作过的资深操作员。在自身的繁重测试工作之外，血清学群体遗传学研究室也成了血液的输送渠道和分拣站点，视需要将收到的血液送往各实验室分析。[60] 在需要进行电泳分析时，研究室将试样送至伦敦大学学院的体质人类学家奈杰尔·巴尼科特和他的团队处，以及剑桥的赫尔曼·莱曼领导的医学研究委员会下属异常血红蛋白研究小组（Abnormal Haemoglobin Research Unit）处。[61] 随着国际生物学计划的启动，韦纳分析，为了提高效率和统一标准，人类适应性分项需要为采血制定标准，这样，采集来的血液可以分成多份送往各地，接受不同种类的测试。[62] 穆兰特制定了所需的标准，并在国际生物学计划的手册《人类生物学：实地工作方法指南》（*Human Biology: A Guide to Field Methods*，1969）中加以概述。[63]

穆兰特的测试工作在血清学群体遗传学研究室继续进行，工作内容主要着重于血型，但为了契合国际生物学计划的活动，研究室也开始测试血样中的特定血清蛋白和一些红细胞酶。研究室成员在血清中（而非像血型测试那样在全血或凝结的细胞上）进行这些新测试，这意味着穆兰特可以永久冷冻特定血样，而且测试的时间安排也更加灵活。穆兰特采取手段，对一些血样进行低温冷冻处理，令它们可以在未来重新用于测试，探寻其中的新因子；五年下来，血清学群体遗传学研究室积累了约100 000份冷冻血样。在此事上，该研究室和其他进行血样采集工作的国际生物学计划指定实验室步调完全一致。[64]

为穆兰特带来管理困难的不仅是血液，还有数据。在血清学群体遗传学研究室的支持下，穆兰特决心再版他的毕生大作，新标题更长：《人类血型及其他多态性的分布》（*Distribution of the Human Blood Groups and Other Polymorphisms*）。和初版一样，第二版详列了所有正式发表的血型群体数据并绘制出图表，但也增加了新发现的基于血液的遗传多态性。再版工作十分艰巨，穆兰特的主要困难在于整理海量数据。

在探寻用来解决困难的新技术过程中，穆兰特遇到了年轻的遗传学家兼数学家安东尼·爱德华兹（Anthony Edwards）。在 20 世纪 60 年代初，爱德华兹和意大利遗传学家路易吉·卢卡·卡瓦利 - 斯福尔扎（Luigi Luca Cavalli-Sforza）一起研发过使用计算机进行系统发生分析的方法。卡瓦利 - 斯福尔扎和爱德华兹利用穆兰特的血型群体数据构建出了人类群体的系统发生树，即对不同人类群体间演化关系的图像化表达。[65] 在爱德华兹于 1963 年获得牛津的阿特拉斯计算机实验室（Atlas Computer Laboratory）的研究员职位之后，穆兰特同他以及医学研究委员会探讨了这样一种可能："将中心内现存的所有极其占地的资料都转移到穿孔卡上"，并由爱德华兹进行计算。[66]

爱德华兹不久后去往苏格兰的阿伯丁市（Aberdeen），在那里建立了由他自己领导、受医学研究委员会资助的人类遗传学计算机计划（Human Genetics Computer Project）。即便如此，身处阿伯丁的他满怀热情地肩负起整理不断增加的血型数据的重担。爱德华兹提供的解决办法是"血型制表系统"（Blood Group Tabulation System），这是他专门为穆兰特设计的程序，现有的血型表现型数据和基因频率数据都可以通过它制成图表。[67] 爱德华兹希望，在将数据转换为可计算的形式后，自己设计的系统能直接自动生成"等基因"（isogene）地图和演化树。[68]

然而，穆兰特毫无预兆地退出了这一计算机化项目。爱德华兹认为，穆兰特的迟疑源于担心采取新方式处理数据会影响到自己和科佩奇以及多马尼耶夫斯卡 - 索布查克的合作。[69] 穆兰特想将为血型出现频率制表的工作留给这两位女性，不过最终她们自己在进行相对复杂的表现型至基因型转换时还是用到了数字计算机。[70]

纸张承载的血型鉴定结果难于整理，以及他本人抗拒数字计算技术，这是导致穆兰特的著作第二版久久未能问世的两个原因。最终，《人类血型及其他多态性的分布》在1976年出版，页数上千。穆兰特选择书籍作为媒介综合呈现自己的收藏部分是考虑到他收集的数据类型。对他而言，在期刊中定期发表更新是不可能的。他的研究单位是群体——任何单个数据点在新信息出现时都需要重新计算。因此，穆兰特和同事必须为他们计划包括在书中的数据定下一个截止时间；在这个时间点之后获取的信息就不能用来改善地图了。于是，尽管《人类血型及其他多态性的分布》一书的实体可以移动，但其中的内容却是停滞的。甚至科佩奇和同事在办公室编辑的文献目录卡片索引都不再更新：在将1969年确立为截止时间后，这些研究者将索引内的每张卡片逐一编号，为每一篇公开发表的论文附上一个单独的识别码（图10.1）。[71]

最后提到的这项管理难题——重新计算群体层面的度量值——也许本可以由计算机协助。爱德华兹的制表系统本可以允许研究者在任何时候加入新数据，并快速计算出新的群体总数值，进而（在有需要时）绘制出地图。[72]当时，爱德华兹本人就遗传学数据的加速积累和电子计算机的潜能发表了评论：

> 如果眼下数学生物学家没有选择采取自动而客观的方法解读信息，那么所有这些信息都难以处理。有了电子数字计算机，他们对于现成信息的胃口一下子变得无法满足：之前记录下来的所有信息，他们现在都可以利用了。[73]

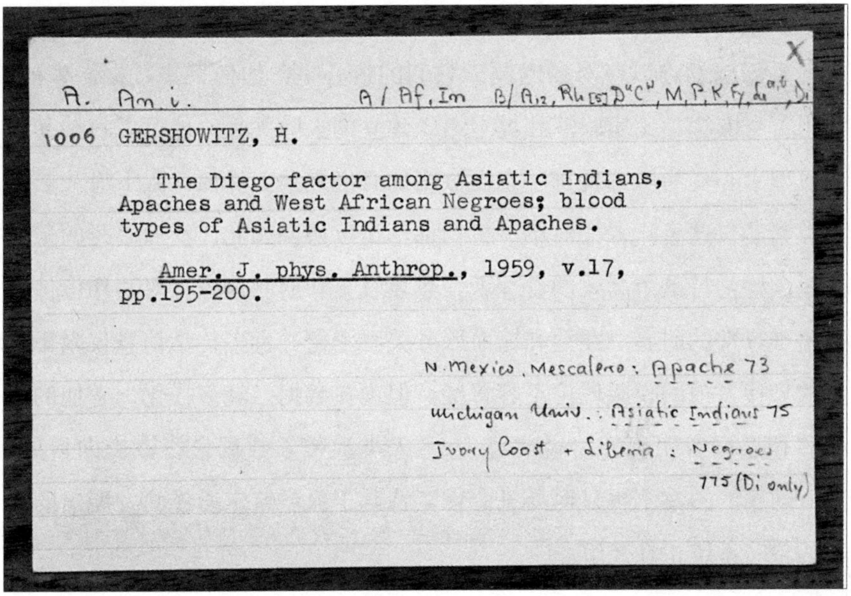

A. Am i.

1006 GERSHOWITZ, H.

The Diego factor among Asiatic Indians, Apaches and West African Negroes; blood types of Asiatic Indians and Apaches.

Amer. J. phys. Anthrop., 1959, v.17, pp.195-200.

N. Mexico, Mescalero: Apache 73

Michigan Univ.: Asiatic Indians 75

Ivory Coast + Liberia: Negroes 775 (Di only)

**图10.1** 用于编撰《人类血型及其他多态性的分布》(1976)的索引卡片范例。用打印机打出的内容是一篇公开发表的论文(该范例中的论文刊载于《美国体质人类学杂志》)的官方发表信息;作者姓名旁的铅笔字迹(“1006”)对应书后文献目录内该论文的位置。其他铅笔字迹总结了文章中测试的血型(右上),以及研究的群体分类(右下)。卡片左上角有一个编码,它代表数据采集的地点,以及作为采集对象的“群体”(“A”代表北美;“Am i”代表美洲印第安人)。15.2 厘米 ×10 厘米。照片由作者拍摄

但即便利用计算机对数据进行排列、制表并分析，穆兰特也需要面对一系列越发难以应对的问题，它们的核心是：如何采集数据。先前，利用自身围绕参比实验室和世卫组织建立的人际关系，他可以将纳菲尔德血型中心变为所有现有多态性数据的必经之地。然而，眼下血液数据种类繁多，这意味着任何单一机构都不足以协调如此广泛而多样的采集事业。穆兰特是个高效的管理者，热衷收集和绘制地图，对写作信件具有超乎寻常的耐心。在他和输血服务关系紧密并且遗传学信息仅限于血型的年代，他的权威地位不容置疑。但现在数据已经多样化，它们的传播和积累没有明确的路径或终点；"人类遗传学数据最终该去向何处"这一问题的答案不再显而易见。穆兰特基于血型鉴定操作而发展出的简单的单一系统正在瓦解。

## 退 休

在 20 世纪 60 年代末和 70 年代初，数据继续在穆兰特位于圣保罗教堂庭院（St. Paul' s Churchyard）的办公室中积累，而国际生物学计划的血样也仍在不断填充血清学群体遗传学研究室的冰柜。距离退休越来越近的穆兰特正努力完成自己的群体遗传学数据汇编巨作的第二版。他原本希望能将研究室交给一名新主管，但他在 1970 年得知医学研究委员会会停止对该研究室的资助。若想自己的书能有完工的机会，穆兰特必须寻找其他资金来源。他申请了皇家学会的国际生物学计划基金，以供继续测试他的冷冻血清样本。但单单测试样本是不够的：穆兰特认为，这些珍贵的样本需要妥善保存，以供未来研究，因此，它们既需要空间，也需要"一位负责任的保管者"。[74]1970 年，不知血清学群体遗传学研究室前途几何的穆兰特将 100 000 份低温冷冻样本转移至圣巴茨医院的输血实验室（Blood Transfusion Laboratory），由唐纳德·蒂尔斯（Donald Tills）负责保管。蒂尔斯曾是穆兰特手下实验室的操作员，受到穆兰特信赖。穆兰特还请求医学研究委员会给予他更多的资金完成数据工作。他指出，医学研究委员会实际上已经为他的书投资了 50 000 英镑，而他们只需要再投入相较之前并不算多的款项便可以协助自己完成此书。[75] 在学术生涯最后的三年中，穆兰特坚持不懈地向各种组织申请资金支持，好完成几个采集项目的收尾工作。给予穆兰特研究款项的组织包括世卫组织和英国的沃夫森基金会（Wolfson Foundation）。通过医学地图绘制领域中的一系列私人人脉，穆兰特甚至自美国陆军的欧洲研究办公室（European Research Office）获得资金，雇了专业制图员绘制等值线地图。[76]

医学研究委员会认同血液的长期保存是一个有待解决的重要问题。[77] 然而穆兰特也不断忧心该如何处置积累下来纸质索引卡片、选印本以及书籍，它们全部都有潜力继续作为研究资源。这些材料中，有一类是英国血型调查产生的 600 000 张"记录卡"。[78] 每张卡片的尺寸约为 15 厘米 × 25 厘米，总共占据了约 6.7 立方米的空间。20 世纪 60 年代中期，在从位于皇家人类学学会的人类学血型实验室运至圣保罗教堂庭院的血清学群体遗传学研究室办公室的途中，它们遭遇了一场危机。几个盛装卡片的盒子掉落在伦敦繁忙的街道上，卡片顺序被严重打乱。[79] 尽管如此，当科佩奇的书于 1970 年出版时[1]，穆兰特手下的工作人员认为，应该继续保留这些卡片，因为它们有潜力提供"更多大量信息"。但记录

---

[1] 此处指书籍《英国的血型分布》（*The Distribution of the Blood Groups in the United Kingdom*）。

卡和其他占用大量空间的纸质文件既笨重又难处理，而且保管人的合适人选并不明了。

穆兰特的血清学群体遗传学研究室终于在 1976 年关闭。他将自己的调查文件、选印本、卡片索引和血清学书籍转移到了位于伦敦中心城区西部的自然历史博物馆（Natural History Museum，NHM）的人类学分部。[80] 之后不久，蒂尔斯本人前往自然历史博物馆任职——带去了几千份穆兰特的冷冻血样。[81] 自 20 世纪 50 年代末起，自然历史博物馆的人类学分部就有一个小型血清学实验室，眼下蒂尔斯成了它的主管。作为主管的蒂尔斯接手了一些国际生物学计划的测试工作，他上任后的第一项任务便是处理"3000 份积压的液氮冷冻血样"。[82] 蒂尔斯也为穆兰特、科佩奇和多马尼耶夫斯卡－索布查克在博物馆争取工作空间，让他们可以在那里完成最后几个月的工作，对《分布》一书中的数据计算、分析和呈现做最后的润色。[83] 为了令穆兰特的数据可以留至将来使用，蒂尔斯费尽心力。后来在他的安排下，英国血型调查卡片经英国文书局（Her Majesty's Stationery Office）拍照，以微缩胶片的形式保存。然而，这些卡片大体上并没有得到利用。[84] 卡片本体很难处理，它们储存在博物馆地下室的一系列笨重金属文件柜中，博物馆员工后来称它们为"柏林墙"。[85]

因此，尽管穆兰特的数据在其他研究项目中得到应用，但他收集的血液和文件本体可以说是被历史遗忘。1977 年，退休的穆兰特回到了家乡泽西岛，而组成他的纸质资料库的选印本、调查数据和索引卡片都留在了自然历史博物馆的地下室。他的 100 000 件血样——在 20 世纪 60 年代和 70 年代由国际生物学计划和世卫组织的研究者采集而来——也留在了博物馆，储存在馆内血清学和生物化学遗传学小组（Serological and Biochemical Genetics Unit）的 –80℃冰柜中。[86]

穆兰特收集的血液和文件很少得到利用。二者却也都仍具吸引力。它们占用很大空间，可称累赘，并且难以重新整理和制表，但这些问题从来都没有完全压倒过多年来形成的储存习惯以及二者日后对科研活动产生贡献的潜力。尽管二者均不属于具体某个机构——它们在穆兰特战后的学术生涯中搬过两次家——但人类生物学领域的后辈研究者认为，在开展下一场改进后的全球血型调查时，这些记录也许仍能作为新调查的基础。此外，尽管冷冻储存血样需要成本，但在技术出现进步时，它们可以随时用作分析对象，供研究者探索其中新的遗传标记。冷冻储存的国际生物学计划血样的后续命运与众不同，由于它们始终保有研究价值，半个世纪以来，有数十万份血样在澳大利亚、美国和欧洲各地的冰柜里静待解冻。[87]至于穆兰特收藏的血液和纸质资料库，在他退休后，都以半休眠的状态继续存在：庞大臃肿、暂时蛰伏，但具有重新焕发活力的诱人潜力。

## 采集工作在继续

20 世纪 50 年代初，穆兰特将科学行政管理的"上手实验"和"动笔记录"两方面十分高效地结合在一起，反映出在这一特定时间点，战时献血活动、战后国际主义，以及带有改良主义色彩的群体遗传学相互间形成了完美协调。当时，整个世界似乎都能尽在掌握：大量材料抵达穆兰特的实验室，而辨析血型变异的方式也相对简单。到了 60 年代中期，情况已经在发生变化。遗传学和输血相互脱钩：人类遗传学群体数据在一个迅速国际化的行政管理网络中不断发展，该网络越发着眼未来的研究，而非眼下的治疗。

即便如此，由国际生物学计划领导的研究者继承了穆兰特项目的一些特征。几名科学家以穆兰特的血型著述为范本，发表了具体针对几种遗传学数据的汇编作品，它们均为书籍形式，数据来源覆盖全球。其中包括美国密歇根州的人类学家弗兰克·利文斯通（Frank Livingstone）所著的《人类群体中的异常血红蛋白》（*Abnormal Hemoglobins in Human Populations*，1967），以及在美国俄亥俄州开展研究的遗传学家亚瑟·斯坦伯格（Arthur Steinberg）所著的《人类免疫球蛋白同种异型的分布》（*The Distribution of the Human Immunoglobulin Allotypes*，1981）。[88] 穆兰特的《人类血型的分布》第二版于1976年问世之后，下一次试图汇编所有遗传学多态性的群体数据的研究者是卡瓦利－斯福尔扎，以及他斯坦福大学的同事保罗·梅诺齐（Paulo Menozzi）和阿尔贝托·皮亚扎（Alberto Piazza），他们的成果是千页巨著《人类基因的历史与地理》（*The History and Geography of Human Genes*，1994）。同穆兰特一样，他们三人起先在身边建立了一个资料库，收集所有在书籍和期刊中发表过的数据；但和穆兰特不同的是，卡瓦利－斯福尔扎及其同事利用计算机对数据进行了排列和制表。

由于另一项变化，卡瓦利－斯福尔扎领导的多态性数据采集工作很快落后于时代。回首过去，1994年后，任何发表针对人类多态性的全覆盖汇编的期望都不切实际。截至这一时间点，人类遗传变异一直是以表现型数据的形式收集：血型、血清蛋白、血红蛋白，以及酶水平。它们都是可以通过血清学、电泳技术或蛋白质化验揭示的变异性状。利用数学工具，研究者将上述表现型在群体中的出现频率转换为等位基因在群体中的出现频率。然而20世纪的90年代是人类基因组计划的年代，

DNA 变异本身正在进入科学家的视野。现在（至少在构想中是这样），研究者可以直接测序血液和其他组织中的 DNA，而不用像以往那样利用表现型推算基因变异。[89] 卡瓦利－斯福尔扎本人引领了一项新的血液采集工作——他称其为"人类基因组多样性计划"（Human Genome Diversity Project，HGDP）——目标是利用 DNA 测序为全世界人类的基因变异绘制地图，DNA 提取自分离培养的白细胞，而白细胞则提取自世界各地当地群体处采集的血样。理论上，白细胞可以无限期培养，进而生产出无限量的 DNA。[90] 人类基因组多样性计划于 1994 年正式启动，这也是《人类基因的历史与地理》的出版年份。因此，后者的全覆盖收集计划迅速由新兴的人类血液分析技术所取代。

结　论

# 血液与展望

Blood and Promise

本书追随血液，讲述了它是如何在人员和机构间流通，如何将优生学和各地管理献血的策略联系起来，又如何定义了献血者、护士、病患、医生，以及科学家之间的权力关系。通过选定血液作为关注核心，我强调了遗传学研究拥有社会维度和材料维度。血清遗传学的参与者包括献血者、护士、针头磨削员和文员，以及科学家和医生。我在上文中提出主张：自人类血液中获取的人类遗传学数据，无论是在数量还是质量上，都受到采血者和献血者间的关系，以及二者间互动的背景情况所影响。[1] 在本书中，行政管理扮演了重要角色，凸显出脱离人体的血液用于建立人际和职业网络的各种方式。而这些网络则又有助于将人类"群体"变为医学监察和科学研究的对象。[2]

对行政管理的强调也将注意力引向有关血液的文件如何传递、如何转化为可信的数据，以及在更总体的层面上，遗传学如何依赖记录和文书工作。输血为人类遗传学造就了一个基于纸制记录的基础系统，有了它，血液可以得到标记和传递，而相关文件也可以转化为数据流通。这一基础系统还巩固了以种族为标准罗列人群的做法，部分科学家认为，一些形式的种族罗列有助于构建遗传学知识体系。即便为学界发言的知名人士们宣称种族在科学中失去了位置，研究者仍旧利用种族分类对血型群体遗传学进行调整，并证明它的价值。

我的记述将 20 世纪中叶的人类遗传学塑造为：一门围绕采血的多重文化形成并在形式上受其影响的学科、一个规划而来的行政管理体系、基于种族的界限划分，以及家族和社群的集合。它绘制出了一幅整体上和谐宜人的图景：献血者争为社会做贡献、医生满怀热情地接受挽救生命的新技术、科学家在为卫生服务出力的同时实现了自身的学术追求。在第九章中，我讲述了联合国教科文组织推广的宣传册，以及电视这项新兴通信技术是如何精心打造人类遗传学的公众形象的。我还强调了，所有信息传播网络都源自高度规划，需要持续的维护。毕竟，英国当局为本国输血服务塑造出人道主义和利他主义精神，就是为了减轻工业规模的输血技术缺乏人情味的印象。在人际关系和实际操作层面，血液和数据在献血者和病患间的流通受到严格控制。上述所有因素都并非自然而然地存在，它们的背后有着大量的技术和社会投入。

自 1920 年到 20 世纪 50 年代末，血型充当了人类遗传学研究的范例：数据丰富、遗传性明确，并支持对人类群体的数学分析。血型也具有政治功用：它令人展望学科内部改革，为人类遗传学塑造出“践行国际主义、具有救赎意味、价值观中立”的形象。血型还令人展望大量科学发现——帮助研究者了解演化、揭示人类早期历史，以及明确具有医学价值的复杂性状的遗传性。血型提供了一种愿景：在未来，所有遗传学研究都可以与此类似。

就某种意义来说，这未来就是由各种展望组成的。[3] 尽管亚瑟·穆兰特那范围十分受限的由血液和文件组成的世界已成往事，但 20 世纪中叶血型遗传学的一些文化特质保存至今。其中之一便是“不断延后的基因主导的未来”这一印象。1992 年，人类基因组多样性计划展望：

通过自当地群体处采集大量 DNA 变异数据，"学界对于'作为物种的我们究竟是谁，以及我们如何出现的'的理解会发生'巨大飞跃'"。[4]2000 年，多家报刊纷纷宣布，人类基因组框架图吹响了"医学新时代"的号角，在新时代，"绝大多数——甚至可能是全部——人类疾病的诊断、预防和治疗会发生革命性变化"。[5]2013 年，英格兰基因组学有限公司（Genomics England）开启了"十万人基因组计划"（100 000 Genomes Project）。此计划（围绕"英格兰"民族）致力于采集相较之前多得多的基因组变异，并探索这些变异和罕见病间的关联。该计划在国民医疗服务体系建立 65 周年的庆典上向大众宣布，凸显出各界对它的殷切展望。在后基因组时代，此类展望的涉及面越发广大：不仅包括强有力的科学和医学知识，还有独立自主权、新的民主权利，以及财富源泉。[6]

尽管采集人类血液和 DNA 工作的规模有所扩展，但在大众的认知中，遗传学总体上始终都还是理解人类差异的普适途径。[7]遗传学和基因组学提供了不带政治色彩的可行方式，记录人类差异、追溯祖先来源，以及理解对药物的不同反应——数目众多的人对这一概念习以为常。如今，经由商业包装，对基因组变异的解析成了帮助人理解自我的技术：提供此项服务的一家公司告诉顾客，它会揭示"你之所以是你的原因"。[8]另一场极为成功的营销活动向消费者保证，此类测试会带领他们进行一场"DNA 之旅"——不仅仅是遗传学发现之旅，通过揭示受试者和其他国籍的人之间的亲缘纽带，这更是一场涤荡内心的个人发现之旅。[9]

有些人强烈反对这类言论。尤其是自 20 世纪 90 年代起，许多人开始视此类血液采集具有剥削性质。[10]其他人则担忧遗传学家在工作中持续使用社会和政治分类，因为这等同于暗示它们在生物学中真实存在。[11] 二十世纪四五十年代的血液采集工作令我们学到的一点是：人类群体的划分永远都受社会和政治因素影响，即便通过它获得的数据能以中立面貌示人。的确，几名哲学家、社会学家和人类学家新近一同展示出，在特定群体中形成的种族分类是如何由据称中立的遗传学分类工具所采用——例如"祖先信息位点"（ancestry-informative markers）和"生物地理祖先来源"（biogeographic ancestry）。[12]

纵使有上述各问题的存在，遗传学仍旧势不可当地维持住了它的形象：在医学和司法鉴定环境下探测人类多样性的中立方法，并能为人类身份、世系和迁徙史的分析提供可靠基础。[13] 穆兰特和国际生物学计划的科学家视自己为开明进步、具有救赎意味的一项西方计划的一部分。[14] 50 年后，当局继续将人类群体遗传学刻画为"团结全人类并发扬人性的事业"，即便它的学术基础建立在受社会政治因素影响的群体分类之上。

穆兰特的研究延续至今的遗产还包括他的一些收藏。它们不明确的"身份"现状有助于凸显自 20 世纪 50 年代到现在，哪些方面发生了变化，哪些则没有。我初次偶遇穆兰特的收藏是在剑桥大学生物人类学系（Division of Biological Anthropology）的休息室，它们放置在装有玻璃门的木制置物架内（图 11.1）。这些置物架并没有上锁，里面的空间部分由纸质咖啡杯占据，剩下的则由 300 多个约 8 厘米厚的卡纸文件盒填满，上面标有"穆兰特"字样。盒内文件包括各种材料，从向英国医院病患发放的样本广泛的调查问卷，到装有选印本的卡纸文件夹，再到卡片索引抽屉，最后到广播节目发言稿。这些收藏来自血型中心（后称人类学血型中心）以及血清学群体遗传学实验室。它们组成了穆兰特在科

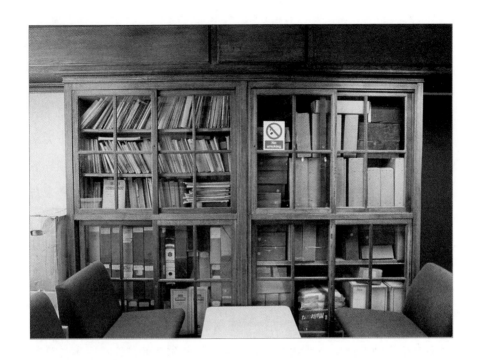

**图11.1** 照片中显示的是剑桥大学生物人类学系休息室内的几个玻璃门木制置物架之一，其中藏有大量穆兰特的文件，以及其他科学家的文件。穆兰特的收藏包括盛装纸页剥落的选印本的文件盒、写有数字和算式的零散纸张、讨论会议的信件、血液调查问卷，以及国际生物学计划的文件。其中包括带有诸如"威尔士献血者记录"等标签的卡纸文件夹、20世纪70年代巴黎的"罗亚蒙人类科学中心"（Centre Royaumont pour une science de l'homme）的企划和报告，以及穆兰特和赫尔曼·莱曼在1957年为BBC国际频道的血红蛋白专题节目所写的发言稿。几个文件夹内装有未经装订的双面问卷，它们源自一场针对英国医院病患的详细调查，目的是探索血型和精神健康的关联。收藏还包括几个卡片索引抽屉，内含约4000张10厘米×15厘米的卡片，每张上都打印有一篇参考文献信息，并标有血型总数。这些收藏由穆兰特和他的同事在两个主要机构汇集而成：许多文件上盖有"人类学血型中心"（纳菲尔德血型中心的新名称，约1957—1962年）和"血清学群体遗传学实验室"（约1963—1973年）字样的印章。有迹象表明，一些文件源自之后唐纳德·蒂尔斯位于自然历史博物馆的文件收藏。照片由作者拍摄

结 论 血液与展望 295

研生涯中积攒并不断维护的工作文件资料库。[15]

在穆兰特收藏的文件送抵剑桥时，一同而来的还有近 20 000 份冷冻血样。现在它们储存在 -20℃ 和 -80℃ 的冰柜中，冰柜位于生物人类学系以及剑桥利文休姆人类演化中心（Cambridge Leverhulme Centre for Human Evolution），后者独立于生物人类学系，但之间有合作关系（图 11.2）。血样中的绝大部分是在世卫组织和国际生物学计划的领导下采集的，送至穆兰特的实验室的目的很可能是接受测试。其他血样来自英国和爱尔兰的献血者或医院病患。[16] 每个小瓶上附有一张纸质标签，标签上有一个编码（有些由打字机打出，有些则为手写），瓶盖上有马克笔标出的符号。它们目前的保管人不清楚小瓶和瓶架上的编码的含义——它们可能代表采血者的身份，或者血样所属的机构。

在穆兰特的前操作员唐纳德·蒂尔斯退休后，穆兰特的文件和血样都自伦敦的自然历史博物馆转移至剑桥。蒂尔斯的健康状况不佳已有一段时间，他决定离开博物馆，在自家花园内的实验室中继续开展人类学研究。在 20 世纪 80 年代早期，蒂尔斯联系了他当年的博士生导师詹姆斯·加利克（James Garlick），后者曾任剑桥大学的生物人类学讲师。生物人类学系（时称 Department of Biological Anthropology）接管了穆兰特的血样，希望它们能为人类遗传变异研究提供有价值的资源。多年来，这些血样不时用于遗传学世系的线粒体研究。[17] 2016 年，熟悉穆兰特收藏的研究者判定，这些冷冻血样仍旧是"采集自形形色色群体、珍贵而独特的遗传学材料资源"。[18]

上文中的血样收藏绝非特例。国际生物学计划开展于二十世纪六七十年代，这期间收集到的数以万计的血清现存于世界各地的冰柜之中，尤其是分布在全球北方。[19] 自从产生，这些收藏的"身份"地

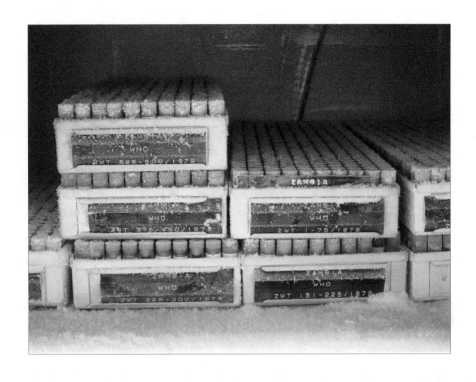

**图 11.2** 剑桥人类演化研究中心（Cambridge Centre for Human Evolutionary Studies）的 -20℃ 冰柜中结霜的塑料血瓶瓶架，照片摄于 2012 年。每个瓶架内装有 200 个血瓶——一些含有血浆，其他的则盛装红细胞或红细胞溶解液（破裂的红细胞）。这些瓶架上有永久的 "WHO" 标记，由硬质黏性塑料制成，文字凸起。这一标签技术通常以达美（DYMO）品牌的形式为人所知，该品牌自 20 世纪 50 年代末进入市场。瓶架上标记有国家（例如 "埃及""尼日利亚"）、地点或部落 [ 例如 "西奈"（Sinai）、"曼乔克"（Manchok）]、日期（自 1968—1985 年），以及一个编码（例如 "EAA 1-75""ZWT 1-75"）。照片由作者拍摄

位和意义就在不断变化，影响它们的因素包括：知情同意和隐私标准的改变、出于遗传学因素对血液样本安全性的忧虑，以及新的遗传学技术——它们开启了血液研究的新领域。[20] 对穆兰特位于剑桥的冷冻血液实体收藏的维护并非一帆风顺。多年来，一些血瓶出现泄漏，因而遭到销毁。生物人类学系的健康与安全委员会（Health and Safety Committee）担忧血样可能会危害健康，特别是它们可能含有病原体。2003 年，世卫组织就实验室对野生脊髓灰质炎病毒的控制发布了"全球行动计划"。为了响应计划，人类生物学系对系内可能具有传染性的材料进行了持续的搜索检查。穆兰特收藏的管理者担心其中的血样可能仍不安全。[21]

在过去的两年中，其他因素也开始对这些冷冻血液造成威胁。生物人类学系所在的建筑将进行大规模翻修，一些部分需要拆除或改建，另一些部分需要新建。英国的《人类组织法案》（Human Tissue Act, 2004）规定，所有储存人类组织的地点都必须交付许可费。穆兰特收藏的管理者不确定冷冻血样是否属于"人类组织"的范畴，不过，面对法案的规定，生物人类学系的成员认为，可以通过一个办法避免麻烦并削减开支：将所有冷冻血液纳入"达克沃思收藏"（Duckworth Collection）——一组历史悠久的人类学收藏，内容为人类的各类遗骸，规模在过去二百余年间不断扩展。[22]

当代人士若想在未来利用穆兰特采集的血液，还要再面临一些障碍。穆兰特和国际生物学计划的研究者的采血程序中都不包括取得献血者的书面同意。[23] 现在，以研究为目的的人类血液采集受到仔细管控，并且必须具有细致的书面知情同意程序——相关规程至今仍在接受再评估。但在剑桥的研究者看来，"如何利用穆兰特具有历史价值的血样"

以及"该不该利用这些血样"的答案并不明确。针对使用历史上的人类遗骸一事，各国的规章框架不同。例如，在澳大利亚，研究者必须征求样本捐献者或其后代以及所属社群的新近同意，而在美国则不存在此类要求。[24] 在此事上，英国和美国情况类似：不存在有关重新利用陈年血样的全国标准；代替统一标准的是，各大学院系内部的伦理委员会自行裁定对研究材料的重新利用。一名研究者提出，因为院系内已经存在现成血样，所以再去到提供血样的群体中开展新一轮采血是不道德的。现在仍不能确定申请使用穆兰特血液收藏的研究者会自剑桥大学的审查理事会处得到何种答复。

剑桥大学生物人类学系的许多研究者相信，休息室中的 300 多个卡纸文件夹中涉及穆兰特血液收藏的重要信息，包括血瓶编码的含义。事实上，使用这些血液的主要障碍就是血瓶和相关的纸质文件处于脱钩状态。正如同穆兰特对他的国际生物学计划同事的警告，传统标签有自冷冻血瓶上脱落的风险，而且带凸起文字的塑料标牌、毡头马克笔或（穆兰特规定使用的）钻石头雕刻笔能记录下的信息都有限。冷冻血液需要持久的文件记录。这些记录如同本书全文讨论过的各种文件，不仅赋予血液意义，它们就是血液的意义本身：如果血液和记录永久分离，那么血样就不再能揭示人类历史中与血清学有关奥秘。它们不过是"身份"不明的冷冻血液：储存成本高昂、处理起来麻烦，并且具有危险。

在忧虑知情同意权之外，让剑桥的生物人类学家更为忧虑的是维护人体组织的匿名性。[25] 他们想要知道，献血者的身份是否埋藏在相关文件中——如果的确如此，那么在使用样本前，必须通过加密隐去献血者的身份信息。在研究者看来，此类匿名处理不可或缺：如果加以省略，在当下行政管理记录高度发达的世界中，通过血样有可能追踪到在世的个人，潜在的风险包括违背医疗信息保密原则，以及对这些人获取保险和健康服务造成限制。简而言之，许多研究者相信，若想重新利用穆兰特存留下的这些血液，必须先找到相关纸质文件，并将它们妥善处理。[26]事实上，穆兰特的文件收藏之所以能在生物人类学系的休息室内保存30年，一方面就是因为研究者希望通过它们获得解冻并再利用穆兰特血液收藏的许可。只不过这一需求还没有迫切到促使某名研究者着手细查这些繁重冗长的文件夹，以寻找和冷冻血样相关的信息。

藏于生物人类学系休息室的资料代表了一种新的行政文书系统，它不同于二十世纪四五十年代伴随治疗用血的传递而产生的遍布各地的文书基础系统。输血的行政文书系统跨越机构、覆盖全国、不可或缺，它必须动态高效，并能承受高强度工作。自从60年代，不断拓展的人类遗传学研究和输血服务脱钩，血液采集项目的领导者就必须建立自己的基础系统：不仅包括用于传递血液和DNA的网络和材料，还有管控框架以及稳定的附加含义。围绕血液和数据的采集传递，人类群体遗传学和人类学研究必须建立起自己的途径和方法。[27]此外，研究经费的划拨是周期性的；规划可能调整，实验室可能关闭，规章制度可能变更。这样说来，本章关注的血液收藏可能已经失去了价值，尽管剑桥的研究者并不希望如此。[28]

冷冻血液的安全性、储存它们的开销、知情同意的缺失、隐私问题，以及采集方法和采集人身份不明——若想在未来利用穆兰特的血液收藏开展研究，必须面对所有这些障碍。即便如此，生物人类学系于2016年花费3000英镑购置了一台全新的 −20℃双倍容量冰柜。尽管穆兰特的冷冻血液"身份"状况不明且不易保存，但考古学与人类学系（Department of Archaeology and Anthropology）的成员仍旧认为自身有责任保存这些血液。也许他们和自然历史博物馆的蒂尔斯一样，也难以抗拒这些血液：它们太过稀有、太难获取、研究价值极高，若是浪费就太可惜。此外，这些血液拥有优良的"出身"——世卫组织是个极受尊崇的组织，而许多人类生物学家也仍旧视穆兰特为人类生物学之父。

穆兰特的文件收藏前途未卜，但它的身份可能很快会发生转变：自支持科研的"现役"遗传学数据转变为历史学家利用的对象。休息室内文件目前的状态和已在本书序言中提及的惠康图书馆的人类遗传学资料收藏形成鲜明对比。后者的资料在伦敦尤斯顿路183号的恒温恒湿环境中得到妥善保存。图书馆为它们精心编目分类，并且在网络上免费公开。然而，对资料的使用存在限制：依照《数据保护法案》（Data Protection Act，1998）的规定，它们收录的个人敏感信息已经过细致审查，许多文件夹近期受到封存，期限长达数十年。相比之下，在位于剑桥市彭布罗克街（Pembroke Street）的休息室内，我可以不受阻碍地打开置物柜，翻看其中的文件。[29]

不过，尽管休息室内文件看上去是公开的，但从另一个角度出发，它们就很难利用。文件盒数量众多，文件排列缺乏明显规律，这都让历史学家对它们的利用打上了一个问号。若想这些文件成为历史研究材料，前提条件是对其进行编目分类，审查其中的个人敏感信息，重新分装，再重新安置。前来休息室评估文件的档案管理员指出，（和血液的情况一样）围绕文件收藏存在严重的数据隐私隐患：文件中存在大量记录，可以将个人的姓名和地址同他们的血型以及一系列精神健康状况联系起来。如果这些文件日后得以登记入册，将经过审查和筛选，然后并入新的行政管理体系：图书馆下属的专题馆藏部门的行政管理体系。经过这新的一道记录整理工序，穆兰特卷帙浩繁的科研文件就能转化为历史记录。

但这道工序暂时还不能推进。眼下，穆兰特的文件前途未卜。几名相关人员正在试图确定谁是它们的所有者。尽管加利克判定这些收藏属于剑桥大学，但迄今没有发现收藏所有权相关的官方文件。此外，我曾询问达克沃斯收藏的保管人，这些文件可否由惠康图书馆登记入册。对方建议继续等待，解释称，文件的未来安排需要配合冷冻血液的处置计划，为了达成这一点，还有工作需要完成。即便收藏的其余部分移往伦敦，但任何被认为和血液相关的文件（如果它们确实存在的话）或许会留在剑桥。现在，血样和它们的文件记录仍旧相互分离，二者都在等待。

本书中的血清学关系定义了血液可以具有的意义和用途。血液、文件、血清、凝结的血液、献血者、科学家、抗原，以及抗体；改变以上任何一个元素都有可能影响到另外的元素。如今，穆兰特的部分收藏仍旧由人保管，但它们的用途可能受到新的关系、新的行动者，以及新的观念所影响。[30] 休息室内的纸质记录在等待档案管理员的整理与保护。历史学家希望将收藏中的材料转化为有关过去的新故事。穆兰特的冷冻血液还在，但现在伦理委员会准备为献血者及其亲属的利益发声。科学家等待利用新的遗传学分析技术再度赋予陈年血液和数据生机。文件、科学家、历史学家、档案管理员、冰柜和休息室：血清学关系继续决定着人类血液的意义。

# 鸣　谢

本书始于我在剑桥大学科学史与科学哲学系（Department of History and Philosophy of Science，HPS）的时期，系内的教职人员、博士后以及研究生都极其友善慷慨、乐于给予批评建议。在我确定本书的研究方法和针对方向时，尼克·霍普伍德（Nick Hopwood）对我的帮助尤其大，他还指导了本书研究和写作的方方面面。我所用到的资料收藏庞大且复杂，尼克始终都能帮我自沙砾中淘出黄金。尼克·贾丁（Nick Jardine）的与众不同之处在于，他不但了解史学研究方法，而且曾是数学分类学者的他也有处理血型数据的经验。我们的对话令我确信自己观察到的有关战后种族分类的问题既真实存在，又具有研究价值。我还要感谢另一位剑桥人：杰出的遗传学家和数学家安东尼·W. F. 爱德华兹；他慷慨地提供给我回忆与见解，尤其是与 R. A. 费希尔工作相关的内容。我很感激 HPS 的朋友们，是他们造就了融洽而富于灵感的工作环境：萨利姆·阿尔－盖拉尼（Salim Al-Gailani）、利娅·阿斯特伯里（Leah Astbury）、玛丽·布雷泽尔顿（Mary Brazelton）、贝姬·布朗（Becky Brown）、萨拉·布尔（Sarah Bull）、埃莉斯·伯顿（Elise Burton）、安德鲁·巴斯克尔（Andrew Buskell）、海伦·库里（Helen Curry）、索菲娅·戴维斯（Sophia Davis）、罗恩·德布·罗伊（Rohan

Deb Roy）、马修·德雷奇（Matthew Drage）、卡塞尔·加拉蒂（Kassel Galaty）、彼得·赫尔斯特伦（Petter Hellström）、尤利娅·希勒维奇（Yuliya Hilevych）、露丝·霍里（Ruth Horry）、安妮·卡特里内·克莱贝里·汉森（Anne Katrine Kleberg Hansen）、德米特里·梅尔尼科夫（Dmitriy Myelnikov）、乔希·纳尔（Josh Nall）、杰西·奥尔申科－格林（Jesse Olszynko-Gryn）、萨迪亚·库雷希（Sadiah Qureshi）、卡罗琳·施米茨（Carolin Schmitz）、凯瑟琳·舍费尔特（Kathryn Schoefert）、克伦·特顿（Keren Turton）、丹尼尔·威尔逊（Daniel Wilson）以及凯特琳·怀利（Caitlin Wylie）。友人兼同事尼克·惠特菲尔德（Nick Whitfield）提供了有关二十世纪三四十年代英国输血活动的记录，它们丰富翔实、引人入胜，对我至关重要；我大量使用了他对于应急输血服务运作方式的详尽理解，以及他为我指明的图像资料。塔玛拉·胡格（Tamara Hug）、阿加·拉努查（Aga Lanucha）以及惠普尔图书馆（Whipple Library）的员工对系内生活的点点滴滴都提供了难得的支持，我对他们心怀感恩。

自本书创作的最初阶段，考虑周详的尼克·霍普伍德就帮助我和剑桥之外的学者建立联系，因而我建立起了人际网络。自成形之日起，它一直都在支持我的研究和职业生涯。苏拉娅·德查达雷维安（Soraya de Chadarevian）向我展示出，时刻关注生物医学的技术细节可以成为揭示相关社群历史真相的有力途径。苏珊·林迪（Susan Lindee）能从参与人员和内部政治的角度诠释科学和医学实践，这能力着实绝妙。斯塔凡·米勒－维勒（Staffan Müller-Wille）帮助我建立了一个思维框架，用来审视遗传学和其文件技术的漫长持续时间（longue durée）[1]。这三人都热情地将我介绍给他们的同事和学生，并持续反馈给我批评建议。和薇罗妮卡·利普哈特间的友谊深刻而持续地影响着我的工作和生活。是她邀请我加入她的研究小组，小组隶属柏林的马克斯·普朗克科学史研究所（Max Planck Institute for the History of Science，MPIWG）。薇罗妮卡令我以全新的视角看待种族史研究的意义，以及它对当今社会的影响。比吉塔·冯·马林克罗特（Birgitta von Mallinckrodt）是高效的管理者，始终风趣且友善，还不吝提供各种支持，研究小组得以维系有她的功劳。研究小组还有赖于一个学生助理团队，他们不仅协助行政管理工作，也为小组的学术和人际环境做出了贡献：里基·海尼茨（Ricky Heinitz）、卡特琳·克勒曼（Katrin Kleemann）、莱昂·科科利亚迪斯（Leon Kokkoliadis）、埃里克·利亚韦里亚·卡塞列斯（Eric Llaveria Caselles）和尼娜·路德维希（Nina Ludwig）。我有幸同一些学者共享利普哈特小组的圈子，他们日后都成了我珍视的友人。萨拉·布莱克（Sarah Blacker）、朱迪斯·卡普兰（Judith Kaplan），拉腊·柯克（Lara Keuck）、艾玛·科瓦尔（Emma Kowal）、乔安娜·拉丁（Joanna Radin）和珍妮·里尔登（Jenny Reardon）都以不同的方式向我展现出提出批评建议以及支持同事的新方式。能有她们和我在科研道路上同行，我很幸运。以及无与伦比的成员和访问学者构建了研究小组的学术和人际生活，他们包括：苏珊·鲍尔（Susanne Bauer）、苏拉娅·德查达雷维安、伊丽丝·克勒韦尔（Iris Clever）、萨穆埃尔·科（Samuël Coghe）、

---

[1] 漫长持续时间：法国年鉴学派的历史研究方法，由法国历史学家费尔南·布罗代尔（Fernand Braudel）提出，强调检视大跨度的历史时期，自历史的潮流和规律中得出结论。

罗莎娜·登特（Rosanna Dent）、尤利娅·叶戈罗娃（Yulia Egorova）、约翰娜·贡萨尔维斯－马丁（Johanna Gonçalves-Martín）、苏珊·林德、埃内斯托·施瓦茨·马林（Ernesto Schwartz Marin）、尤里·帕斯卡西奥·蒙蒂霍（Yuri Pascacio Montijo）、若昂·兰热尔·德·阿尔梅达（João Rangel de Almeida）、里卡多·罗克（Ricardo Roque）、里卡多·桑托斯（Ricardo Santos）、黑尔佳·扎青格（Helga Satzinger）、玛丽安娜·佐默（Marianne Sommer）、埃德娜·玛丽亚·苏亚雷斯·迪亚兹（Edna Maria Suárez Díaz）、米哈伊·苏尔杜（Mihai Surdu）、凯瑟琳·泰斯赫斯特（Kathryn Ticehurst）和桑德拉·威德默（Sandra Widmer）。

由于洛兰·达斯顿（Lorraine Daston）的殷勤关怀，我得以在第二部门（Department II）的友好气氛中度过我在 MPIWG 的最后一年。兰（Raine）[1]给予我在伦理、道德和认识论层面上思考档案科学的新方式，以及针对本书叙述方面的细致指导。第二部门的同事在讨论会、读书小组，以及走廊中造就了启发思路的环境：叶连娜·阿罗诺娃（Elena Aronova）、艾蒂安·本松（Etienne Benson）、丹·布克（Dan Bouk）、米丽娅姆·布鲁修斯（Mirjam Brusius）、泰里·切蒂亚尔（Teri Chettiar）、安杰拉·克里杰（Angela Creager）、洛兰·达斯顿、西茨克·弗兰森（Sietske Fransen）、多纳泰拉·杰尔马内塞（Donatella Germanese）、安娜·玛丽亚·戈麦斯·洛佩斯（Ana María Gómez López）、克莱尔·格里芬（Claire Griffin）、惠特尼·莱姆利（Whitney Laemmli）、菲利普·莱曼（Philip Lehmann）、伊莱恩·梁（Elaine

---

[1] 兰：洛兰·达斯顿的教名（Lorraine）的昵称。

Leong）、米纳克希·梅农（Minakshi Menon）、埃丽卡·米拉姆（Erika Milam）、塔马·诺维克（Tamar Novick）、克里斯蒂娜·冯·厄尔岑（Christine von Oertzen）、苏珊·施密特（Susanne Schmidt）、大卫·塞普科斯基（David Sepkoski）、斯库利·西古德松（Skúli Sigurdsson）、劳拉·斯塔克（Laura Stark）、哈勒姆·史蒂文斯（Hallam Stevens）、布鲁诺·施特拉塞尔（Bruno Strasser）、史蒂夫·斯特迪（Steve Sturdy）、安妮特·福格特（Annette Vogt）、多拉·巴尔加（Dora Vargha）和西蒙·韦尔特（Simon Werrett）。第二部门也提供了大量行政管理支持，尤其是给予我和学生助理安娜·韦尔克（Anna Wölk）合作的时间，她协助我翻译了玛丽亚姆·施珀里（Myriam Spörri）的珍贵著述的一些方面。

感谢惠康基金会和马克斯·普朗克学会（Max Planck Gesellschaft）资助本书（经费编号：089652/Z/09/Z）的研究工作。前者为我头三年的研究提供资金支持，后者资助了余下的年份。两家机构也资助了对书中研究成形至关重要的一些研讨会：2012 年的"创建人类遗传性"（Making Human Heredity）研讨会（主持人：苏拉娅·德查达雷维安）、2015 年的"（不）可见的劳动：人类科学中知识的构建"[(In)visible Labour: Knowledge Production in the Human Sciences] 研讨会 [ 前期主持人：朱迪斯·卡普兰；后期主持人：赞·查科（Xan Chacko）]，以及 2017 年的"收集工作如何结束"（How Collections End）研讨会 [ 主持人：艾玛·科瓦尔和鲍里斯·贾丁（Boris Jardine）]。在其他许多各式学术会议中，以下诸位给予我评论与见解，因而在本书中留下了各自的印记：珍妮·贝克曼（Jenny Beckman）、桑乔伊·巴塔查里亚（Sanjoy Bhattacharya）、米切尔·克雷斯菲尔德（Michell Chresfield）、莉萨·甘尼特（Lisa Gannett）、马蒂亚斯·格罗特（Mathias Grote）、金智恩（音，Jieun Kim）、罗伯特·柯克（Robert Kirk）、伊拉娜·勒维（Ilana Löwy）、阿马德·姆沙雷克（Amade M'charek）、罗伯特·默尼耶（Robert Meunier）、卡琳·尼克尔森（Kärin Nickelsen）、埃德蒙·拉姆斯登（Edmund Ramsden）、西蒙·沙费尔（Simon Schaffer）、玛丽亚·赫苏斯·桑特斯马塞斯（María Jesús Santesmases）、劳拉·斯塔克、埃德娜·苏亚雷斯·迪亚兹和斯文·维德马尔姆（Sven Widmalm）。

感谢我在 SSEA[1] 项目中的同侪：米丽娅姆·奥斯汀（Miriam Austin）、马修·德雷奇（Matthew Drage）、保罗·格威廉（Paul Gwilliam）、鲍里斯·贾丁、莉齐·劳伦斯（Lizzy Laurence）和亚历山大·佩奇（Alexander Page），以及洛赫兰·贾因（Lochlann Jain）和安娜·玛丽亚·戈麦斯·洛佩斯。在讨论血型于艺术、宗教和日常仪式中扮演的角色时，他们邀请我分享本书中的一些故事。

本书开始于一个资料库：由惠康图书馆编辑入册的亚瑟·穆兰特文件收藏，它们原属巴斯大学的国立当代科学家资料收藏编目组（National Cataloguing Unit for the Archives of Contemporary Scientists，NCUACS）。我首次接触资料库时之所以能一帆风顺，是因为 NCUACS 和惠康图书馆的档案管理员对穆兰特文件的细致编目，对此我不胜感激。自 2009 年起，有幸跻身惠康图书馆人际圈的我见证了它采取新方法方便大众接触馆藏材料，也见证了它邀请历史学家一同探讨遗传学收藏的内容和形式——因为这一切，我获得了相关科学资料的收藏，以及

---

[1] 创办于 2016 年，创办者包括艺术工作者、科学和技术研究领域的学者，以及灵修者。SSEA 的长期目标是提供科学研究、沉思实践（contemplative practice）以及艺术这三个领域间的跨学科免费学习，其根本目的是探索社会组织在现有形式之外的其他形式。

对收藏的保存和管理方面的宝贵知识。惠康图书馆的员工在日常查询文件、解释文件相关规程，以及获取高清图像方面始终对我帮助极大。我还自以下机构的员工处获得了热心帮助：纽约州斯利皮霍洛（Sleepy Hollow）的洛克菲勒档案中心；费城（Philadelphia）的美国哲学学会档案馆（American Philosophical Society Archives）；巴黎的联合国教科文组织档案馆（UNESCO Archives）；日内瓦（Geneva）的世界卫生组织档案馆（World Health Organization Archives）；同样帮助我的还有阿德莱德大学（University of Adelaide）的 R. A. 费希尔文件的保管人。在解读这些档案的过程中，托尼·艾利森[1]、大卫·爱登堡、安东尼·爱德华兹、约翰·亨特、吉姆·加利克和帕特里克·莫利森慷慨地提供了个人回忆，使我从中学到了很多。十分出乎我意料的是，本书也结束于一个资料库的发现：通过和剑桥大学考古学家安德鲁·克拉克（Andrew Clarke）的一场偶然对话，我无意间了解到了剑桥大学生物人类学系休息室内存有穆兰特的部分文件收藏；在乔安娜·奥斯本（Joanna Osborn）的热情帮助下，我接触到了这些材料。

一些同事和朋友热心地试阅了本书的草稿、部分章节和企划：萨利姆·阿尔-盖拉尼、萨拉·布莱克、玛丽·布雷泽尔顿、萨拉·布尔、埃莉斯·伯顿、伊丽丝·克勒韦尔、安杰拉·克里杰、安东尼·爱德华兹、彼得·赫尔斯特伦、艾玛·科瓦尔、乔希·纳尔、杰西·奥尔申科-格林、史蒂芬·皮尔斯（Stephen Pierce）、乔安娜·拉丁、珍妮·里尔登以及多拉·巴尔加。我也以其他方式发表了本书内的一些材料——可见《英国科学史杂志》（*British Journal for the History of Science*）、《生物

---

[1] 托尼·艾利森：即安东尼·艾利森。

鸣　谢　　309

和生物医疗科学的历史和哲学研究》（*Studies in History and Philosophy of Biological and Biomedical Sciences*）、《人类科学历史》（*History of the Human Sciences*），以及论文汇编集《20 世纪的人类遗传》（*Human Heredity in the Twentieth Century*，2013）——自书刊编辑以及匿名评阅者处获益良多。我从未和特蕾西·特斯洛（Tracy Teslow）以及米歇尔·布拉顿（Michelle Brattain）见过面，但她们对本书初稿提供了极有价值的评论，在此十分感谢。我也极为感激尼克·霍普伍德、鲍里斯·贾丁、理查德·麦凯（Richard McKay）以及两位匿名评审，他们都在本书创作过程的后期阅读了全文。在本书创作的最后阶段，我的衷心感谢芝加哥大学出版社的员工：卡伦·梅里坎加斯·达林（Karen Merikangas Darling）引导手稿走向出版，好心的特里斯坦·贝茨（Tristan Bates）给予了支持和建议，塔玛拉·加塔（Tamara Ghattas）拥有敏锐的编辑眼光。在中文简体版面市之际，衷心感谢依然对本书细腻认真的翻译，也感谢陈芷郁思虑周全地检查了译稿。

我将本书献给我的父亲安德鲁·班厄姆（Andrew Bangham），他曾任东英吉利大学（University of East Anglia）的计算机科学教授。在我的童年时代，他横跨生物学和新兴的计算机领域，因而对"学科该如何定义"拥有深入见解，同时也激发了我本人对科学领域历史和文化的兴趣。在我的学术兴趣自遗传学转为历史学时，他和我母亲凯特·班厄姆（Kate Bangham）对这意想不到的决定表示支持，也对做出决定的我充满关爱。我的祖父，生物物理学家亚力克·班厄姆（Alec Bangham）尤其对本书怀有热情：在职业生涯早期，他曾是巴布拉姆农业研究院（Babraham Agricultural Research Institute）的驻院研究科学家，并在此期间结识了穆兰特。和穆兰特相遇的契机是他对于牛血红蛋白的研究；

由于他对泽西岛的多次拜访（目的是采集当地著名牛类品种的血液），他和我的祖母罗莎琳德（Rosalind）也同穆兰特家族发展出了毕生的友谊——泽西岛成为亚力克、罗斯（Ros）以及他们的孩子十分喜爱的夏日度假地。两家持续不断的友谊令我得以联系到简·穆兰特（Jane Mourant），她好心地为我争取到穆兰特的妻子琼（Jean）的支持，本书中翻印的一些穆兰特材料即来源于此。

还有很多亲友对我和本书给予了支持：萨拉·班厄姆（Sarah Bangham）、亚当·波尔瑙伊（Adam Polnay）、埃琳娜（Elena）和尼克·波尔瑙伊（Nick Polnay）、罗斯玛丽·班厄姆（Rosemary Bangham）、苏珊娜·班厄姆（Susannah Bangham）、珍妮（Jenny）和彼得·季诺维也夫（Peter Zinovieff）、尼克·贾丁、玛丽娜·弗拉斯卡－斯帕达（Marina Frasca-Spada）、罗米利·贾丁（Romilly Jardine）、卢克·纳沙德（Luke Nashaat）、珍妮·卡彭特（Jenny Carpenter）、玛吉·勒舍尔（Maggie Loescher）和乔尔·查尔芬（Joel Chalfen）。在写作本书的最后几周，罗斯玛丽·班厄姆、珍妮·季诺维也夫、凯特·班厄姆、萨拉·班厄姆和塞拉菲娜·雷科夫斯基（Seraphina Rekowski）热心地帮我照顾孩子，鲍里斯·贾丁在各方面维系了我们的家庭生活。自首份资金申请到最终版手稿，鲍里斯参与了本书创作的全过程，这份最终版手稿他从头到尾读过。本书带有诸多印记，它们讲述着我们居住过的诸多空间和去过的诸多地点，以及最近两年间我们和埃弗里（Avery）的家庭生活。

# 词汇表

**凝集**
AGGLUTINATION

红细胞凝结成块的现象，在特定抗血清（含特定抗体）和含有该抗体对应抗原的血液发生反应时可观察到。随着抗体和抗原相互结合，红细胞凝结成块。

**等位基因**
ALLELE

一个基因可以具有的两种或多种形式。在诸如人类等二倍体生物体体内，每个基因携带与之对应的两个等位基因，两条同源染色体上各拥有一个。一些时候，一对等位基因之中，一个会压制另一个的表达——此状况称作"显性"（dominance）。

**抗体**
ANTIBODY

和特定抗原发生反应的一类蛋白质，可以自行存在于体内，也可以因抗原进入体内而产生。本书中的很多人使用其更早期的名称：凝集素。

**抗原**
ANTIGEN

在进入人体或其他活体生物后，可以刺激特定抗体生产的物质。本书中的很多人使用其更早期的名称：凝集原。

**抗血清**
ANTISERUM

制自血清，内含特定抗体的一种液体，用于血型鉴定。历史上，有时也称"测试血清"（testing serum）、"鉴定血清"（grouping serum），或单纯"血清"（serum）。

**血型**
BLOOD GROUP

任何一种可以用来划分人类和其他一些动物的血液的分类组别。

**血型系统**
BLOOD GROUP SYSTEM

由单个基因位点，或两个及两个以上联系紧密的基因控制的一种或多种血型抗原。

**基因**
GENE

活体生物的基础遗传单位；学界最初认定其为与具体某个性状的遗传相关的物理因子，之后了解到它位于染色体上的特定位置，并由一串核苷酸构成。

**基因型**
GENOTYPE

一个性状或一个生物体的遗传结构，具体而言，是指在特定某个基因位点上存在的等位基因。

**基因连锁**
LINKAGE

一条染色体上距离相近的多个基因一同得到遗传的倾向。

**基因位点**
LOCUS

一个基因或等位基因在染色体上的位置。

**孟德尔式性状**
**MENDELIAN TRAIT**  一项特质，其遗传规律清晰明确，符合遗传学先驱格雷戈尔·孟德尔的预测。

**表现型**
**PHENOTYPE**  一个性状或一个生物体可被观察到的诸特点。

**血清**
**SERUM**  血液凝结时分离出的液体部分。血清含有抗体和其他可溶血蛋白，利用血清可制造出抗血清。

# 资料来源

## 资料库

美国哲学学会（APS），费城

巴尔·史密斯图书馆（Barr Smith Library），阿德莱德大学

英国广播公司书面档案馆（BBC Written Archives）

博德利图书馆特殊收藏，牛津大学

生物人类学系，剑桥大学（未经编目分类）

A.W. F. 爱德华兹，私人收藏

国家档案馆（NAL），伦敦

自然历史博物馆，伦敦

洛克菲勒档案中心，斯利皮霍洛，纽约州

皇家人类学学会，伦敦

萨默维尔学院（Somerville College）图书馆档案收藏，牛津大学

联合国教科文组织档案馆，巴黎

苏塞克斯大学特殊收藏（University of Sussex Special Collections）

惠康图书馆，伦敦

世界卫生组织，日内瓦

# 采访与私人通信

安东尼·C. 艾利森

大卫·阿滕伯勒

安东尼·W. F. 爱德华兹

詹姆斯·P. 加利克

约翰·亨特

帕特里克·莫利森

# 注　释

## 绪　论

1. 人类染色体研究史：de Chadarevian, "Putting Human Genetics on a Solid Basis" (2013); de Chadarevian, *Heredity under the Microscope* (2020)。自 30 年代起，血型研究如何同人类遗传学和医学遗传学的其他诸多分支相互交织：Kevles, *In the Name of Eugenics* (1995), esp. 113–237; de Chadarevian, *Designs for Life* (2002); Lindee, *Moments of Truth* (2005); Harper, *A Short History of Medical Genetics* (2008); Comfort, *The Science of Human Perfection* (2012); Hogan, *Life Histories of Genetic Disease* (2016)。

2. 近期人类遗传学具有的一些含义：Nash, *Genetic Geographies* (2015); TallBear, *Native American DNA* (2013); Nelkin and Lindee, *The DNA Mystique* (2004)。

3. 纳迪娅·阿布·埃尔-哈吉（Nadia Abu El-Haj）和埃莉斯·伯顿展现了遗传学是如何建立在政治色彩极为浓重的国家主义项目之上的；她们的研究围绕中东地区：Abu El-Haj, *The Genealogical Science* (2012); Burton, *Genetic Crossroads*（即将出版）. 苏拉娅·德查达雷维安和苏珊·林迪分析了知识和材料在实验室和临床环境间的流通：de Chadarevian, "Following Molecules" (1998); Lindee, *Moments of Truth* (2005)。

4. Porter, *Genetics in the Madhouse* (2018), 1.

5. Hyam, *Britain's Declining Empire* (2008); Clarke, "A Technocratic Imperial State?" (2007); Bennett and Hodge, eds., *Science and Empire* (2011); Tilley, *Africa as a Living Laboratory* (2011).

6. Amrith and Sluga, "New Histories of the United Nations" (2008).

7. 自 19 世纪末到第二次世界大战期间英国的志愿主义：Snape, *Leisure, Voluntary Action and Social Change in Britain* (2018)。"童子军和向导" 志愿活动的历史：Proctor, "(Uni) Forming Youth" (1998), Proctor, *On My Honour* (2002). 以上因素对于两次世界大战间隔期间献血者招募工作的贡献：Whitfield, "A Genealogy of the Gift" (2011). 8。

8. Sayers, "Blood Sacrifice" (1970 [1939]), 171.

9. Sayers, "Blood Sacrifice"(1970 [1939]), 171–172.

10. "Message from an Anonymous Blood Donor," 1940 年 7 月 24 日，folder 13-1-C Blood Donation,

topic collection 13: Health 1939–47, Mass Observation Archive, University of Sussex Special Collections, http://www.massobservation.amdigital.co.uk.ezp.lib.cam.ac.uk/Documents/Images/TopicCollection-13/86. 参阅时间：2020 年 2 月 21 日。

11. Strasser, "Laboratories, Museums, and the Comparative Perspective" (2010).

12. 当时，抗体和抗原相互发生反应的机制还不明确；围绕导致特异性的结构，以及电化学反应，学界展开了激烈争论，兰德施泰纳本人也参与其中。这些争论是以下作品的核心问题，它生动翔实地记录了 20 世纪抗体和物种特异性的历史：Mazumdar, *Species and Specificity* (1995)。

13. Bristow et al., "Standardization of Biological Medicines" (2006); Keating, "Holistic Bacteriology" (1998); Simon, "Emil Behring's Medical Culture"(2007); Mazumdar, *Species and Specificity* (1995). 对当代血清疗法的实用概述：Parke, Davis and Co., *Biological Therapy* (1926)。

14. Gradmann and Simon, eds., *Evaluating and Standardizing Therapeutic Agents* (2010).

15. 对记录、符号和图表在生物学和生命科学中起到的组织整理作用的整体评价：Latour, "Drawing Things Together" (1990); Rheinberger, "Scrips and Scribbles" (2003); Delbourgo and Müller-Wille, "Listmania" (2012)。

16. 以下作品分析了文件和文字记录本身，以及它们在科学和医学领域内的关系，此外还有与它们相关的社会行为：Hess and Mendelsohn, "Case and Series"(2010); Bittel et al., *Working with Paper* (2019); Jardine, "State of the Field: Paper Tools"(2017)。

17. 通过作为标记得到书写，血型成了实体对象；厄休拉·克莱因（Ursula Klein）分析了与之类似的化学分子的情况：Klein, *Experiments, Models and Paper Tools* (2003)。

18. 惠特菲尔德如此形容献血者和受血者间不断增加的距离："在短短数十年间，从以英寸计增加到以码计，再到以千米计，再到远隔重洋。"Whitfield, "Genealogy of the Gift" (2011), 10. 此前标准命名法的缺失：Pierce and Reid, *Bloody Brilliant!* (2016), 33–34。

19. 以下的优秀作品帮助我了解了三四十年代的血型血清学以及遗传学：Mazumdar, "Two Models for Human Genetics" (1996); Mazumdar, *Eugenics, Human Genetics and Human Failings* (1992)。围绕两次世界大战期间的血型研究，威廉·施耐德撰写了多篇见解深刻的文章：Schneider, "Blood Group Research in Great Britain, France and the United States" (1995); Schneider, "Chance and Social Setting" (1983)。针对 1900—1933 年德国血型研究的学术环境及其意义和内部政治，玛利亚姆·施珀里写就了珍贵的记录：Spörri, *Reines und Gemischtes Blut* (2013)。

20. 具体到遗传学中文件和文字记录的功用：Müller-Wille, "Early Mendelism and the Subversion of Taxonomy" (2005); Rheinberger, "Scrips and Scribbles" (2003)。

21. 德国司法鉴定领域对血型的应用：Okroi and Voswinckel, " 'Obviously Impossible' " (2003); Okroi, "Der Blutgruppenforscher Fritz Schiff" (2004); *Spörri, Reines und Gemischtes Blut* (2013)。

22. 塞伦和哈珀利用"示能"（affordances）概念分析纸张的物理性质如何促进并影响特定种类的人类活动：Sellen and Harper, *The Myth of the Paperless Office* (2001)。

23. 行政管理文件的物理性质和功能：Gitelman, *Paper Knowledge* (2014); Hull, *Government of*

*Paper* (2014)。

24. 感谢埃里卡·米拉姆对于贯穿全书的"上手"和"动笔"两个主题的深刻见解。

25. 在两次世界大战间隔期间，检验医学不断变化的组织结构如何依赖正在成形的大众医疗行政管理文化并受其影响：Sturdy and Cooter, "Science, Scientific Management and the Trans-formation of Medicine in Britain" (1998)。

26. Haraway, *Modest_Witness@Second_Millenium.FemaleMan©_Meets_OncoMouse™* (2007), 253.

27. Bynum, *Wonderful Blood* (2007); Hart, *Jewish Blood* (2013); Biale, *Blood and Belief* (2007); Moreau, "The Bilineal Transmission of Blood in Ancient Rome" (2013); Bildhauer, *Medieval Blood* (2010); Spörri, *Reines und Gemischtes Blut* (2013); Efron, *Defenders of the Race* (1994); Daniel, *More Than Black?* (2002); Davis, *Who Is Black?* (2001).

28. Nye, "Kinship, Male Bonds, and Masculinity" (2000); White, *Speaking with Vampires* (2000); 有关吸血鬼传说的历史，详见：Copeman, *Veins of Devotion* (2009); Law, *The Social Life of Fluids* (2010)。

29. Waldby and Mitchell, *Tissue Economics* (2006), 1-10. 惠特菲尔德分析了在第二次世界大战期间，"礼物"如何成为描绘献血的主要方式，并且提出当局对这一形容的大力推行是对战时血库科技的直接反应：Whitfield, "A Genealogy of the Gift" (2011); Whitfield, " Who Is My Donor? " (2013); Whitfield, "Who Is My Stranger?" (2013)。人类学家保罗·拉比诺（Paul Rabinow）简短地描述了献血如何在纳粹占领下的法国成为大众认知中抵抗运动的象征：Rabinow, *French DNA* (1999), 84–85。

30. Waldby and Mitchell, *Tissue Economies* (2006), 1–3; Hernandez, "Donations: Getting Too Much of a Good Thing"(2001); Schmidt, "Blood and Disaster: Supply and Demand" (2002).

31. Bennett, *Banning Queer Blood* (2009).

32. Healy, *Last Best Gifts* (2006); Swanson, *Banking on the Body* (2014); Lederer, *Flesh and Blood* (2008).

33. 苏珊·林迪探索了在遗传学医学领域作为研究对象的人类的经历、劳动和身份，这些元素影响深远：Lindee, *Suffering Made Real* (1994); Lindee, *Moments of Truth* (2005); Lindee and Santos, "The Biological Anthropology of Living Human Populations" (2012)。

34. 美国和英国生物医学领域内人类研究对象的待遇发展变化：Epstein, *Inclusion* (2007); Stark, *Behind Closed Doors* (2012); Wilson, *The Making of British Bioethics* (2014)。

35. 针对围绕血液产生的生物医学互动的人类学研究：Geissler et al., " 'He Is Now Like a Brother, I Can Even Give Him Some Blood' " (2008); Reddy, "Citizens in the Commons" (2013)。

36. *Oxford English Dictionary Online*, http://www.oed.com/view/Entry/20391. 对指代亲缘关系的血液，以及美国社会中的亲缘模式如何主要以"生物学"关联为基础的开创性人类学分析：Schneider, *American Kinship* (1968); Schneider, "Kinship and Biology" (1965)。 近期对施耐德研究和学术遗产的详细评论：Franklin and McKinnon, eds., *Relative Values* (2001)。

37. 对血液和亲缘关系间的进一步分析：Carsten, *Blood Work* (2019)。

38. Weston, "Kinship, Controversy, and the Sharing of Substance" (2001). 在哈拉韦引人联想的文字中，吸血鬼——会污染被吸血者的家系——这一意象"既预示着又威胁着种族混杂和两性混杂"：Haraway, *Modest_Witness@Second_Millenium.FemaleMan©_Meets_OncoMouse*™ (1997), 214。

39. 美国的血型和身份认同文化史：Lederer, "Bloodlines" (2013)。

40. 在电影《紧急呼叫》中，说出这句话的是一名医生。他希望说服不愿合作的献血者提供血液。话中的观点也存在于这部以民权运动时代为背景的小说中：Killens, *Youngblood* (1982 [1954])。针对小说中此方面的分析：Weston, "Kinship, Controversy, and the Sharing of Substance" (2001)。

41. 萨拉·钦（Sarah Chinn）分析了美国的战时输血如何作为现代化、民主和公民身份的象征，以及它如何将一些种族排除在外：Chinn, *Technology and the Logic of American Racism* (2000): 93–140。

42. 美国的血液种族隔离：Love, *One Blood* (1996); Lederer, *Flesh and Blood* (2008); Guglielmo, "Red Cross, Double Cross" (2010)。

43. 摘自兰兹伯勒·汤姆森对费希尔的采访，1941 年 7 月 16 日，FD1/5845, NAL。性别概念如何影响知识生产中的文书操作：Bittel et al., *Working with Paper* (2019); Oertzen, "Gender, Skill, and the Politics of Workforce Management" (2016)。

44. 早期遗传学研究中的性别：Kohler, *Lords of the Fly* (1994); Richmond, "Women in the Early History of Genetics" (2001); Richmond, "Opportunities for Women in Early Genetics" (2007)。

45. 另一则针对免疫系统如何令人类身体受社会和政治环境影响的讨论：Biss, *On Immunity* (2015)。

46. Rose, "Calculable Minds and Manageable Individuals" (1988). 阿马德·姆沙雷克分析了同一性和差异性的共同产生：M'charek et al., "Equal before the Law" (2013); M'charek, "Contrasts and Comparisons" (2008)。

47. 罗斯的研究基于：Foucault, *Discipline and Punish* (2012) [1977], 190–212。

48. 对身体经济学和生物价值的分析：Waldby and Mitchell, *Tissue Economies* (2006); Waldby and Cooper, *Clinical Labor* (2014); Murphy, *The Economization of Life* (2017)。

49. 在社科领域中，研究者越发关注人类器官经济中的"免疫政治"（immunopolitics），包括种族差异如何导致特定社会群体内器官极度短缺，例如：Goodwin, *Black Markets* (2013); Jacob, *Matching Organs with Donors* (2012)。免疫特性的历史，以及其和血液经济的关系：Waldby and Mitchell, *Tissue Economies* (2006); Lederer, *Flesh and Blood* (2008); Swanson, *Banking on the Body* (2014)。

50. 国家管控的行政体系和公共领域中的统计数据收集：Porter, *Trust in Numbers* (1995); Crook and O'Hara, *Statistics and the Public Sphere* (2011)。

51. 诸如国际人口问题科学研究联盟（International Union for the Scientific Investigation of Population Problems）等机构致力解决这些问题：Bashford, "Population, Geopolitics, and International Organizations" (2008)。论"群体"如何被塑造为联系起社会学、生物学、人类学、经济学和心理学的对象：Ramsden, "Carving up Population Science" (2002)。墨菲（Murphy）研究了冷战时期的数据工作如何将"群体"和"经济"变为干预和治理的对象：Murphy, *The Economization of Life* (2017)。

52. Solomon et al., eds., *Shifting Boundaries of Public Health* (2008); Packard, *A History of Global Health* (2016).

53. Bashford, *Global Population* (2014).

54. 造成这一转变的人员之一是联合国教科文组织的首任主席、演化生物学家朱利安·赫胥黎。怀着"物质和精神进步"理念的他赋予了群体规划核心角色。Bashford, "Population, Geopolitics, and International Organizations" (2008), 341; Huxley, *UNESCO: Its Purpose and Its Philosophy* (1947), 12.

55. Paul, *Whitewashing Britain* (1997).

56. 以下两部近期作品将人类群体和生物学研究的国际网络联系起来：Lindee and Santos, eds., "The Biological Anthropology of Living Human Populations" (2012); Bangham and de Chadarevian, "Heredity and the Study of Human Populations after 1945" (2014)。

57. 此论点详见：Bangham and de Chadarevian, "Human Heredity after 1945" (2014)。

58. Sommer, *History Within* (2016).

59. Haraway, *Primate Visions* (1989); Stocking, *Bones, Bodies, Behavior* (1998); Zimmerman, *Anthropology and Antihumanism in Imperial Germany* (2001); Roque, *Headhunting and Colonialism* (2010).

60. Sommer, "History in the Gene" (2008); Sommer, "DNA and Cultures of Remembrance" (2010); Sommer, *History Within*, 2016, 249–368.

61. 例外包括 30 年代兰德施泰纳和维纳试图利用血型血清学构建人类 - 灵长目种系发生关系一事。

62. Paul, *The Politics of Heredity* (1998); Kevles, *In the Name of Eugenics* (1995); Sommer, *History Within* (2016), 135–248.

63. Stepan, *The Idea of Race in Science* (1992); Weindling, *Health, Race and German Politics* (1989); Barkan, *The Retreat of Scientific Racism* (1992); Wailoo, *Dying in the City of the Blues* (2001); Bland, "British Eugenics and 'Race Crossing' " (2007).

64. Gannett and Griesemer, "The ABO Blood Groups" (2004); Lipphardt, "Isolates and Crosses in Human Population Genetics" (2012).

65. 普罗吉特·穆哈尔吉（Projit Mukharji）着墨于卢德维克·希尔斯菲尔德对第一次世界大战期间发生在萨洛尼卡的采血活动记述，它生动地刻画出他与献血者情景各异的互动，也体现出希尔斯菲尔德对相关"种族"的既有印象："面对不同的民族，我们需要采取不同的沟通方式。告诉英国人采血目的是科学研究就已足够。我们放任自己和法国朋友开玩笑称，我们会查明他们可以和谁犯下'罪孽'却又不受惩罚。我们告诉黑种人血液测试可以显示谁该获得休假；马上，他们就自愿地向我们伸出了黑色的手。"Mukharji, "From Serosocial to Sanguinary Identities" (2014), 150. 有关血型地图绘制过程中研究对象的种族身份构建，详见：Gannett and Griesemer, "The ABO Blood Groups" (2004)。

66. 对 20 世纪中期"有色"血液在美国的确切含义的细致讨论：Guglielmo, " 'Red Cross, Double Cross' " (2010)。

67. Wailoo et al., *Genetics and the Unsettled Past* (2010).

68. Turda, "From Craniology to Serology" (2007); Turda, "The Nation as Object" (2007); Mazumdar, "Blood and Soil" (1990); Robertson, "Eugenics in Japan" (2010); Bucur, "Eugenics in Eastern Europe" (2010).

69. Hazard, *Postwar Anti-racism* (2012); Bangham, "What Is Race?" (2015).

70. "在多样性中求统一"这一备受珍视概念，及其在联合国项目中的构建：Selcer, "Patterns of Science" (2012); Selcer, "The View from Everywhere" (2009)。

71. 例如，《美国优生学杂志》改名为《美国人类学杂志》，《优生学年鉴》改名为《人类遗传学年鉴》。

72. Lindee, *Suffering Made Real* (1994); Creager, *Life Atomic* (2013); Lindee, *Moments of Truth* (2005); Comfort, *The Science of Human Perfection* (2012).

73. Webster, *Problems of Health Care* (1988).

74. 惠康将其数字化项目命名为"密码破解者"（Codebreakers），博物馆极富价值的线上文件库可见于：http://wellcomelibrary.org/collections/digital-collections/makers-of-modern-genetics/。惠康的档案管理员也借这一数字化项目之机举办了研讨会，主题为收集基因组相关信息时面临的挑战；作为研讨会成果的一系列论文包括：Shaw, "Documenting Genomics" (2016); de Chadarevian, "The Future Historian" (2016); Lindee, "Human Genetics after the Bomb" (2016)。

75. 对90年代基因组序列数据交换体系的详述：Maxson Jones et al., "The Bermuda Triangle" (2018)。

76. 这一方针在2014年8月更新，新标题为"访问个人数据"（Access to Personal Data），具体可见：http://wellcomelibrary.org/content/documents/policy-documents/access-to-personal-data.pdf。参阅时间：2020年2月20日。

77. 其他文件"限制公开"（restricted access），这意味着它们可以在惠康图书馆阅览，但不可以拍照，并且个人标识必须略去——本书遵循了这些标准。

78. 例如，Bangham and Kaplan, eds., *Invisibility and Labour in the Human Sciences* (2016).

79. 针对这些问题的详尽讨论，例如：McKay, *Patient Zero* (2017); Stark, "The Bureaucratic Ethic" (2016); Keuck, "Thinking with Gatekeepers" (2016).

80. Radin, "Collecting Human Subjects" (2014).

## 第一章

1. 西线上外科医生的实验：Pelis, "Taking Credit" (2001)。血液不断变化的物质特性，以及它对输血和血型用途的影响：Schneider, "Chance and Social Setting" (1983); Schneider, "Blood Transfusion between the Wars" (2003)。

2. Keynes, "Blood Transfusion: Its Theory and Practice" (1920), 1217.

3. Turda and Weindling, eds., "Blood and Homeland" (2007); Burton, *Genetic Crossroads*（即将发表）。

4. 对优生学本身的历史，以及优生学与民族国家和国际主义的关系的深入记述：Bashford

and Levine, eds., *Oxford Handbook of the History of Eugenics* (2010)。

5. 针对这一时期人类遗传研究的各类方法的更多文章：Gausemeier et al., eds., *Human Heredity in the Twentieth Century* (2013)。

6. 对这一时期的遗传学历史的部分记录：Müller-Wille and Rheinberger, *A Cultural History of Heredity* (2012); Rheinberger and Gaudillière, eds., *Classical Genetic Research and Its Legacy* (2004)。

7. Mazumdar, "Two Models for Human Genetics" (1996); Mazumdar, *Eugenics, Human Genetics and Human Failings* (1992).

8. 对免疫学特性的漫长争论史：Mazumdar, *Species and Specificity* (1995)。

9. 称其为"生化"科学的原因是，随着细菌学的"黄金时代"在 19 世纪与 20 世纪之交时落幕，免疫学研究开始向化学看齐。譬如免疫学家保罗·埃尔利希和化学家埃米尔·菲舍尔（Emil Fischer）合作，共同探索抗体的化学结构和其生物学功能间的关系：Silverstein, *A History of Immunology* (2009)。

10. 经久不衰的血清学历史著作，围绕它和临床病理学这一实操领域的关系：Foster, *A Short History of Clinical Pathology* (1961)。

11. 在欧洲大陆，负责订立血清标准的主要机构是德国柏林的国家血清研究院（State Institute for Serum Research，成立于 1896 年）和丹麦哥本哈根的国家血清研究所（成立于 1902 年）。在英国，血清标准由英国国家医学研究所（成立于 1923 年）下属的生物学标准部订立。Gradmann and Simon, eds., *Evaluating and Standardizing Therapeutic Agents* (2010); Bristow et al., "Standardization of Biological Medicines" (2006).

12. 在研究科学"事实"的群体社会建构时，卢德维克·弗莱克（Ludwik Fleck）选择了一种血清学测试——瓦瑟曼（Wassermann）梅毒测试——作为研究个案：Fleck, *Genesis and Development of a Scientific Fact* (1979 [1935])。弗莱克研究的血清学背景详见：Löwy, " 'A River Cutting Its Own Bed' " (2004)。

13. Lattes, *Individuality of the Blood* (1932), 10.

14. 纳托尔的项目以及其在美国的发展：Strasser, "Laboratories, Museums, and the Comparative Perspective" (2010)。

15. 兰德施泰纳的学术生涯及免疫学研究，详见：Mazumdar, "The Purpose of Immunity" (1975); Mazumdar, *Species and Specificity* (1995); Silverstein, *A History of Immunology* (2009)。

16. 马宗达提出，血型血清学和细菌血清学的研究方法严格说来是相同的：Mazumdar, "Blood and Soil" (1990), 188。

17. 在兰德施泰纳归纳出极为清晰反应规律前，学界假定凝集素（抗体）只可能是先前或目前感染的产物，因而难有突破。兰德施泰纳另辟蹊径，提出抗体可以是个体免疫学特征的常见性质：Mazumdar, *Species and Specificity* (1995), 143。

18. Mazumdar, *Species and Specificity* (1995), 337–342.

19. 意大利血清学家和司法鉴定专家莱昂内·拉特斯（Leone Lattes）所著的《血液特性》（*Individuality of the Blood*，1932）拥有多种语言的译本，其中汇总了针对这些话题的大量研究。

20. 输血技术和血型意义间的联系：Schneider, "Chance and Social Setting" (1983); Schneider, "Blood Transfusion between the Wars" (2003)。

21. 各种早期输血技术：Pelis, "Blood Standards and Failed Fluids" (2001); Starr, *Blood: An Epic History* (2009); Krementsov, *A Martian Stranded on Earth* (2011); Sunseri, "Blood Trials" (2016)。

22. Krementsov, *A Martian Stranded on Earth*, 15–32.

23. 在首批以血液相容性测试为前提的输血操作汇报中，有几例来自美国内科医生兼血液学家鲁本·奥滕伯格（Reuben Ottenberg），例如："Studies in Isoagglutination: I" (1911)。

24. Pelis, "Blood Standards and Failed Fluids" (2001); Whitfield, "A Genealogy of the Gift" (2011), 8–31; Schlich, *The Origins of Organ Transplantation* (2010).

25. Pelis, "Taking Credit" (2001).

26. Pelis, "Taking Credit" (2001); Schneider, "Chance and Social Setting" (1983).

27. Whitfield, "A Genealogy of the Gift" (2011), 38.

28. Bernheim, *Blood Transfusion* (1917), 78.

29. 医务工作者和医学生经常被视作稳定可靠的本地血液来源。

30. Starr, *Blood: An Epic History* (2009), 220–244.

31. Swanson, *Banking on the Body* (2014); Lederer, *Flesh and Blood* (2008).

32. Schneider, "Blood Transfusion Between the Wars" (2003).

33. Krementsov, *A Martian Stranded on Earth* (2011), 104–112.

34. 在此项研究的基础上，其他领域的医生利用来自尸体的血液开展实验：Saxton, "Towards Cadaver Blood Transfusions in War" (1938)。有关取自死亡献血者的血液，详见：Starr, *Blood: An Epic History* (2009), 78–82。

35. 伦敦红十字会输血服务：Pelis, " 'A Band of Lunatics down Camberwell Way' " (2007); Gunson and Dodsworth, "Towards a National Blood Transfusion Service" (1996); Whitfield, "A Genealogy of the Gift" (2011)。这一红十字会服务模式如何传播至其他国家：Klugman, *Blood Matters* (2004); Schneider, *The History of Blood Transfusion in Sub-Saharan Africa* (2013)。

36. 惠特菲尔德有理有据地提出，奥利弗费心弱化献血者和受血者间的关系，是为了帮助塑造献血"为全人类造福的利他主义贡献"的形象：Whitfield, "A Genealogy of the Gift" (2011), 32–89。

37. 罗浮童军运动及其对输血的参与：Whitfield, "A Genealogy of the Gift" (2011)。奥利弗的服务在日后英国人对国内整体输血服务的记载中影响深远，尽管它仅是全英上下数个本地输血服务之一，这些服务中有部分依赖有偿献血者。

38. Krementsov, *A Martian Stranded on Earth* (2011), 104–112.

39. Palfreeman, *Spain Bleeds* (2015).

40. Lederer, *Flesh and Blood* (2008), 68–106.

41. 在第二届国际输血大会中，1/4 的演讲报告有关血液储存：*Bulletin de la société française de la transfusion sanguine* (1939)。

42. 在 30 年代，"ABO" 血型至少有三种不同的命名法。1935 年，国际输血协会成立。意大利专家拉特斯主持了第一届会议，与会的有来自 20 个国家和 8 个红十字会的代表，卢德维克·希尔斯菲尔德受邀为荣誉嘉宾。这届会议和国际输血协会的相关历史：Pierce and Reid, *Bloody Brilliant!* (2016)。

43. *Bulletin de la société française de la transfusion sanguine* (1939).

44. Bashford and Levine, *Oxford Handbook of the History of Eugenics* (2010).

45. Müller-Wille and Rheinberger, *A Cultural History of Heredity* (2012); Gausemeier, Müller-Wille, and Ramsden, *Human Heredity in the Twentieth Century* (2013).

46. 各类例子：Rheinberger and Gaudillière, *Classical Genetic Research and its Legacy* (2004)。

47. Von Dungern and Hirszfeld, "Über Vererbung gruppenspezifischer Strukturen des Blutes" (1910); Mazumdar, "Two Models for Human Genetics" (1996).

48. 温伯格的研究，以及伯恩斯坦的改进的技术细节：Mazumdar, "Two Models for Human Genetics"(1996); for more on Weinberg: Müller-Wille and Rheinberger, *A Cultural History of Heredity* (2012)。

49. 马宗达在后文中提及了针对果蝇属的杰出遗传学研究，称"血型鉴定实验室是人类种族的养蝇房"。Mazumdar, "Two Models for Human Genetics" (1996), 620.

50. Bernstein, "Ergebnisse einer biostatischen zusammenfassenden" (1924).

51. 引用自马宗达对伯恩斯坦的杰出记述，内容包括他的研究、他与欧美和日本其他研究者的互动，以及他们对他的评价：Mazumdar, "Two Models for Human Genetics" (1996), 623。

52. Spörri, *Reines und Gemischtes Blut* (2013); Rudavsky, *Blood Will Tell* (1996); Starr, *Blood: An Epic History* (2009).

53. Adam, *A History of Forensic Science* (2015); Okroi, "Der Blutgruppenforscher Fritz Schiff (1889–1940)" (2004); Spörri, *Reines und Gemischtes Blut* (2013).

54. 德国法庭中的血型鉴定：Okroi and Voswinckel, " 'Obviously Impossible' " (2003); Okroi, "Der Blutgruppenforscher Fritz Schiff (1889–1940)" ; Spörri, *Reines und Gemischtes Blut* (2013), 41–71。

55. 席夫在德国备受赞誉，但作为德国犹太人的他被迫于 1936 年移民美国。他在纽约市的贝斯·以色列医院（Beth Israel Hospital）继续开展血清学研究。1942 年，美国免疫化学家威廉·博伊德发表了他的遗作——席夫手册的英译本：Boyd and Schiff, *Blood Grouping Technic* (1942)。

56. Schiff, "The Medico-Legal Significance of Blood Groups" (1929).

57. 拉特斯在 30 年代指出，法律结构和用词模式令一些国家尤其适于将血型用作证据。德国法律尤其契合血型测试，而在美国，由于血型测试对原被告双方的性别影响不对等，律师很难适应。Lattes, *Individuality of the Blood* (1932).

58. 对此事如何在美国发展的精彩记述：Rudavsky, *Blood Will Tell* (1996)。

59. Lipphardt, "Isolates and Crosses in Human Population Genetics" (2012); Marks, "The Origins of Anthropological Genetics" (2012); Spörri, *Reines und Gemischtes Blut* (2013); Mazumdar, "Blood and Soil"(1990); Turda, "From Craniology to Serology" (2007); Schneider, "The History of Research on Blood Group Genetics" (1996); Schneider, "Introduction to 'The First Genetic Marker' Special Issue" (1996).

60. 希尔斯菲尔德夫妇更多生动的一战经历回忆：Hirszfeld, *The Story of One Life* (2010 [1946])。

61. Hirschfeld [Hirszfeld] and Hirschfeld [Hirszfeld], "Serological Differences Between the Blood of Different Races" (1919); Hirszfeld and Hirszfeld, "Essai d'application des méthodes serologiques au problème des races" (1919).

62. 一些学者分析了希尔斯菲尔德夫妇如何构建出他们摄人的"生物化学"观察结果，尤其是：Schneider, "The History of Research on Blood Group Genetics" (1996); Spörri, *Reines und Gemischtes Blut* (2013); Mukharji, "From Serosocial to Sanguinary Identities" (2014); Gannett and Griesemer, "The ABO Blood Groups" (2004)。

63. 此类争议：Zimmerman, *Anthropology and Antihumanism in Imperial Germany* (2001); Roque, *Headhunting and Colonialism* (2010); Burton, *Genetic Crossroads*（即将发表）。

64. 在两次世界大战间隔期，各种呈现血型多样性的方式：Gannett and Griesemer "The ABO Blood Groups" (2004); Spörri, *Reines und Gemischtes Blut* (2013)。

65. 在两次世界大战间隔期，德国国内的血液与血型：Mazumdar, "Blood and Soil" (1990); Spörri, *Reines und Gemischtes Blut* (2013); Boaz, *In Search of "Aryan Blood"* (2012)。

66. 对《种族生理学》呈现出的血型地理分布的分析：Mazumdar, "Blood and Soil" (1990)。

67. 雷歇和斯特芬（Steffen）的工作并不代表当时德国所有血型研究的政治立场。反对他们断言的研究者包括犹太血清学家弗里茨·席夫和内科医生卢齐厄·阿德尔斯贝格 [Lucie Adelsberger，日后遭到罗伯特·科赫研究院（Robert Koch Institute）开除 ]：Spörri, *Reines und Gemischtes Blut* (2013), 106。

68. Turda and Weindling. "Eugenics, Race and Nation" (2006); Turda, "From Craniology to Serology" (2007); Turda, "The Nation as Object" (2007).

69. 中东地区的颅骨测量和血型血清学的详尽历史：Burton, *Genetic Crossroads*（即将发表）。

70. Boaz, *In Search of "Aryan Blood"* (2012), 146.

71. Schneider, "Chance and Social Setting" (1983).

72. 例如，Armstrong and Matheson, "Blood Groups among Samoans" (1924)。

73. 日本国内的输血、"纯"血和"坏"血：Kim, "The Specter of 'Bad Blood' in Japanese Blood Banks" (2018); 日本国内的血液和其含义：Robertson, "Blood Talks" (2002); Robertson, "Biopower: Blood, Kinship, and Eugenic Marriage" (2005); Robertson, "Eugenics in Japan" (2010). 论种族的血型鉴定如何被纳入优生学：Robertson, "Hemato-Nationalism" (2012)。

74. 例如：Heinbecker and Pauli, "Blood Grouping of the Polar Eskimo," (1927); Coca and Deibert, "A Study of the Occurrence of the Blood Groups among the American Indians" (1923)。

75. Krementsov, "Eugenics in Russia and the Soviet Union" (2010); Krementsov, *A Martian Stranded on Earth* (2011).

76. Silverman, "The Blood Group 'Fad' " (2000); Marks, "The Legacy of Serological Studies"(1996); Burton, *Genetic Crossroads*（即将发表）。

77. 知名优生学家和人类学家欧根·菲舍尔（Eugen Fischer）写道，"直觉"告诉他血型和种族无关；而畅销书《德意志民族的种族科学》（*Rassenkunde des Deutschen Volks*, 1922）的作者，日后的纳粹种族权威汉斯·金特（Hans Günther）写道，"认为可以从某人的血液推断出他的种族是大错特错"。菲舍尔的言论引自：Hans-Walter Schmuhl, *The Kaiser Wilhelm Institute for Anthropology, Human Heredity, and Eugenics* (2008), 60；金特的言论引自：Mazumdar, "Blood and Soil" (1990), 217。

78. 马宗达指出，德国官方在本国东部边境使用的一些种族检验表格为血型预留了位置，但这一位置几乎从来不曾有人填写。Mazumdar, "Blood and Soil" (1990), 216.

79. Snyder, "The 'Laws' of Serologic Race-Classification Studies" (1930).

80. Wyman and Boyd, "Human Blood Groups and Anthropology" (1935).

81. Schneider, "The History of Research on Blood Group Genetics" (1996), 277.

82. Palfreeman, *Spain Bleeds* (2015).

83. Rucart, "Séance solenelle d'ouvertue," (1939), 19.

## 第二章

1. 有 20 名研究者在埃德温·史密斯发表于《泰晤士报》上的呼吁签了名："Racial History of Great Britain" (1935)。

2. 赫胥黎致埃德温·史密斯的信件，1934 年 12 月 15 日，107/1/6, RAI；在请求赫胥黎的支持时，史密斯用的是寄给全国各地许多研究者的一式多份信件。参见史密斯致拉格伦（Raglan）勋爵的信件，1934 年 12 月 11 日，107/1/1, RAI。

3. 施耐德和马宗达都同意，英国研究者没有更早对血型产生关注的原因并不明确。优生学协会的《优生学评论》没有发表过针对血型的原创论文，它的卡片索引中毫无血型相关内容，《优生学年鉴》中也从未提到过血型：Schneider, "Blood Group Research" (1995), 98; Mazumdar, "Blood and Soil" (1990), 187。

4. "Medical Research Council Committee on Human Genetics" ,1932 年 2 月 5 日的会议摘要，FD1/3267, NAL.

5. Hogben, Lancelot, "Medical Research Council Human Genetics Committee, Comments on Issues Raised at the First Meeting" ,1932 年 3 月 2 日，FD1/3267, NAL.

6. 费希尔致奥布赖恩的信件，1934 年 7 月 18 日，Rockefeller Foundation Archives, record group 1.1, series 401, box 16, folder 219, RAC。

7. 此时英国学界对优生学的各种支持：Paul, *The Politics of Heredity* (1998), 11–36; Bland and Hall, "Eugenics in Britain" (2010), 213–227; MacKenzie, *Statistics in Britain* (1981)。

8. Kevles, *In the Name of Eugenics* (1995), 57–69; Mazumdar, *Eugenics, Human Genetics and Human Failings* (1992), 7–57.

9. Mazumdar, *Eugenics, Human Genetics and Human Failings* (1992), 40–68.

10. Mazumdar, "Two Models for Human Genetics" (1996).

11. 费希尔对优生学协会资助的研究与日俱增地失望：Mazumdar, *Eugenics, Human Genetics and Human Failings* (1992), 94–105。

12. "Editorial: The Scope of *Biometrika*," (1901), 1–2; 该期刊的历史：Cox, "*Biometrika*: The First 100 Years" (2001)。

13.《优生学年鉴》的关注面："Foreword" (1925)。

14. 有关皮尔逊：MacKenzie, *Statistics in Britain* (1981); Porter, *Karl Pearson* (2004)；更多采用生物测量法的遗传研究和孟德尔式遗传研究的关系，详见：Müller-Wille and Rheinberger, *A Cultural History of Heredity* (2012)。

15. Mazumdar, *Eugenics, Human Genetics and Human Failings* (1992), 146–195.

16. 根据《卫生部法案》（Ministry of Health Act，1919），医学研究委员会于 1920 年建立；它利用《国家保险法案》（National Insurance Act，1911）征集的资金赞助医学研究；有关其建立，详见：Landsborough Thomson, *Half a Century of Medical Research* (1987)。

17. 赫斯特是查尔斯·达文波特（Charles Davenport）的盟友，任职于美国纽约州科尔德斯普林港研究院（Cold Spring Harbor Institute），他支持达文波特的右倾优生学。赫斯特致弗莱彻的信件，1931 年 7 月 14 日，FD1/3266, NAL；赫斯特致弗莱彻的信件，1931 年 6 月 15 日，FD1/3266, NAL。有关达文波特和他的机构，详见：Kevles, *In the Name of Eugenics* (1995), 41–56。

18. 贝弗里奇正试图开展自己的改革，在伦敦政治经济学院创立一项新的"社会生物学"（social biology）课程，以求令社会科学更加量化且"科学"。改革的内容之一是贝弗里奇任命兰斯洛特·霍格本为社会生物学主任：Renwick, *British Sociology's Lost Biological Roots* (2012); Renwick, "Completing the Circle of the Social Sciences?" (2014)。

19. 在伦敦政治经济学院举行的会议最初导致向洛克菲勒基金会提交了一份申请，题为"英国国内对人类遗传学研究的需求——致纽约洛克菲勒基金会的一封求助信"（The Needs of Research in Human Genetics in Great Britain—an Appeal to the Rockefeller Foundation of New York）。提案看来由霍格本起草，其中大量引用了霍格本著作中有关血型的章节；不能确定此提议受到否决是在寄至基金会之前还是之后：Edwards, "Mendelism and Man 1918–1939" (2004)；贝弗里奇致弗莱彻的信件，1931 年 7 月 8 日，FD1/3266, NAL。

20. "Medical Research Council Committee on Human Genetics", 1932 年 2 月 5 日的会议摘要，FD1/3267, NAL。

21. MN 血型和 P 血型在 20 年代末得到定义。学界认知中的人类染色体数量直到 50 年代末才从 24 对改为 23 对。

22. 英国遗传学家们对伯恩斯坦工作的看法：Mazumdar, *Eugenics, Human Genetics and Human Failings* (1992), 120。

23. Lancelot Hogben, "Confidential: Medical Research Council, Human Genetics Committee, Comments on Issues Raised at the First Meeting", 1932 年 2 月，FD1/3267, NAL。

24. 医学研究委员会会议摘要："Minutes of the First Meeting of the Committee of Human Genetics," 1932, FD1/3267, NAL。

25. 费希尔致托德的信件，1932 年 2 月 5 日，FD1/3267, NAL。

26. Lancelot Hogben, "Medical Research Council Human Genetics Committee: Comments on Issues Raised at the First Meeting", 1932 年 3 月 2 日，FD1/3267, NAL.

27. 皮尔逊为此书第一卷创作的序言称，世系呈现的数据不受充满争议的理论包袱拖累，不论对孟德尔主义或生物测量学有何看法，研究者都可以利用世系数据：*Treasury of Human*

*Inheritance* (1912), v.

28. Jones, "Bell, Julia (1879–1979)" (2004); Harper, "Julia Bell and the Treasury of Human Inheritance" (2005).

29. Kevles, *In the Name of Eugenics* (1995), 148–163; Mazumdar, *Eugenics, Human Genetics and Human Failings* (1992), 196–255.

30. Penrose, *Mental Defect* (1933).

31. 彭罗斯和他的妻子玛格丽特（Margaret）一起开展了这些测试。测试结果并不是作为基因连锁研究发表，而是作为一篇"英格兰"血型分布报告的一部分，报告解释说，"研究对象都来自埃塞克斯郡、萨福克郡、诺福克郡和剑桥郡的家庭"。它指出，"具有犹太和外国血统的人员不在调查范围内"。Penrose and Penrose, "The Blood Group Distribution in the Eastern Counties of England" (1933), 160.

32. Werskey, *The Visible College* (1978).

33. Chris Renwick, *British Sociology's Lost Biological Roots* (2012); Renwick, "Completing the Circle of the Social Sciences?" (2014).

34. Mazumdar, *Eugenics, Human Genetics and Human Failings* (1992), 146–195.

35. Hogben, *Genetic Principles* (1931), 69.

36. 霍尔丹的生平：Werskey, *The Visible College* (1978); Clark, *J.B.S.* (1984)。

37. 费希尔的主要传记：Box, *R. A. Fisher: The Life of a Scientist* (1978); Yates and Mather, "Ronald Aylmer Fisher: 1890–1962" (1963)。

38. 费希尔的优生学：MacKenzie, *Statistics in Britain* (1981)。

39. 构建群体遗传学研究时，费希尔、霍尔丹，以及美国遗传学家休厄尔·赖特（Sewall Wright）都站在许多巨人的肩膀上，依赖其开发的技术继续前行，其中包括但不限于：皮尔逊、英国数学家 H. T. J. 诺顿（H. T. J. Norton）、遗传学家雷金纳德·庞尼特（Reginald Punnett）、德国妇科医生兼数学家威廉·温伯格、英国遗传学家 G. 哈罗德·哈迪（G. Harold Hardy）、美国遗传学家威廉·卡斯尔（William Castle）。霍尔丹的早期贡献包括 1924—1934 年刊登于《剑桥哲学学会论文集》（*Proceedings of the Cambridge Philosophical Society*）和《遗传学》（*Genetics*）的多篇系列论文，题为"自然选择和人为选择的数学理论"（A Mathematical Theory of Natural and Artificial Selection）。费希尔写就了《自然选择的遗传学理论》（*The Genetical Theory of Natural Selection*，1930），而赖特的早期贡献是刊登于《遗传学》的论文"孟德尔式群体中的演化"（Evolution in Mendelian Populations，1931）。对群体遗传学早期发展的详述：Provine, *The Origins of Theoretical Population Genetics* (1971)；赫胥黎在此项事业中扮演的角色，以及更总体的背景信息：Sommer, History Within (2016); Cain, "Julian Huxley, General Biology and the London Zoo" (2010); Smocovitis, "Unifying Biology" (1992); Cain and Ruse, *Descended from Darwin* (2009)。

40. Kevles, *In the Name of Eugenics* (1995), 182–183.

41. Paul, *The Politics of Heredity* (1998), 11–36; Sommer, "Biology as a Technology of Social Justice" (2014).

42. Haldane, "Prehistory in the Light of Genetics" (1931), 361.

43. 血型研究领域关注点自种族分类到人类历史的转变，详见：Gannett and Griesemer, "The ABO Blood Groups" (2004). 为研究这一自种族分类到人类史前史的转变，塞缪尔·雷德曼（Samuel Redman）检视了多批骨架、木乃伊和人类遗骸化石收藏：Redman, *Bone Rooms* (2016)。

44. Vavilov, "The Problem of the Origin of the World's Agriculture" (1931).

45. 有关瓦维洛夫利用生物多样性研究揭示人类历史，详见：Aronova, *The Missing Link* (2019)。有关苏联"遗传地理学"领域，详见：Bauer, "Virtual Geographies of Belonging" (2014)。

46. Haldane, "Prehistory in the Light of Genetics" (1931), 370. 霍尔丹在几份期刊中重新发表了自己的论述，其中包括《英国医学杂志》和《人类》（*Man*）：Haldane, "The Blood Groups in Genetics and Anthropology" (1932), 163; Haldane, "Anthropology and Human Biology" (1934). 在针对利用血型阐明历史的做法发表总体言论之外，霍尔丹不久后将血型应用于对人类群体遗传学的具体数学研究中：Haldane and Boyd, "The Blood Group Frequencies of European Peoples, and Racial Origins" (1940); Haldane, "Selection against Heterozygosis in Man" (1941).

47. Haldane and Boyd, "The Blood Group Frequencies of European Peoples, and Racial Origins" (1940), 477. 霍尔丹和威廉·博伊德合著该作品，后者致力于收集全球人类血型数据。基于博伊德的数据，霍尔丹针对人类在欧洲的定居提出了一则遗传学假说：Burton, Genetic Crossroads（即将出版）。

48. Royal Anthropological Institute and Institute of Sociology, *Race and Culture* (1936), 1.

49. 这一问题也代表了"社会"人类学和"体质"人类学的进一步分化。

50. Thackeray, "Leakey, Louis Seymour Bazett (1903-1972)" (2004); Barkan, *The Retreat of Scientific Racism* (1992), 279-340. 由于委员会成员的看法差异过大，许多人视其两年后发表的报告为一场"失败"，"简直无法令任何人满意"：Crook, *Grafton Elliot Smith* (2012)。

51. 相关人员间的争端：Kushner, *We Europeans?* (2004)。

52. Royal Anthropological Institute and Institute of Sociology, *Race and Culture* (1936), 2.

53. 20 年代，大学纷纷开始设立"体质人类学"教职，它通常隶属于解剖学系。当时，伦纳德·达德利·巴克斯顿（Leonard Dudley Buxton）在牛津大学解剖学系任职体质人类学示教讲师；哈登在剑桥大学任职体质人类学讲师，威廉·达克沃斯（William Duckworth）任职人类解剖学高级讲师；在阿伯丁大学（University of Aberdeen），解剖学教授掌管人体测量学实验室（Anthropometric Laboratory）和人类学博物馆（Anthropology Museum）。

54. 和位于英国及欧洲其他地方的同行一样，皮尔逊委托殖民地官员和传教士自全世界的偏远地区收集头骨。有关头骨的收集和流通，详见：Roque, *Headhunting and Colonialism* (2010). 有关皮尔逊及其同事从事的人体测量学研究，详见：Clever, "The Lives and Afterlives of Skulls" (2020)。

55. Renwick, *British Sociology's Lost Biological Roots* (2012); Porter, *Karl Pearson* (2004); MacKenzie, *Statistics in Britain* (1981).

56. Stone, "Race in British Eugenics" (2001); Schaffer, " 'Like a Baby with a Box of Matches' " (2005);

Schaffer, *Racial Science and British Society* (2008).

57. 有关两次世界大战间隔期时英国种族科学的内部政治和实践，地理学家和地理史学家写就了一些十分翔实的记录：Linehan, "Regional Survey and the Economic Geographies of Britain" (2003); Matless, "Regional Surveys and Local Knowledges" (1992); Gruffudd, "Back to the Land" (1994); Evans, "Le Play House and the Regional Survey Movement" (1986)。

58. 此处针对皮尔逊的概述存在例外，他也发展出了"类型侧面轮廓"（Type Silhouette）概念，目的是建立研究活体对象头部形状的方法：McLearn et al., "On the Importance of the Type Silhouette" (1928)。

59. 弗勒也致力于普及地理学知识，对象包括实习教师和威尔士的乡村居民。他和同事哈罗德·皮克（Harold Peake）不仅合著了许多涉及原始社会的考古学论文，而且为对考古学感兴趣的大众撰写了系列作品《时间长廊》（*The Corridors of Time*），全系列共九卷，出版于 1927—1936 年。

60. Fleure and James, "Geographical Distribution of Anthropological Types in Wales" (1916); Davies and Fleure, "A Report on an Anthropometric Survey of the Isle of Man" (1936).

61. 有关弗勒的生平和研究的近期作品：Gruffudd, "Back to the Land" (1994); Winlow, *Cartographic Representations of Race* (1999); Winlow, "Anthropometric Cartography" (2001); Brittain, "World War I and the Contribution of Herbert Fleure and Harold Peake" (2008); Brittain, "Herbert Fleure and the League of Nations' (1919) Minorities Treaties" (2009); Rees, "Doing 'Deep Big History' " (2019)。

62. 通过地区调查，将地理学置于有关现代性、城市化、文明，以及衰退的更宽泛讨论的中心：Evans, "Le Play House and the Regional Survey Movement" (1986); Matless, "Regional Surveys and Local Knowledges" (1992); Roxby, "The Conference on Regional Survey at Newbury" (1917)。

63. 1922 年，地理学家马里昂·纽比金（Marion Newbiggin）于不列颠协会（British Association）的发言，引用自：Bell, "Reshaping Boundaries" (1998), 160。

64. Winlow, *Cartographic Representations of Race* (1999); Brittain, "Herbert Fleure and the League of Nations' (1919) Minorities Treaties" (2009).

65. Fleure, "Some Aspects of Race Study" (1922); Gruffudd, "Back to the Land" (1994).

66. 弗勒评论称，很多时候，"无论哪里的威尔士人都可以'看出'某个人来自某个地区，相较于英格兰绝大多数地区的情况，此类猜测在威尔士的准确程度更高"。Fleure and James, "Geographical Distribution of Anthropological Types in Wales" (1916), 41。

67. Sommer, "Biology as a Technology of Social Justice" (2014).

68. Huxley et al., *We Europeans* (1935), 3. 托尼·库什纳（Tony Kushner）详尽介绍了本书每一名作者的诉求和贡献。作者还包括查尔斯·塞利格曼（Charles Seligman）和查理·辛格（Charles Singer），但他们由于"明显"的犹太背景而未能署名——赫胥黎担忧列出犹太作者会造成作品不中立客观的印象。Kushner, *We Europeans?* (2004), 49.

69. Huxley et al., *We Europeans* (1935), 7 and 125.

70. 书中对英国人和欧洲人身份的构建：Kushner, *We Europeans?* (2004)。有关殖民地中"欧洲人"身份的构建，见特别专刊：Middell, "The Invention of the European" (2015)，尤其是：Lipphardt, " 'Europeans' and 'Whites' " (2015); Lipphardt, "Knowing Europe, Europeanizing Knowledge" (2015)。以 "欧洲内部种族和身份构建的多变及多样的背景" 为主题的特别专刊：M'charek et al., eds., "Technologies of Belonging" (2014)。

71. 30 年代，学界中出现了改革主义观点：生物学研究——尤其是遗传学和演化研究——有助于启迪人类社会的发展。《我们欧洲人》一书即表达的是这一观点。赫胥黎、霍尔丹和霍格本利用广播谈话节目、纪录片、大众杂志、宣传册，以及书籍宣传他们的观点：遗传学多样性令民主改革以及涉及面更广的规划成为必要。有关赫胥黎在《我们欧洲人》中提出的观点，以及它们和他的科学人道主义间的关系，详见：Sommer, "Biology as a Technology of Social Justice" (2014); Sommer, *History Within* (2016)。

72. 据《曼彻斯特卫报》报道，与会的其他人提出了相反的观点：皮尔逊的同事杰弗里·莫兰特 "质疑" 了赫胥黎的孟德尔式遗传学，而拉格尔斯·盖茨称人类应该分为几个独立的物种。"Unscientific Race Theory: Nazi Conception under Fire," *Manchester Guardian*, 1936 年 9 月 12 日, 19.

73. 以下有关费希尔学术生涯的作品涉及的时间范围更广，并尤其关注了他的统计学工作：Parolini, *Making Sense of Figures* (2013); Parolini, "The Emergence of Modern Statistics in Agricultural Science" (2014)。

74. Box, *R. A. Fisher: The Life of a Scientist* (1978), 344–345.

75. 奥布赖恩在致一名同事的备忘录中总结了费希尔对他的提议：奥布赖恩致格雷格（Gregg）的信件，1935 年 3 月 1 日, Rockefeller Foundation Archives, record group 1.1, series 401, box 16, folder 220, RAC。

76. 洛克菲勒基金会近期授予医学研究委员会一项拨款，用于研究 "近亲婚姻后代" 中的 "精神缺陷与紊乱"，这证明了两家机构拥有共同的关注点。内容见：奥布赖恩致格雷格的信件，1935 年 3 月 1 日, 5, Rockefeller Foundation Archives, record group 1.1, series 401A, box 16, RAC。

77. 蒂斯代尔（Tisedale）致韦弗（Weaver）的信件，1935 年 3 月 5 日, Rockefeller Foundation Archives, record group 1.1, series 401, box 16, folder 220, RAC。

78. 有关高尔顿血清学实验室的医学研究委员会文件：FD1/3290, NAL。

79. 在接受该大学教职前，泰勒结束了行医生涯。入职后，他针对 "沉淀素反应" 开展过免疫学研究，这项研究为测定抗体滴度（浓度）的定量化验提供了基础，而这种化验则对他在高尔顿血清学实验室的工作至关重要。Wiener, "George Lees Taylor" (1945).

80. Box, *R. A. Fisher: The Life of a Scientist* (1978), 345; Clarke, "Robert Russell Race" (1985).

81. Yates and Mather, "Ronald Aylmer Fisher: 1890–1962" (1963).

82. 在血型之外，费希尔也探索了一些其他人类性状，他认为这些性状或许也遵循简单的遗传学基础，可以用来绘制染色体图谱。这些特征包括：耳垂的形状、手指第二指节上的毛发，以及尝出苯硫脲味道的能力：Box, *R. A. Fisher: The Life of a Scientist* (1978), 261. 在开展血清学工作的同时，费希尔也开展了许多其他项目，包括针对遗传的数学规律如何影响农作物产量的大型研究、针对禽类的血清学研究，以及针对老鼠的选择实验。同时期的一名

洛克菲勒基金会观察员记录下了费希尔的研究活动："Official Diary, London"，1935 年 5 月
16 日，Rockefeller Foundation Archives, record group 1.1, series 401A, box 16, RAC。

83. 费希尔致医学研究委员会的信件，1935 年，引用自：Box, *R. A. Fisher: The Life of a Scientist* (1978), 347。

84. Box, *R. A. Fisher: The Life of a Scientist* (1978), 347.

85. Hogben and Pollack, "A Contribution to the Relation of the Gene Loci" (1935); Mazumdar, *Eugenics, Human Genetics and Human Failings* (1992), 175.

86. 此类合作的例子：Riddell, "A Pedigree of Blue Sclerotics, Brittle Bones, and Deafness, with Colour Blindness" (1940); Mutch, "Hereditary Corneal Dystrophy" (1940)。此类活动的简要概述：泰勒致医学研究委员会，1939 年 7 月 28 日，FD1/3290, NAL。

87. Taylor and Prior, "Blood Groups in England, I" (1938); Taylor and Prior, "Blood Groups in England, II" (1938); Taylor and Prior, "Blood Groups in England, Ⅲ" (1939).

88. 费希尔致皮尔逊的信件，1935 年 5 月 7 日，"Correspondence with Karl Pearson," R. A. Fisher Papers, Barr Smith Library, University of Adelaide, MSS 0013/Series 1, http://hdl. handle.net/2440/67912; 同样引用自：Box, *R. A. Fisher: The Life of a Scientist* (1978), 346。

89. 颅骨测量并没有彻底消失：伊丽丝·克勒韦尔指出，颅骨的物质持久性一直存在，诸如哈佛大学的人类学家威廉·豪威尔斯（William Howells）等研究者日后利用计算机分析第二次世界大战前的颅骨数据，以探索人类演化的规律：Clever, "The Lives and Afterlives of Skulls"（未发表的手稿）。

90. 面对请求自己支持英国人种调查计划的埃德温·史密斯，皮尔逊给出了这一答复。皮尔逊的回信为杰弗里·莫兰特代写：莫兰特致史密斯的信件，1935 年 1 月 2 日，107/1/10, RAI。

91. 费希尔是在对生物测量学更总体的批判中提出这些观点的：Fisher, " 'The Coefficient of Racial Likeness' " (1936), 63。


## 第三章

1. 汤姆森致费希尔的信件，1939 年 9 月 26 日，FD1/3290, NAL；费希尔致汤姆森的信件，1939 年 9 月 26 日，FD1/3290, NAL。

2. Fisher and Taylor, "Blood Groups in Great Britain" (1939).

3. Star and Ruhleder, "Steps toward an Ecology of Infrastructure" (1996); Creager and Landecker, "Technical Matters" (2009). 罗莎娜·登特详述了支持科学数据收集工作的"社会基础体系"（social infrastructures）这一概念：Dent, "Kinship and Care" (2017)。

4. 有关此时期的医学和现代性，详见：Cooter et al., *War, Medicine and Modernity* (1998)；具体到（和血液储存技术一起）自西班牙引入应急输血服务的定量和数字语言形式，见：Whitfield, "A Genealogy of the Gift" (2011), 112–113。在输血系统因第二次世界大战而发生变革这一点上，英国并不是个例。血库系统（许多是无偿献血，有些则通过血液换取金钱回报）也存在于美国和加拿大（国立血库项目由红十字会管理），以及日本、印

注 释　　335

度、芬兰等国家。在德国，输血在平民间相对不常见，部分原因是出于对完整、新鲜血液的强调（以及国内对非雅利安献血者的限制）。Spörri, *Reines und Gemischtes Blut* (2013); Pierce and Reid, *Bloody Brilliant!* (2016), 201–220; Kendrick, *Blood Program in World War II* (1964)。

5. 惠特菲尔德分析了当局是如何明确有力地宣扬这些价值取向，以弱化战时输血技术本质上"缺乏人情味"的特点：Whitfield, "A Genealogy of the Gift" (2011)。

6. 国家对个人文件记录的历史：Caplan and Torpey, *Documenting Individual Identity* (2001)。涵盖时间更长、范围涉及全球的个人登记和文件记录的历史：Breckenridge and Szreter, *Registration and Recognition* (2012)。应急输血服务用不同颜色标记献血者卡片的做法，以及之前伦敦红十字会输血服务的同类做法：Giuditta Parolini, "Making Sense of Figures" (2013), 150–202。

7. 惠特菲尔德记述了随着伦敦红十字会输血服务由应急输血服务取代，有关输血的技术、组织、观念和宣传发生的显著变化。我在本章中多次利用了他的记录：Whitfield, "A Genealogy of the Gift" (2011)。

8. 沃恩也曾在位于伦敦的英国医学研究生院任职助理临床病理学家：Owen, "Dame Janet Maria Vaughan" (1995)。

9. 引用自她生动鲜活、引人入胜的未发表自传：Vaughan, "Jogging Along; Or, A Doctor Looks Back"（未发表的手稿），SC/PO/PP/JV/17, Somerville College Library Archives。有关沃恩本人、她的社会和家庭背景、她对西班牙共和军输血活动的参与，以及西班牙内战对英国应急医疗服务起到的整体榜样作用，详见：Owen, "Dame Janet Maria Vaughan" (1995); Whitfield, "A Genealogy of the Gift" (2011), 90–132，以及其中参考资料；Buchanan, *Britain and the Spanish Civil War* (1997)。

10. Vaughan, "Janet Vaughan Draft Manuscript", 日期未注明, GC/186/1, WCL.

11. Palfreeman, *Spain Bleeds* (2015).

12. Vaughan, "Jogging Along; Or, A Doctor Looks Back"（未发表的手稿），SC/PO/PP/JV/17, Somerville College Library Archives.

13. Vaughan, "Janet Vaughan Draft Manuscript", 日期未注明, 82, GC/186/1, WCL.

14. 沃恩为筹划输血服务而召集的会议：Whitfield, "A Genealogy of the Gift" (2011), 90–132。

15. "Doctors in Time of War" (1939); Dunn, *The Emergency Medical Services* (1952).

16. 许多大学的实验室已经在支持常规公共卫生分析工作，一些私人病理学实验室在开展产常规测试的同时也监测流行病。眼下，由于伦敦受到空袭威胁，医学研究委员会将应急公共卫生实验室服务的总部迁往牛津，地区中心则位于剑桥和加的夫；全国其他地区还有许多规模较小的附属实验室：Wilson, "The Public Health Laboratory Services" (1948)。

17. 对新输血服务的前期宣告："Blood Transfusion Service for War" (1939)。

18. "Meeting of Depot Officers," 1939 年 4 月 11 日, GC/186/1, WCL.

19. "Sub-Committee Blood Transfusion Emergency Service," 1939 年 5 月 4 日. GC/107, WCL; "Sub-Committee Blood Transfusion Emergency Service," 1939 年 5 月 12 日, GC/107, WCL; "Emergency Blood Transfusion Service," 1939 年 6 月 15 日, GC/107, WCL; Whitfield, "A

Genealogy of the Gift" (2011); Vaughan, "Janet Vaughan Draft Manuscript," 日期未注明 , 86, GC/186/1, WCL.

20. Vaughan, "Janet Vaughan Draft Manuscript", 日期未注明 , 86, GC/186/1, WCL.

21. Vaughan and Panton, "The Civilian Blood Transfusion Service" (1952).

22. 国民输血服务的组织结构：Proger, "Development of the Emergency Blood Transfusion Scheme" (1942)。血液供应站的地理位置及所提供的服务：Vaughan and Panton, "The Civilian Blood Transfusion Service" (1952), 334–355。输血研究委员会：Kekwick, "Alan Nigel Drury" (1981)。

23. 有关应急输血服务的筹划，详见文件：GC/186/1, WCL。

24. Vaughan, "Janet Vaughan Draft Manuscript," 日期未注明 , 82, GC/186/1, WCL。实验室操作员应具备的工作水准，以及实验室职责的性别分工：Casper and Clarke, "Making the Pap Smear into the 'Right Tool' for the Job" (1998)。

25. 有关战时输血宣传的规划与实施，详见：Whitfield, "A Genealogy of the Gift" (2011)。

26. Whitfield, "A Genealogy of the Gift" (2011). 不存在选择标准，但特定人群因易于接触且可能对献血具有热情而受到重点关注；例如，在委员会预估需要 9000 名献血积极人士时，他们认为最可靠的来源会是"在工厂等组织工作的女性"。感染是委员会担忧的问题之一，但它并不普遍；献血者首次献血时会接受瓦塞曼测试，禁止多对一输血，以降低感染的概率："Confidential: Emergency Blood Transfusion Service Scheme: Minutes of Meeting Held on 5th April 1939," GC/186/1, WCL。

27. "Life Donors," Times, 1939 年 7 月 11 日 , 11.

28. "News in Brief," Times, 1939 年 8 月 12 日 , 7.

29. 在慕尼黑危机期间，泰勒曾致信医学研究委员会秘书爱德华·梅兰比（Edward Mellanby）爵士，"如果能在采血、制备和化验血清，或任何其他事务上为贵方效劳，那么我们再乐意不过"。泰勒致梅兰比的信件，1938 年 9 月 28 日，FD1/5845, NAL。

30. 汤姆森致泰勒的信件，1938 年 12 月 13 日，FD1/5845, NAL。有关伦敦红十字会输血服务及其主管对战争事业的关注，详见：Whitfield, "A Genealogy of the Gift" (2011)。

31. Thomson, "Internal Memo", 1939 年 2 月 7 日，FD1/5845, NAL。

32. 汤姆森致布鲁尔（Brewer）的信件，1938 年 12 月 5 日，FD 1/5845, NAL。Thomson, "Confidential: Emergency Medical Services", 1939 年 7 月 25 日，Rockefeller Foundation Archives, record group 1.1, series 401, box 16, folder 221, RAC。

33. 汤姆森致布罗克的信件，1939 年 4 月 4 日，FD1/5845, NAL。

34. 有关此事中的知情同意问题，见布罗克致汤姆森的信件，1939 年 4 月 11 日，FD1/5845, NAL。

35. 医学研究委员会工作人员对血液供应的讨论："Memorandum to All Members of the Staff at the Institute and Farm", 1939 年 6 月，FD1/5845, NAL; 泰勒致汤姆森的信件，1939 年 7 月 11 日，FD1/5845, NAL。

36. 泰勒致汤姆森的信件，1939 年 9 月 26 日，FD1/3290, NAL; 托普利致汤姆森的信件，1938 年 11 月 8 日，FD1/5845, NAL。

37. 泰勒补充说道："除此之外，我们还认为，测试目前无疑是国内最重要的一群年轻人，这件事本身就值得一做。"他很可能是在暗指战场上输血的重要性。Box, *R. A. Fisher: The Life of a Scientist* (1978), 353.

38. Box, *R. A. Fisher: The Life of a Scientist* (1978), 352–53.

39. Taylor, "Non-specific Agglutination Reactions [Instructions Sent with Grouping Serum]," FD1/5845, NAL。

40. 泰勒视所有这些为小组的"官方"职责：泰勒致汤姆森的信件，1943 年 11 月 15 日，FD1/5845, NAL。

41. 泰勒致汤姆森的信件，1943 年 11 月 15 日，FD1/5845, NAL。

42. Vaughan, "Janet Vaughan Draft Manuscript", 日期未注明, 84–85, GC/186/1, WCL.

43. Vaughan, "Medical Research Council Emergency Blood Transfusion Service, for London and the Home Counties," 1940, folder 13-1-C: Blood Donation, topic collection 13: Health 1939–47, Mass Observation Archive, University of Sussex Special Collections.

44. Vaughan, "Medical Research Council Emergency Blood Transfusion Service, for London and the Home Counties," 1940, 2, folder 13-1-C: Blood Donation, topic collection 13: Health 1939–47, Mass Observation Archive, University of Sussex Special Collections.

45. Vaughan, "Janet Vaughan Draft Manuscript," 日期未注明, 84–85, GC/186/1, WCL.

46. 费希尔致奥布赖恩的信件，1939 年 12 月 28 日，Rockefeller Foundation Archives, record group 6.1, series 1.1, box 2, folder 17, RAC; Fisher, "To the Editor of The Times: London University; Plight of the Galton Laboratory" (1939)。

47. Box, *R. A. Fisher: Life of a Scientist* (1978), 273.

48. 有关费希尔在罗塔姆斯特德的经历，详见：Parolini, *"Making Sense of Figures"* (2013)。

49. Box, *R. A. Fisher: The Life of a Scientist* (1978), 350 和 375.

50. 费希尔致奥布赖恩的信件，1939 年 12 月 28 日，Rockefeller Foundation Archives, record group 6.1, series 1.1, box 2, folder 17, RAC。

51. 例如，费希尔致科普兰的信件，1939 年 9 月 13 日，"Blood Group Survey," R. A. Fisher Papers, Barr Smith Library, University of Adelaide, MSS 0013/Series 1, http://hdl.handle.net/2440/67586。

52. 为了节省时间和资源，沃恩的计划委员会以及日后的医学研究委员会决定，只会对选定好的提供输血用血的人员进行梅毒测试：Whitfield, "A Genealogy of the Gift" (2011), 122。

53. "Message from an Anonymous Blood Donor," 1940 年 7 月 24 日，folder 13-1-C: Blood Donation, topic collection 13: Health 1939–47, Mass Observation Archive, University of Sussex Special Collections, http://www.massobservation.amdigital.co.uk.ezp.lib.cam.ac.uk/Documents/Images/TopicCollection-13/86, 参阅时间：2020 年 2 月 21 日.

54. Vaughan, "Medical Research Council Emergency Blood Transfusion Service," 1940, images 90–91, folder 13-1-C: Blood Donation, topic collection 13: Health 1939–47, Mass Observation Archive, University of Sussex Special Collections.http://www.massobservation.amdigital.co.uk.ezp.lib.cam.ac.uk/Documents/Images/TopicCollection-13/86, 参阅时间：2020 年 2 月 21 日.

55. "A Blood Transfusion Depot at Work" (1939).

56. Box, *R. A. Fisher: The Life of a Scientist* (1978), 351.

57. "罗塔姆斯特德收到了自很多地方寄来的材料，其中包括登记表格，它们按四个血型以及性别分了类，附带总数。"泰勒致汤姆森的信件，1941 年 7 月 3 日，FD1/5845, NAL。

58. 费希尔致汤姆森的信件，1941 年 7 月 11 日，FD1/5845, NAL. 关于费希尔和同事在罗塔姆斯特德拥挤空间中进行的一系列其他工作，详见：Box, *R. A. Fisher: The Life of a Scientist* (1978), 374–377。

59. 来自费希尔的备忘录，附于：奥布赖恩致格雷格的信件，1942 年 1 月 27 日，record group 1.1, series 401, box 16, folder 222, RAC。

60. 假设一个大规模群体携带有可出现于同个基因位点上的等位基因 $A$ 和 $a$，且等位基因 $A$ 的出现频率是 $p$，等位基因 $a$ 的出现频率是 $q$，一个代际随机交配后，后代中基因型 $AA$、$Aa$ 和 $aa$ 的出现频率分别为 $p^2$、$2pq$ 和 $q^2$。这一公式的扩展版可以解释 ABO 血型涉及的三个等位基因的遗传机制。

61. 费希尔致汤姆森的信件，1941 年 7 月 16 日，FD1/5845, NAL.

62. Haldane, *New Paths in Genetics* (1941), 194.

63. 作者写道，这些调查 "代表了英格兰的人口"："拥有苏格兰、爱尔兰和威尔士姓名的人员，以及两名姓名暗示他们源自欧洲大陆的人员也在调查范围内。"他们补充说明，"有两个明显是犹太人的家族。"这体现了研究者对研究对象存在既有印象。引用自 Taylor and Prior, "Blood Groups in England, Ⅰ" (1938); 调查的其余结果：Taylor and Prior, "Blood Groups in England, Ⅱ" (1938); Taylor and Prior, "Blood Groups in England, Ⅲ" (1939); Ikin et al., "The Distribution of the $A_1A_2BO$ Blood Groups in England" (1939)。

64. 费希尔致弗雷泽·罗伯茨的信件，1940 年 2 月 17 日，"Correspondence with J. A. Fraser Roberts," R. A. Fisher Papers, Barr Smith Library, University of Adelaide, MSS 0013/Series 1, http://hdl.handle.net/2440/67946。有关 1940 年 7 月正式成立的地区输血服务，详见：Vaughan and Panton, "The Civilian Blood Transfusion Service" (1952)。

65. 引用自：Box, *R. A. Fisher: The Life of a Scientist* (1978), 353。

66. Fisher and Taylor, "Blood Groups in Great Britain" (1939). 将血型记录用作此目的的想法最先是由爱德华·比林（Edward Billing）医生在出版物中提出。（出于我未能发掘到的原因）他在《英国医学杂志》中表示，也许可以通过采集献血志愿者的血型数据而做出 "人种学推断"：Billing, "Racial Origins from Blood Groupings" (1939)。

67. 费希尔致泰勒的信件，1939 年 11 月 15 日，"Correspondence with George Lees Taylor," R. A. Fisher Papers, Barr Smith Library, University of Adelaide, MSS 0013/Series 1, http://hdl.handle.net/2440/68047。

68. 施耐德在 "血型遗传学研究的历史"（The History of Research on Blood Group Genetics, 1996）一文中讨论了该期刊的国际地位。有关《人种生理学杂志》、德意志血型研究协会，以及它们同德国优生学的关系，详见：Boaz, *In Search of "Aryan Blood"* (2012); Mazumdar, "Blood and Soil" (1990)。

69. Fisher and Vaughan, "Surnames and Blood-Groups" (1939).

70. Vaughan, "Jogging Along; Or, A Doctor Looks Back"（未发表的手稿），SC/PO/PP/JV/17, Somerville College Library Archives.

71. Fisher and Taylor, "Scandinavian Influence in Scottish Ethnology" (1940). 以下书籍包含有关居住在不列颠的维京人的信息，它们和费希尔、泰勒的合著论文同属一个年代：Brøgger, *Ancient Emigrants* (1929); Kendrick, *A History of the Vikings* (1930)。

72. 费希尔致沃恩的信件，1940 年 3 月 11 日，"Correspondence with Blood Group Survey," R. A. Fisher Papers, Barr Smith Library, University of Adelaide, MSS 0013/Series 1, http://hdl. handle.net/2440/67586。

73. 卡方检验法是一种统计学方法，用于估计观测值和理论值相互显著偏离的概率。

74. 费希尔并不是首个如此建议的人——莱昂内·拉特斯曾在他撰写的涉及医学和法学领域的教科书中提出，基因遗传知识以及家庭和群体间的数据可以用于核查血型鉴定技术的有效性：Lattes, *Individuality of the Blood* (1932), 98–173。

75. 费希尔致泰勒的信件，1942 年 1 月 17 日，"Correspondence with George Lees Taylor," R. A. Fisher Papers, Barr Smith Library, University of Adelaide, MSS 0013/ Series 1, http://hdl. handle.net/2440/68047。

76. 费希尔致汤姆森的信件，1941 年 7 月 23 日，FD1/5845, NAL。

77. Parolini, *"Making Sense of Figures"* (2013), 150–205.

78. 费希尔致泰勒的信件，1939 年 11 月 3 日，"Correspondence with George Lees Taylor," R. A. Fisher Papers, Barr Smith Library, University of Adelaide, MSS 0013/ Series 1, http://hdl. handle.net/2440/68047。

79. 费希尔致泰勒的信件，1939 年 11 月 11 日．SA/BGU/F.1/1/1, WCL。

80. 费希尔致汤姆森的信件，1941 年 7 月 23 日，FD1/5845, NAL。费希尔的解释做出得太晚，大学学院收回了对于辛普森的资助。此事凸显出，若不一直明确维持战争工作和研究相契合的印象，则有可能导致损失。不过，费希尔最终自其他资金来源处获取了足够的支持，得以继续聘用辛普森：费希尔致泰勒的信件，1941 年 9 月 25 日，"Correspondence with George Lees Taylor," R. A. Fisher Papers, Barr Smith Library, University of Adelaide, MSS 0013/Series 1, http://hdl.handle.net/2440/68047。

81. 在三四十年代，统计学和遗传学都不在医学课程之列。40 年代初，费希尔的两名挚友 E. B. 福特和约翰·弗雷泽·罗伯茨撰写了一本医学遗传学教科书，然而就连此书都很少涉及哈迪 - 温伯格规程的应用：Ford, *Genetics for Medical Students* (1942); Roberts, *An Introduction to Medical Genetics* (1940)。直到 1960 年，哈迪 - 温伯格公式才出现于《英国医学杂志》或《柳叶刀》中。有关统计学在各科学领域中的应用，以及四五十年代"医学界对统计学的抵触"，详见：Porter, *Trust in Numbers* (1995); Magnello and Hardy, *The Road to Medical Statistics* (2002)。

82. 费希尔致泰勒的信件，1939 年 11 月 3 日，"Correspondence with George Lees Taylor," R. A. Fisher Papers, Barr Smith Library, University of Adelaide, MSS 0013/ Series 1, http://hdl.handle. net/2440/68047。费希尔致泰勒的信件，1939 年 11 月 11 日，SA/BGU/F.1/1/1, WCL。

83. 费希尔致泰勒的信件，1939 年 11 月 15 日，"Correspondence with George Lees Taylor," R.

A. Fisher Papers, Barr Smith Library, University of Adelaide, MSS 0013/Series 1, http://hdl. handle.net/2440/68047。

84. 对如何分析试管内的凝集反应的指导：Boyd and Schiff, *Blood Grouping Technic* (1942)。

85. 费希尔致德鲁里的信件，1941 年 12 月 29 日，FD1/5845, NAL; Taylor et al., "A Reliable Technique for the Diagnosis of the ABO Blood Groups" (1942)。

86. Drummond, "Blood Grouping in Tubes" (1943), 118.

87. 备忘录最终以以下形式发表：Medical Research Council Blood Transfusion Research Committee, "The Determination of Blood Groups" (1943)。

88. 德鲁里是生理学家出身，具有医学资质，在伦敦的圣托马斯医院（St Thomas's Hospital）获得的执业资格：Kekwick, "Alan Nigel Drury" (1981)。

89. 德鲁里致泰勒的信件，1941 年 11 月 18 日，FD1/5901, NAL。

90. Vaughan et al., "Draft Majority and Minority Report of the Sub-Committee of the Blood Transfusion Research Committee," FD1/5901, NAL.

91. 沃恩致德鲁里的信件，1943 年 2 月 11 日，FD1/5901, NAL。

92. Whitby, "Criticisms on Blood Group Memorandum," FD1/5901, NAL.

93. 沃恩致德鲁里的信件，1943 年 2 月 11 日，FD1/5901, NAL。

94. Hull, *Government of Paper* (2014).

95. Latour, *Science in Action* (1987).


# 第四章

1. 研究者用"恒河猴因子"（Rhesus factor）形容最早发现的恒河猴抗体，并用"Rh 血型"指对应抗原，因此我在全章都用"Rh"称呼血型。

2. 研究知识如何传播的意义：Secord, "Knowledge in Transit" (2004); on the practical uses of blood group nomenclatures: Bangham, "Writing, Printing, Speaking" (2015)。

3. 兰德施泰纳这一阶段的研究事业：Mazumdar, *Species and Specificity* (1995), 327–378。

4. 兰德施泰纳和同事感谢了纽约、费城和圣路易斯市（St Louis）的动物园主管的协助：Landsteiner and Miller, "Serological Studies on the Blood of the Primates: I " (1925), 852。

5. 作为特聘医学顾问的兰德施泰纳：Starr, *Blood: An Epic History* (2009), 69。

6. Landsteiner and Wiener, "An Agglutinable Factor in Human Blood Recognised by Immune Sera for Rhesus Blood" (1940).

7. Landsteiner and Wiener, "Studies on an Agglutinogen (Rh) in Human Blood" (1941), 309–310.

8. 在发现的最初报告中，兰德施泰纳和维纳就公布了 Rh 血型遗传的初步数据，以及他们称为"白种"和"黑种"的群体内 Rh 血型不同的出现频率：Landsteiner and Wiener, "Studies on an Agglutinogen (Rh) in Human Blood" (1941)。在兰德施泰纳看来，研究这一方面很可能与一项分类学长期计划相契合，该计划中包括"白种"和"黑种"血液的对比（不过他承认，他们"无法呈现出任何典型差异"）：Landsteiner and Miller, "Serological Studies on the Blood of the Primates: I " (1925), 852。

9. Giblett, "Philip Levine, 1900–1987" (1994).

10. 在兰德施泰纳和维纳发现 Rh 血型前，莱文就已经分离出了导致此病症的抗血清，现在他将二者联系起来：Levine et al., "The Role of Isoimmunization in the Pathogenesis of Erythroblastosis Fetalis" (1941)。

11. 泰勒致费希尔的信件，1942 年 1 月 3 日，R. A. Fisher Papers, Barr Smith Library, University of Adelaide, MSS 0013/Series 1; 泰勒致费希尔的信件，1942 年 1 月 12 日，R. A. Fisher Papers, Barr Smith Library, University of Adelaide, MSS 0013/Series 1; 费希尔致泰勒的信件，1942 年 1 月 6 日，"Correspondence with George Lees Taylor," R. A. Fisher Papers, Barr Smith Library, University of Adelaide, MSS 0013/Series 1, http://hdl.handle.net/2440/68047; Box, *R. A. Fisher: The Life of a Scientist* (1978), 357. 雷斯和普赖尔都拥有执照，可在动物身上开展试验：内政部致大学学院的学院长的信件，1942 年 1 月 2 日，FD1/3290, NAL。实验用的多只猴子很可能寄养在剑桥大学生理学系的动物饲养社，自高尔顿血清小组步行五分钟可到达。

12. Box, *R. A. Fisher: The Life of a Scientist* (1978), 357.

13. 此时，遗传学家同时利用 "gene" 和 "allelomorph" 两词称呼某个基因的变体，而 "allelomorph" 既可指 "特征" 的变体，也可指基因的变体；因此，为了避免语义不清，我在本章利用了 "allele" 一词指代 "基因变体"，尽管它在日后才出现。当时的术语用法：Knight, *Dictionary of Genetics* (1948)。

14. 费希尔本人对此事的记述：Fisher, "The Rhesus Factor" (1947)。

15. Race, "An 'Incomplete' Antibody in Human Serum" (1944); Edwards, "R. A. Fisher's 1943 Unravelling of the Rhesus Blood Group System" (2007).

16. Race, "An 'Incomplete' Antibody in Human Serum" (1944), 772.

17. Mazumdar, *Species and Specificity* (1995), 337–378.

18. 维纳引用自：Mazumdar, *Species and Specificity* (1995), 366。

19. 在费希尔看来，抗原和等位基因间的对应关系极为直接，几乎可以认为抗血清直接与等位基因发生反应。例如，他解释称，"血型基因型" 可以 "通过一种测试液辨别"：Fisher, "The Rhesus Factor" (1947), 1; Mazumdar, *Species and Specificity* (1995), 366。

20. Mazumdar, *Species and Specificity* (1995), 305–336.

21. 化学命名法的代数性质：Klein, *Experiments, Models, Paper Tools* (2003). 早期的遗传学家自己指出了化学符号和遗传学符号功用类似，例如：Carlson, *The Gene* (1966), 29. 费曼 (Feynman) 的物理学图示在视觉上的暗示性 [ 克莱因（Klein）的说法 ]：Kaiser, "Stick-Figure Realism" (2000)。

22. Race et al., "Serological Reactions Caused by the Rare Human Gene Rh$_z$" (1945).

23. Mollison and Taylor, "Wanted: Anti-Rh Sera" (1942).

24. 卫生部对统筹征集医生和 Rh 血型病患以供研究的记录："Blood Transfusion and Rh Factor [Medical Research Council]," 1942–47, FD1/5957, NAL。

25. Mourant, *Blood and Stones* (1995), 57–58.

26. 首个事例：Haldane, "Two New Allelomorphs for Heterostylism in Primula" (1933)。以下的

精彩作品探索了对复杂的 Rh 基因位点的研究和对蝴蝶颜色图案的遗传性的研究之间的关联：Zallen, "From Butterflies to Blood" (1997)。

27. 费希尔致卡佩尔的信件，1944 年 9 月 29 日，"Correspondence with D. F. Cappell," R. A. Fisher Papers, Barr Smith Library, University of Adelaide, MSS 0013/ Series 1, http://hdl.handle.net/2440/67607。

28. Race et al., "The Rh Factor and Erythroblastosis Foetalis" (1943), 4313.

29. Race et al., "The Rh Factor and Erythroblastosis Foetalis" (1943).

30. Hoare, "Occurrence of the Rh Antigen in the Population" (1943).

31. 来自威尔士、曼彻斯特和格拉斯哥的例子：Plaut et al., "The Results of Routine Investigation for Rh Factor at the N.W. London Depot" (1945); Stratton et al., "Haemolytic Disease of the Newborn in one of Dizygotic Twins" (1945); Race et al., "The Rh Factor and Erythroblastosis Foetalis" (1943)。

32. Whitby, "The Hazards of Transfusion" (1942).

33. Plaut et al., "The Results of Routine Investigation for Rh Factor at the N.W. London Depot" (1945).

34. Vaughan and Panton, "The Civilian Blood Transfusion Service" (1952), 344.

35. 1946 年，纽约科学院（New York Academy of Sciences）召开会议讨论此问题；1947 年，欧洲生物学标准委员会（European Committee on Biological Standardization）建立了"Rh 抗原专家小组委员会"（Expert Subcommittee on Rh antigens）；1948 年，世卫组织就此话题于日内瓦举行会议。

36. Mazumdar, *Species and Specificity* (1995); Edwards, "R. A. Fisher's 1943 Unravelling of the Rhesus Blood Group System" (2007).

37. Pierce and Reid, *Bloody Brilliant!* (2016), 345.

38. Cappell, "The Blood Group Rh, Part I" (1946).

39. Cappell, "The Blood Group Rh, Part I" (1946), 604.

40. 例如：Coombs, "Detection of Weak and 'Incomplete' Rh Agglutinins" (1945); Race, "A Summary of Present Knowledge of Human Blood Groups" (1946); Race et al., "Rh Antigens and Antibodies in Man" (1946)。

41. Murray, "A Nomenclature of Subgroups of the Rh Factor" (1944).

42. Mollison et al., "The Rh Blood Groups and Their Clinical Effects" (1948).

43. Race and Sanger, *Blood Groups in Man* (1950), 113, 172–173.

44. "基因图谱距离"是一项指数，用于表示一条染色体上的基因间基于重组频率的关系。事实上，雷斯计算的是基因间的"相位交界频率"（cross-over frequencies）——重组形成新等位基因组合的频率。

45. "Blood Hunt Goes On All Night," *Daily Express*, 15662, 1950 年 8 月 29 日，1.

46. Castle et al., "On the Nomenclature of the Anti-Rh Typing Serums" (1948), 30.

47. 贝克曼致穆兰特的信件，1958 年 11 月 5 日，PP/AEM/K.4, WCL。

48. 然而，美国遗传学家赫卢夫·斯特兰德斯科夫在《遗传学杂志》上同意，维纳式术语"在纸面或黑板上以全称形式书写时"容易表达不清。Strandskov, "Blood Group Nomenclature" (1948), 112.

49. 与此相关的"什么内容能，什么内容不能书写在黑板上"的讨论，见：Barany and MacKenzie, "Chalk" (2014)。

50. Ducey and Modica, "On the Amendment of the Nomenclature of the Rh-CDE System" (1950), 467.

51. Cyril Jenkins Productions Ltd., *Blood Grouping* (1955). 影片可见于：http:// catalogue.wellcome. ac.uk/record=b1750596。

52. Haberman and Hill, "Verbal Usage of the CDE Notation for Rh Blood Groups" (1952).

53. DeGowin, *Blood Transfusion* (1949), 83.

54. Castle et al., "On the Nomenclatures of the Anti-Rh Typing Serums" (1948), 30.

55. 例如：Schmidt, "Rh-Hr: Alexander Wiener's Last Campaign" (1994)。

56. 在费希尔－雷斯系统中，Rh+ 和 Rh− 血型对应抗原 D 和 d。希望分辨出哪些人有患溶血性疾病风险的临床医生只需使用纯 $Rh_0$/ 抗 D 抗血清。

57. Lindee, *Moments of Truth in Genetic Medicine* (2005), 14.

58. Walker, "Refresher Course for General Practitioners" (1951).

59. Mollison, *Blood Transfusion in Clinical Medicine* (1951), 75.

60. Mollison, "Blood Groups" (1951).

61. 西里尔·克拉克（Cyril Clarke）、菲利普·谢泼德（Philip Sheppard），以及他们在利物浦的合作：Zallen, "From Butterflies to Blood" (1997)。

62. 例如，Mollison et al., "The Rh Blood Groups and Their Clinical Effects" (1948)。

63. Mazumdar, *Species and Specificity* (1995), 373–374.

64. Rheinberger, *Toward a History of Epistemic Things* (1997).

65. 在思考血型的多种"经历"和"身份"时，我参考了人类学家安妮玛丽·摩尔（Annemarie Mol）对单独一种疾病的存在论分析：Mol, *The Body Multiple* (2002)。

66. Blacker, "Medical Genetics" (1950).

67. Ford, "A Uniform Notation for the Human Blood Groups" (1955).

68. 福特致雷斯的信件，1957 年 10 月 16 日，SA/BGU/E.11, WCL。

69. Strandskov, "Blood Group Nomenclature" (1948).

70. 雷斯致戴蒙德的信件，1955 年 2 月 11 日，SA/BGU/E.6, WCL。

71. Kohler, *Lords of the Fly* (1994).

# 第五章

1. 汤姆森致桑德斯的信件，1945 年 6 月 7 日，FD1/3290, NAL。

2. 艾伦·德鲁里的言论由桑德斯致汤姆森的信件转述，1945 年 5 月 25 日，FD1/3290, NAL。

3. 两个小组位于李斯特研究所，但由医学研究委员会负责拨款和管理："The Lister Institute of Preventive Medicine: Report of the Governing Body", 1951 年 6 月 14 日，SA/BGU/K.5/1, WCL。

4. 到了 1943 年末，地区输血服务和伦敦的血液供应站的献血者小组名单上共计有 938 000 人，但其中只有不到一半的献过血："Annual Report of the Ministry of Health: Summary: War Services," Her Majesty's Stationary Office, 1944, 32 and 45, S4646 1941–1947, WCL。

5. 在交叉配血测试中，医院的病理学家会混合来自献血者的红细胞悬浮液和来自受血者的血清：Cyril Jenkins Productions Ltd., *Blood Grouping* (1955), 00:06:00。

6. 作为高尔顿优生学教授，费希尔在 1933—1943 年领导高尔顿实验室。这两项工作日后都由彭罗斯接替：Harris, "Lionel Sharples Penrose, 1898–1972" (1973); Kevles, *In the Name of Eugenics* (1995)。

7. 以下的史学研究方法著作详实地记录了战后生物医学的发展，以及实验室、临床环境和公共卫生权威机构间不断变化的关系：Quirke and Gaudillière, "The Era of Biomedicine"(2008)；生物医学实体（例如致癌基因和 DNA 标记）与器械、人员、常规操作和研究项目构成之间的关联：Keating and Cambrosio, *Biomedical Platforms* (2003)；肿瘤学临床试验文化中，生物医学研究和临床研究间的相互作用：Löwy, *Between Bench and Bedside* (1996)；在更宽泛的 20 世纪背景下，作为一种"获取知识的新方式"的战后生物医学：Cooter and Pickstone, eds., *Medicine in the Twentieth Century* (2000)。

8. 战争的最后三年中，卫生部在伦敦召开了一系列常规规划会议，与会者（并非次次出席）包括英格兰和威尔士的地区输血官员、卫生部官员、伦敦输血官员、贝尔法斯特（Belfast）输血官员，以及来自苏格兰国家输血服务（Scottish National Blood Transfusion Service）、高尔顿血清小组和信息部（Ministry of Information）的代表。他们达成一致意见，认为尽管应急输血服务是为了应对空袭而建立，但它的主要工作是帮助平民病患，日后卫生部应该接管应急输血服务的核心组织工作。对上述讨论的详尽记述：Gunson and Dodsworth, "Towards a National Blood Transfusion Service" (1996); Whitfield, "A Genealogy of the Gift" (2011), 233–273。

9. 地区医院理事会掌管所谓的"自然医院分区"，它们的边界基于各教学医院的影响范围：Webster, *The National Health Service* (2002), 18–19。

10. 这 14 个地区中有一些共用同一个中心。伦敦的血液供应站很快也获得了"地区输血中心"的称谓；Gunson and Dodsworth, "The National Blood Transfusion Service (NBTS)" (1996), 17。

11. 苏格兰的国民医疗服务体系拥有独立的法律地位，在 1947 年颁布的《国民医疗服务体系（苏格兰）法案》[National Health Service (Scotland) Act] 中明确定义。北爱尔兰议会于 1948 年建立了自己的医疗与社会服务局（Health and Social Care Service）。

12. 材料和常规的细节：Gunson and Dodsworth, "The National Blood Transfusion Service" (1996)。

13. 冈森（Gunson）和多兹沃思（Dodsworth）讨论了尝试发布针对献血者护理和输血技术的小册子以维持标准统一。不断有人试图集中控制输血服务，这一状况持续到了 80 年代：Gunson and Dodsworth, "The National Blood Transfusion Service (NBTS)" (1996)。

14. 1933 年，输血主管亚力克·布拉克西尔（Alec Blaxill）在科尔切斯特设立了输血服务；自那时起，他持续为当地医院提供响应血液短缺的献血者，一直到 50 年代。这个事例体现出，一些地方的输血服务和标准模式间存在明显的差异。Blaxill, "Blood for

Transfusion" (1948). 为保持一些献血者小组的独立地位，红十字会进行游说，称许多献血者对国民输血服务的血库心怀忌惮，因为它们弱化了献血者对输血程序的参与感：Gunson and Dodsworth, "Towards a National Blood Transfusion Service" (1996), 16。

15. "Emergency Blood Transfusion Service, Note of a Meeting," 1946 年 2 月 14 日，2, BN 13/30, NAL; Gunson and Dodsworth, "Towards a National Blood Transfusion Service" (1996).

16. 对联络官的记录："Emergency Services: Blood Transfusion Service Meetings of Donor Panel Liaison Officers（卫生部），" 1946–1948, MH 96/140, NAL。

17. 宣传材料延续至今的地区特性：Keren Turton, "Films and Blood Donation Publicity in Mid-twentieth Century Britain" (2019); "Meeting of Publicity Sub-Committee of Regional Donor Organisers' Committee," 1955 年 11 月 23 日，MH 55/2180, NAL。

18. 李斯特研究所的实际操作服务部门包括 "治疗用血清的制备与研究"（Preparation and Study of Therapeutic Sera）、"痘浆的制备与研究"（Preparation and Study of Vaccine Lymph），以及 "细菌疫苗的制备与研究"（Preparation and Study of Bacterial Vaccines）。Kekwick, "Alan Nigel Drury: 3 November 1889–2 August 1980" (1981); Collier, *The Lister Institute of Preventive Medicine* (2000).

19. 莫利森的个人和职业经历：Davies, "Patrick Mollison: A Pioneer in Transfusion Medicine" (2012)。

20. "The Lister Institute of Preventive Medicine: Report of the Governing Body," 1948, 7–8, SA/BGU/K.5/1, WCL.

21. 有关摩根的实验室，以及血型的生物化学性质，详见：Pierce and Reid, *Bloody Brilliant!*, 137–163。

22. Gunson and Dodsworth, "Towards a National Blood Transfusion Service in England and Wales" (1996), 16.

23. "Their Life a General Mist of Error, or, Hints to Blood Groupers"，约 1950—1959 年，SA/BGU/D.1, WCL. 标题取自《马尔菲公爵夫人》（*The Duchess of Malfi*，1623）第三幕的第二场景，此剧作者为 17 世纪的剧作家约翰·韦伯斯特（John Webster）。血型鉴定指南的作者十分希望读者意识到自身的工作事关生死："Of what is't fools make such vain keeping? / Sin their conception, their birth, weeping: / Their life, a general mist of error, / Their death, a hideous storm of terror."。

24. 该文件存于惠康图书馆的研究小组档案中，作者极有可能是雷斯（文中提到 "露丝和我"，用了非正式称谓）。但穆兰特有使用引语的习惯，他的专项著作《人类血型的分布》（1954）的每一章都由引语起头，因而文件也可能出自他之手，或者是李斯特研究所的多名人员合著。当然，研究所内所有血型血清学工作人员很可能都参照过这份文件。

25. Mourant, *Blood and Stones* (1995), 61. 总体地说，50 年代的生物医学实验室的操作员越发地职业化。供职于病理学实验室的操作员有自己的职业组织：医务检验学会（Institute of Medical Laboratory Sciences）。1949 年，学会在初级操作员考试中加入了血液学科目和输血科目：Russell et al., "Missing Links in the History and Practice of Science" (2000)。有关血型血清学操作员的更多信息，详见：Pierce and Reid, *Bloody Brilliant!* (2016), 301–326。

26. 英国实验室使用钻有 50 个洞的木质方形试管架，它们原是为农业与渔业部（Ministry of Agriculture and Fisheries）制作的，在 30 年代由泰勒引入血液实验室。Race and Sanger, *Blood Groups in Man*, 3rd ed. (1958), 243.

27. "Their Life a General Mist of Error, or, Hints to Blood Groupers", 约 1950—1959 年, 1, 2 and 7, SA/BGU/D.1, WCL.

28. "Their Life a General Mist of Error, or, Hints to Blood Groupers", 约 1950—1959 年, 5, 7, SA/BGU/D.1, WCL.

29. Dunsford and Bowley, *Techniques in Blood Grouping* (1955), 42.《美国血库协会会刊》（*American Association of Blood Banks Bulletin*）同样警示读者，在血型鉴定过程中，"乏味感是危险的弊病"：Rymer, "The Editor's Page" (1959)，引用自：Pierce and Reid, *Bloody Brilliant!* (2016), 304。

30. "Their Life a General Mist of Error, or, Hints to Blood Groupers", 约 1950—1959 年, 9, SA/BGU/D.1, WCL。

31. 例如，穆兰特在《英国医学杂志》中强调，"献血者或血样无法在某个大型输血中心接受血型鉴定的情况几乎从来不会发生"。Mourant, "Clinical Pathology in General Practice: Blood Grouping" (1954), 38; 此文也作为以下作品的一章发表：British Medical Association, *Clinical Pathology in General Practice* (1955)。

32. Mourant, "Clinical Pathology in General Practice: Blood Grouping" (1954), 37.

33. 另参见：Discombe, "Blood Transfusion Accidents" (1953)。

34. Mourant, "Clinical Pathology in General Practice: Blood Grouping" (1954), 38.

35. Mourant, "Clinical Pathology in General Practice: Blood Grouping" (1954), 38. 医学研究委员会的宣传册包括：Medical Research Council Blood Transfusion Research Committee, *The Determination of Blood Groups* (1943)；以及：Mollison et al., *The Rh Blood Groups and their Clinical Effects* (1948)。

36. 已有人讨论过"通过不提供指导而施加控制"这一策略在其他医疗环境中的应用，例如，分析 18 世纪时产科医生和产婆间权力动态的：Wilson, *The Making of Man-Midwifery* (1995), 1–8。

37. 此技术的发明者是丹麦内科医生克努兹·埃尔登（Knud Eldon）。

38. Rice-Edwards, "A Simple Blood-Grouping Method" (1955).

39. Rice-Edwards, "A Simple Blood-Grouping Method" (1955).

40. Zeitlin, "A Simple Blood-Grouping Method" (1955), 971; Drummond, "Simple Blood-Grouping Methods" (1956).

41. Pickles, "Simple Blood-Grouping Method" (1955).

42. Pinkerton, "Simple Blood-Grouping Methods" (1956), 289; Drummond, "Simple Blood-Grouping Methods" (1955), 1388.

43. "Meeting of Regional Transfusion Directors," March 14, 1956, 3, BN 13/31, NAL.

44. 另一个新技术帮助"未经训练"的人员开展工作的事例是（日后出现的）验孕测试，以下作品记述了它的历史：Olszynko-Gryn, *A Woman's Right to Know*（即将出版）。

45. Drummond, "A Simple Blood-Grouping Method" (1955).

46. 其中之一严肃地评论："存在有不少必须进行应急输血的情况，简单快捷的鉴定技术在这些情况下更为适用。希望国家输血系统能对此类技术的发展持更加正面的态度。" Kidd, "Simple Blood-Grouping Methods" (1956).

47. Pickles, "Simple Blood-Grouping Method" (1955).

48. 雷斯的生平：Clarke, "Robert Russell Race" (1985)。

49. Robson, "Sylvia Lawler" (1996); 劳勒的生平，包括她作为首名供职于癌症研究院（Institute of Cancer Research）的女性教授的经历，详见：'Professor Sylvia Lawler", *Times*, 1996 年 1 月 26 日，19。

50. Hughes-Jones and Tippett, "Ruth Ann Sanger, 6 June 1918–4 June 2001" (2003).

51. 在研究小组成立的最初十年间，尤其是 1950 年《人类血型》发表之后，小组由"罗伯特的实验室"转变为"罗伯特与露丝的实验室"，这些说法出自小组的通信。友人和同事寄来的信件很快视二人为实验室的共同领导者。同雷斯育有三个孩子的莫妮卡（Monica）于 1955 年不幸突发急病去世，后来雷斯和桑格成了夫妻。

52. Race, "MPC Report, October 1945–May 1946," 1946, 2, FD8/18, NAL.

53. 我极大地简化了对血型鉴定工作的描述。血清学十分复杂；这一故事中的主角在努力应付"不完全"以及"阻断"抗体的现象，抗原吸收规程的要求、使用生理盐水和清蛋白悬浮液的相对优劣，以及血型鉴定的诸多微妙复杂之处。一些抗原的遗传性与其经滴定测得的剂量相关，抗原的种类不同，这一关联的程度也不同；此外，不久之后，定义抗体的就不仅仅是其生物化学特性，还有含该抗体的血浆馏分。当时对这些方法的记述：Dunsford and Bowley, *Techniques in Blood Grouping* (1955)；上述部分技术的历史：Pierce and Reid, *Bloody Brilliant!* (2016), 423–438。

54. 官方指示血液供应站应将疑难血样寄往参比实验室，而穆兰特向医学研究委员会提交的正式报告也提到了该实验室开展的大量血清学测试。穆兰特的员工将尤其富于研究价值的血样转交给雷斯及其同事，供进一步测试；不过，雷斯在给美国同事的一封信中抱怨称，在他看来，参比实验室转交给他的疑难问题还不够多：雷斯致戴蒙德的信件，1950 年 12 月 15 日，SA/BGU/E.6, WCL。

55. 邓斯福德致雷斯与桑格的信件，1956 年 5 月 9 日，SA/BGU/F.5/3/1, WCL。

56. 在提及他们发现的一些稀有 Rh 基因型时，罗伯特·雷斯称，"它们中的一些来自国内偏远地区"。此话凸显出这一覆盖面甚广的网络的价值。Race, "Medical Research Council Progress Report 1950–53 of the Blood Group Research Unit ", 约 1953 年，4, FD8/67, NAL。

57. 截至 1950 年，李斯特研究所的工作人员宣布发现了四种新的血型系统：卢瑟兰、凯尔、达菲和刘易斯。最早宣布发现卢瑟兰血型的著作：Callender et al., "Hypersensitivity To Transfused Blood" (1945)；最早宣布发现凯尔血型的著作：Coombs et al., "In-Vivo Isosensitization of Red Cells in Babies with Haemolytic Disease" (1946)；最早宣布发现达菲血型的著作：Cutbush et al., "A New Human Blood Group" (1950), 188；最早宣布发现刘易斯血型的著作：Mourant, "A 'New' Human Blood Group Antigen of Frequent Occurrence" (1946)。

58. 雷斯致戴蒙德的信件，1950 年 12 月 15 日，SA/BGU/E.6, WCL。

59. 美国国内血液获取的整体情况：Pierce and Reid, *Bloody Brilliant!* (2016), 281–300; Starr, *Blood: An Epic History* (2009); Lederer, *Flesh and Blood* (2008).

60. 桑格与雷斯致卡恩的信件，1956 年 10 月 30 日，SA/BGU/E.3/1, WCL；雷斯致卡伦德的信件，1945 年 3 月 6 日，SA/BGU/F.1/27, WCL；卡恩致雷斯与桑格的信件，1956 年 5 月 15 日，SA/BGU/E.3/1, WCL。

61. 卡恩所称的"书呆子"（pointed heads, 直译：尖脑壳）是一个俗语，源自颅相学中"额头高表明智力高"的概念：卡恩致雷斯的信件，1954 年 7 月 6 日，SA/BGU/E.3/1, WCL。

62. 卡恩致雷斯的信件，1954 年 3 月 25 日，SA/BGU/E.3/1, WCL。

63. 珍妮·斯坦顿（Jenny Stanton）描述了在 70 年代通过分享血样而建立的人际联系：Stanton, "Blood Brotherhood" (1994)。

64. 雷斯与桑格致卡恩的信件，1955 年 2 月 23 日，SA/BGU/E.3/1, WCL。

65. Race, "Letter," 1953 年 10 月 23 日，SA/BGU/G.3/2 [restricted access], WCL.

66. Race, "Template Letter to Donors," 1950 年 2 月，SA/BGU/G.3/2 [restricted access], WCL.

67. Race, "Medical Research Council Progress Report, 1953–55", 约 1955 年，1–2, FD8/18, NAL.

68. 列出了各血型发现时间的表格，很有用：Dunsford and Bowley, *Techniques of Blood Grouping* (1967), 4。

69. Kevles, *In the Name of Eugenics* (1995), 213；凯夫利斯对西尔维娅·劳勒的采访，1982 年 6 月 29 日，Daniel J. Kevles papers, Oral History Interview Transcripts, 1982–1984, box 1, folder 17, RAC.

70. 凯夫利斯对露丝·桑格的采访，1982 年 6 月 23 日，23, Daniel J. Kevles papers, Oral History Interview Transcripts, 1982–1984, box 2, folder 31, RAC。

71. 凯夫利斯对西尔维娅·劳勒的采访，1982 年 6 月 29 日，16, Daniel J. Kevles papers, Oral History Interview Transcripts, 1982–1984, box 1, folder 17, RAC；有关彭罗斯本人、他的实验室，以及战后伦敦人类遗传学研究的氛围，详见：Kevles, *In the Name of Eugenics* (1995), 212–222。

72. 劳勒本人在回忆前往高尔顿实验室工作的经历时指出，"我去那儿要做的是把血型用作染色体标记，寻找疾病和这些标记间的基因连锁，或标记与标记间的基因连锁"；凯夫利斯对西尔维娅·劳勒的采访，1982 年 6 月 29 日，4, Daniel J. Kevles papers, Oral History Interview Transcripts, 1982–1984, box 1, folder 17, RAC。例如，1954 年，劳勒发现了首个椭圆形红细胞增多症和 Rh 血型系统间的基因连锁：Lawler, "Family Studies Showing Linkage between Elliptocytosis and the Rhesus Blood Group System" (1954); Lawler and Sandler, "Data on Linkage in Man" (1954)。

73. Race, "Draft: Blood Group Research Unit MRC Report (October 1951– September 1952)", 约 1952 年，FD8/67, NAL.

## 第六章

1. Gilbert, *Emergency Call* (1952), 00:04:23 和 00:06:04（台词源于本书作者听写）.

2. "Reviews," *Observer*, 1952 年 5 月 18 日, 6.

3. 三部广播剧都在 BBC 的轻松节目频道（Light Programme）中播出，也都出自 BBC 编剧斯蒂芬·格伦费尔（Stephen Grenfell）之手：《生命之血》（*Life-Blood*）播出于 1954 年 10 月 28 日，《奇迹宝贝》（*The Miracle Baby*）播出于 1957 年 1 月 14 日，《珍贵货品》（*Precious Cargo*）播出于 1960 年 8 月 22 日。BBC 的国内服务频道（Home Service）也于 1954 年 6 月 12 日和 1955 年 10 月 27 日播出了《紧急呼叫》的广播剧改编版。BBC 广播节目的历史信息：https://genome.ch.bbc.co.uk，参阅时间：2019 年 9 月 22 日。1962 年，《紧急呼叫》的重拍版问世，新标题为《紧急情况》（*Emergency*）。此版中加入了冷战元素，目标献血人之一是 “出卖机密的原子科学家”。BBC 情景喜剧《汉考克的半小时》（*Hancock's Half Hour*）中给观众留下深刻印象的一集也以稀有血液为核心主题，该集播放于 1961 年 6 月 23 日。

4. 血浆的储备："Meeting of Regional Transfusion Organisers", 1943 年 3 月 3 日, 3, MH123/187, NAL；统计数据来自："Annual Report of the Ministry of Health: Summary: War Services", Her Majesty's Stationary Office, 1944, 32, S4646 1941–1947, WCL; "Annual Report of the Ministry of Health: Year Ended 31 March 1949," Her Majesty's Stationary Office, 1950, S4646 1941–1947, WCL. 引语取自："Emergency Blood Transfusion Service", 1947 年 2 月 14 日, 61, BN 13/30, NAL。

5. 保罗·罗萨的这部优秀战时影片可见于：http://wellcomelibrary.org/item/b16758651. Nieter, *Blood Transfusion Service* (1941).

6. 保罗·罗萨本人、战后纪录片，以及英国科学纪录影片的历史：Boon, *Films of Fact* (2008)；对美国类似领域的综述：Lederer and Rogers, "Media" (2013).

7. 这些影片的发展过程，以及它们的广泛用途：Turton, "Films and Blood Donation Publicity in Mid-twentieth Century Britain" (2019).

8. "Search for Rare Blood," *Times*, 1950 年 8 月 29 日, 2。

9. "Blood Hunt Goes On All Night," *Daily Express*, 15662, 1950 年 8 月 29 日, 1。

10. "Rare Blood Search Continuing: Supply Flown from Copenhagen," *Times*, 1950 年 8 月 30 日, 4。

11. "Search for Rare Blood," *Times*, 1950 年 8 月 29 日, 2。

12. "Search for Rare Blood," *Times*, 1950 年 8 月 31 日, 4。

13. "Rare Blood Transfusion," *Times*, 1950 年 9 月 4 日, 2; "Rare Blood Transfusion," *Times*, 1950 年 9 月 5 日, 3。

14. "He's One in 20,000," *Courier and Advertiser*（Dundee）, 1950 年 9 月 4 日, 3；"Rare Blood Woman Says 'Thank You,' " *Gloucester Citizen*, 1950 年 9 月 7 日, 1。

15. 国民输血服务以弗雷迪·米尔斯（Freddie Mills）为主角的宣传照：SA/HHC/D/3/6/3, WCL. 感谢克伦·特顿（Keren Turton）令我注意到它。

16. "Meetings of Regional Transfusion Directors: Minutes", 1950 年 9 月 27 日, BN 13/31, NAL。

17. "Meetings of Regional Transfusion Directors: Minutes", 1950 年 9 月 27 日, BN 13/31, NAL；对科学、卫生和医学信息的公共传播管理：Loughlin, "Networks of Mass Communication" (2005).

18. "Examples of Types Which Might Be Required for Special Cases", 约 1950 年, BN 13/65, NAL; 梅科克致德拉蒙德的信件, 1950 年 11 月 22 日, BN 13/65, NAL。

19. "Meetings of Regional Transfusion Directors: Minutes," 1950 年 12 月 6 日, 2, BN 13/31, NAL。

20. 鉴定出多个大型名录内成员的所有已知血型, 并在此基础上建立"国家名录"的计划: Mourant, "Medical Research Council", 1951 年 1 月 10 日, BN 13/65, NAL。南伦敦血液供应站的主管也采用了稀有血型分辨技术, 并参与了稀有血型名录的建立: Contreras, "Thomas Edward Cleghorn" (1992)。

21. 梅科克致妮科尔 (Nicole) 的信件, "Re: Blood Group Reference Laboratory", 1952 年 4 月 4 日, BN 13/65, NAL。

22. "Meetings of Regional Transfusion Directors: Minutes," 1950 年 12 月 6 日, 2, BN 13/31, NAL。

23. "A New Blood-Donor Service" (1952), 670.

24. "Central Register of Donors with Rare Blood Group (Extract from Minutes of RTDs Meeting)," 1952 年 2 月 26 日, BN 13/65, NAL。

25. "Meetings of Regional Transfusion Directors: Minutes," 1955 年 12 月 7 日, 2, BN 13/31, NAL。

26. 例如, "Meetings of Regional Transfusion Directors: Minutes", 1955 年 4 月 23 日, BN 13/31, NAL。

27. 在美国, 稀有献血者获得金钱回报的可能性要高得多: Lederer, *Flesh and Blood* (2008) 158–161。

28. "National Panel of Donors: Draft Letter to Donors Resigning for Reasons Other Than Age or Ill Health", 约 1956 年, BN 13/31, NAL。

29. 各种抗血清的制备: Dunsford and Bowley, *Techniques in Blood Grouping* (1955), 116–139。

30. 人体固有的"正常"抗体的历史, 涵盖时间更长: Keating, "Holistic Bacteriology" (1998)。最近, 学界认定此类"自然出现"的抗体的产生是由于人体摄取植物和微生物时受到类似 ABO 抗原的蛋白质刺激。

31. 佚名致德拉蒙德的信件, 1951 年 1 月 17 日, BN 13/65, NAL。

32. Stratton, "Ministry of Health Template Letter", 约 1950 年, BN 13/65, NAL。

33. 献血卡的设计, 约 1950 年, BN 13/65, NAL。

34. 地区输血主管和穆兰特收到的卫生部备忘录: "High Titre Donors in the R.A.F.", 1950 年 2 月 25 日, BN 13/65, NAL; 以及此分类下的其他文件。

35. "Shortage of Rh Testing Sera" (1950).

36. Kevles, *In the Name of Eugenics* (1995), 213.

37. *The Rh Factor: A Leaflet for Midwives, Nurses and Health Visitors* (Ministry of Health, 1949), BD 18/206, NAL.

38. 有证据显示, 到了 1950 年, 医生的常规操作是自每名此类女性体内取得半品脱到一品脱的血液用于该目的: "Shortage of Rh Testing Sera" (1950), 108。

39. "Shortage of Rh Testing Sera" (1950), 109.

40. Callender et al., "Hypersensitivity to Transfused Blood" (1945); Callender and Race, "A Serological and Genetical Study of Multiple Antibodies" (1946).

41. Callender and Paykoç, "Irregular Haemagglutinins after Transfusion" (1946).

42. Callender et al., "Hypersensitivity To Transfused Blood" (1945), 83.

43. Callender and Race, "A Serological and Genetical Study of Multiple Antibodies" (1946).

44. 论文作者对"献血者允许我们使用他们的姓名，并多次提供血样"表示感谢：Callender and Race, "A Serological and Genetical Study of Multiple Antibodies" (1946), 117。

45. 疾病以病患姓氏命名的特例包括克里斯马斯病（Christmas disease），它是以病患斯蒂芬·克里斯马斯（Stephen Christmas）的姓氏命名的凝血异常疾病，以及哈特纳普病（Hartnup disease），此疾病最初在哈特纳普（Hartnup）家族中得到定义。20世纪末围绕疾病的姓氏命名法产生的争议：Hogan, "Medical Eponyms" (2016)。尼克·霍普伍德指出，胚胎学家威廉·希斯（William His）在命名胚胎时用的是捐献者的姓氏——捐献者是指向伊斯提供胚胎的医学工作者，而非孕育胚胎的女性：Hopwood, "Producing Development" (2000)。

46. "F.M."自身的血液显然携带有多种新抗原，这也许是新血型不以她这样的受血病患命名的原因。此外，研究者隐去"F.M."的身份也可能是为了维护她的医疗隐私。在另一个事例中，基德（Kidd）血型的名称源自携带有这一新发现抗原的胎儿成红细胞增多病患儿："Medical Research Council Progress Report, 1950–53, of the Blood Group Research Unit," 2–3, FD8/18, NAL。

47. Mourant, *Blood and Stones* (1995), 54.

48. 桑格致卡恩的信件，1954年4月13日，SA/BGU/E.3/1, WCL。

49. 例如，桑格致卡恩的信件，1954年4月13日，SA/BGU/E.3/1, WCL；雷斯致卡恩的信件，1954年7月10日，SA/BGU/E.3/1, WCL。

50. Cahan, "A Fluid for Shipping Whole Blood Specimens," 1955年6月9日，SA/ BGU/E.3/1, WCL。

51. 有证据显示，利用抗生素达成此目的的创新源自卡恩：Race, "Medical Research Council Progress Report, 1953–55, of the Blood Group Research Unit," 2, FD8/18, NAL。

52. 雷斯、桑格及同事将凝集结果寄回给卡恩，后者回复："通过你们的工作，我们终于可以安心地认定自己的试剂红细胞权威而可靠。"在自全世界最先进的血型血清学实验室处获得了自己的试剂红细胞的特性鉴定结果后，卡恩的血库开始将"Panocell"包装为测试服务，向各医院推销。"订购"了Panocell的医院会定期收到红细胞，供院内使用。卡恩致雷斯与桑格的信件，1954年10月23日，SA/BGU/E.3/1, WCL；卡恩致雷斯与桑格的信件，1956年7月11日，SA/BGU/ E.3/1, WCL。

53. 以下作品翔实地记述了红十字会隔离、标记血液时所采取操作的政治背景，以及第二次世界大战期间"黑种"血液这一分类经历的变化：Guglielmo, "Red Cross, Double Cross" (2010)；有关美国的输血和种族，详见：Love, *One Blood* (1996); Lederer, *Flesh and Blood* (2008)。

54. 即便正式的献血者记录上不再带有这些种族标示，所有种类的血库都有可能在机构内部继续使用它们。

55. 战后英国的种族状况：Paul, *Whitewashing Britain* (1997)；国民医疗服务体系内部的种族状况：Bivins, "Picturing Race in the British National Health Service" (2017)；以下覆盖面广、内容翔实的作品记述了国民医疗服务体系内部的种族状况，包括该机构对赋予了种族色彩的材料的利用，这些材料采集自贫民区医院和诊所内的新英联邦（New Commonwealth）移民：Bivins, *Contagious Communities* (2015)。

56. Race, "Medical Research Council Progress Report, 1953–55, of the Blood Group Research Unit", 约 1955 年, 2–3, FD8/18, NAL。

57. Race, "Draft Abstract, Sent to MD Publications,"1955 年 11 月 1 日, SA/ BGU/E.3/1, WCL。

58. 雷斯致卡恩的信件，1955 年 1 月 16 日，SA/BGU/E.3/1, WCL。

59. 在他们的通信中，雷斯和卡恩似乎将"有色"和"黑种"作为同义词使用。Race, "Medical Research Council Progress Report, 1953–55, of the Blood Group Research Unit", 约 1955 年, 2, FD8/18, NAL。

60. 1956 年，桑格在大不列颠遗传学学会（Genetical Society of Great Britain）进行了一场讲座，讲稿为桑格和雷斯合著。在讲座中，她反思了这一新关注点，解释说，由于美国寄来了大量样本，实验室"**必须对黑种血液产生关注，因为那里的很多献血者都是黑人**"（表示强调的斜体由本书作者所加）。桑格继续说道："截至去年，由于担忧远方寄来的血样中的抗原受损，我们从未对黑种血液开始原创研究。眼下，通过利用含有抗生素的悬浮液，这一难题已经得到攻克。"Sanger and Race, "Lecture to the Genetical Society, Edinburgh: Some Recent Blood Group Investigations between Negros and Whites," 1956 年 4 月 10 日, 1, FD8/35, NAL。

61. Gilbert, *Emergency Call* (1952), 00:57:55.

62. 尽管美国红十字会不再使用种族分类标记其处理和采集的血液，但卡恩明确相信，对血库而言，了解"白种"和"黑种"献血者间的血型频率差异是很重要的，或许他认为这一知识可以用于核查血型鉴定技术。事实上，他的 Panocell 记录卡的一个早期版本在醒目位置总结了桑格得出的"白种和黑种"人之间所有已知血型的出现频率，统计数值来自 1955 年桑格于纽约的人类变异研究院（Institute for the Study of Human Variation）进行的讲座，该机构的主管是特奥多斯·多布任斯基。Cahan, "Approximate US Blood Groups (Whites and Negroes)（印于 'Pan "O" Cell Master List' 背面），" 1956 年 5 月, SA/ BGU/E.3/1, WCL。

63. 同时期有关血红蛋白的断言：Tapper, *In the Blood* (1999), 13; Wailoo, *Drawing Blood* (1999)。

64. Sanger and Race, "Some Recent Blood Group Distinctions between Negroes and Whites II," 1956 年 4 月 10 日, FD 8/35, NAL。

65. Race, "Medical Research Council Progress Report, 1953–55, of the Blood Group Research Unit," 2, FD8/18, NAL.

66. Race, "Medical Research Council Progress Report," 3.

67. 在另外的时间和空间背景下对"白种"概念的构筑：Anderson, *The Cultivation Of Whiteness* (2003)。

68. 雷斯与桑格致卡恩的信件，1955 年 2 月 23 日，SA/BGU/E.3.1, WCL; Race, "Medical Research Council Progress Report, 1953–55, of the Blood Group Research Unit," 3, FD8/18, NAL。

69. Paul, *Whitewashing Britain* (1997); Bivins, *Contagious Communities* (2015).

70. Sanger and Race, "Lecture to the Genetical Society, Edinburgh: Some Recent Blood Group Investigations between Negros and Whites," 1956 年 4 月 10 日，4, FD8/35, NA。

71. Race, "Medical Research Council Progress Report, 1953–55, of the Blood Group Research Unit," 3, FD8/18, NAL.

72. Maycock, "National Panel of Donors," 1956 年 9 月 13 日，BN 13/65, NAL。

73. 梅科克致鲍利（Bowley）的信件，1960 年 1 月 13 日，BN 13/65, NAL。

74. Mourant, "The Establishment of an International Panel of Blood Donors of Rare Types" (1965)；Mourant, "Template Letter Regarding the International Panel of Donors of Rare Blood Types", 1968 年 3 月 21 日，BN 13/66, NAL。如今的国际稀有血液名录：International Rare Donor Panel, https://www.nhsbt.nhs.uk/ibgrl/services/international-rare-donor-panel/，参阅时间：2019 年 9 月 22 日。

75. 苏格兰场的血型实验室很可能建于 50 年代初。英国法医学实验室的发展：Adam, *A History of Forensic Science* (2015)；警务工作中的血型记录："Metropolitan Police: Forensic Science Laboratory（多幅照片）",（日期未注明），MEPO 13/308, NAL; "Electrophoresis Apparatus to Determine Blood Group（多幅照片）",（日期未注明），MEPO 13/312, NAL; "Blood Group Sampling, Payment of Fees, Metropolitan Police," 1946–68, MEPO 2/10919, NAL; "Forensic Science Laboratories: Directors' Meetings," 1951–59, HO 287/197, NAL; "Forensic Science Laboratories: Directors' Meetings," 1963–66, HO 287/407, NAL。

76. "Alleged Double Murder: Son-in-Law Charged," *Times*, 1949 年 10 月 28 日，6。

77. " 'Rare' Blood on Accused Man's Clothing," *Gloucester Citizen*, 1949 年 11 月 22 日，1。

78. "Blood Types Trapping Criminals," *New York Times*, 1953 年 9 月 6 日，4。

79. Lederer, "Bloodlines" (2013).

80. 有关印第安纳州的行动及其背景，详见："Atomic Tattoos."，2019 年 1 月 19 日，播客《99% 不可见》（*99% Invisible*）的第 337 集，https://99percentinvisible.org/episode/atomic-tattoos/，参阅时间：2019 年 9 月 22 日。

81. 有关"稀有血液崇拜"文化，详见：Lederer, "Bloodlines" (2013)。

## 第七章

1. Mourant, "Nuffield Blood Group Centre, Report to Council", 1952 年 4 月 22 日，91/2/14, RAI。

2. "Map Man's Blood Groups," *Science News-Letter* 59, 第 15 期（1951 年 4 月 14 日）：237。《科学新闻》是一本美国杂志，由科学与大众协会（Society for Science and the Public）自 1922 年发行。

3. Mourant, "Blood Groups" (1961).

4. 综合资料库的历史，以及其在该战后具体时间点的情况：Jardine and Drage, "The Total Archive" (2018)。

5. 对穆兰特生平的主要记述：isson et al., "Arthur Ernest Mourant: 11 April 1904–29 August 1994" (1999); Mourant, *Blood and Stones* (1995)。

6. Mourant, *Blood and Stones* (1995), 52–53.

7. 有关"库姆斯测试"、穆兰特对收集工作的参与，以及测试来自当地产科医院的血液，详见：Lachmann, "Robert Royston Amos (Robin) Coombs" (2009); Mourant, *Blood and Stones* (1995), 55–58。

8. Mourant, *Blood and Stones* (1995), 61–62.

9. Mourant, *Blood and Stones* (1995), 61.

10. 史蒂文·皮尔斯（Steven Pierce）和马里昂·里德（Marion Reid）指出，总体上，以输血为目的的血液相关技术操作完全由女性进行：Pierce and Reid, *Bloody Brilliant!* (2016), 301–326；英国实验室技术人员的职业化：Russell et al., "Missing Links in the History and Practice of Science" (2000)。

11. 引用自：Mourant, "Progress Report 1949–50 of the Blood Group Reference Laboratory," 1950, 3, PP/AEM/C.1, WCL。

12. 1949 年，血液学和输血成为高级操作员资格认定的专项领域，但在之后的几年中，穆兰特手下的工作人员继续向全国各地的血液学家和医生传授血清学血型鉴定技术。

13. 冻干血液在英国的历史：Gunson and Dodsworth, "The Drying and Fractionation of Plasma, 1935–55" (1996)。对美国冻干血液在美国的记述，全面而深入：Creager, "Biotechnology and Blood" (1998); Creager, "Producing Molecular Therapies from Human Blood" (1998); Creager, " 'What Blood Told Dr. Cohn' " (1999)。

14. Bristow et al., "Standardization of Biological Medicines" (2006).

15. Gradmann and Simon, *Evaluating and Standardizing Therapeutic Agents*, 1890–1950 (2010).

16. Miles, "International Standards for Anti-A and Anti-B Blood-Grouping Sera" (1950).

17. Mourant, *Blood and Stones* (1995), 62.

18. 在两次世界大战期间，国际联盟卫生组织通过协调，订立了 34 种可接受生物学化验的物质的标准和单位。Fitzgerald, "The Work of the Health Organisation of the League of Nations" (1933); World Health Organization, *The First Ten Years of the World Health Organization* (1958)。

19. Miles, "International Standards for Anti-A and Anti-B Blood-Grouping Sera" (1950), 5.

20. 负责此项工作的迈尔斯监管了多种药物和血清的标准化，包括青霉素、促甲状腺素、胰岛素，以及大量疫苗。

21. 在美国，人为造成献血者免疫，以增加其体内 A 或 B 抗体的滴度是常见操作，而在英国则不是。针对此事，研究者发现，美国的操作对其血液集中批的抗体滴度影响不大。

22. 所有这些方法都可见于：Miles, "International Standards for Anti-A and Anti-B Blood-Grouping Sera" (1950)。

23. 此种标准参照抗血清的滴度最终由多方共同认定为 1/256，该数值定义了抗体浓度的"国际单位"。尽管此种抗血清是用于明确抗体浓度的"参照"，但穆兰特也请求各实验室测量抗血清样本的"亲和力"（avidity）——凝集发生所需时间，以及它们针对 $A_1$、$A_2$、$A_2B$ 和 B 细胞的反应特性。这些信息能指明抗血清在导致预期反应时效力的强弱。Miles,

"The International Standards for Anti-A and Anti-B Blood-Grouping Sera" (1950).

24. Fraser Roberts, "Surnames and Blood Groups" (1942); Fraser Roberts, "Blood Group Frequencies in North Wales" (1942); Fisher and Fraser Roberts, "A Sex Difference in Blood Group Frequencies" (1943); Fraser Roberts, "The Frequencies of the ABO Blood Groups in South-Western England" (1948); Polani, "John Alexander Fraser Roberts" (1992).

25.《泰晤士报》报道的是不列颠协会下属动物学、人类学和体质学分部的联席会议："Relations of Race and Language: Genetic Foundations", *Times*, 1948 年 9 月 14 日, 2。

26. Lewis, "Cyril Dean Darlington" (1983).

27. 纳菲尔德基金会是由威廉·莫里斯 [William Morris，纳菲尔德男爵，莫里斯汽车公司（Morris Motors）创建人] 成立于 1943 年的慈善基金，致力于支持教育和社会政策项目。有关此项申请：Darlington, "Letter to General Bullen Smith (of the Nuffield Foundation)", 1948 年 3 月 21 日, A91/2/5, RAI。

28. "Proposed Survey of the British Isles（附于致纳菲尔德基金会的信件内）", 1951 年 5 月 30 日, 91/2/2, RAI。

29. Paul, *Whitewashing Britain* (1997).

30. Darlington, "Letter to General Bullen Smith (of the Nuffield Foundation)", 1948 年 3 月 31 日, A91/2/5, RAI。

31. Fraser Roberts, *History in Your Blood* (1952), 28.

32. Fraser Roberts, *History in Your Blood* (1952), 29.

33. Fraser Roberts, "An Analysis of the ABO Blood Group Records of the North of England" (1953), 386.

34. 日后以此形式发表：Watkin, "122. Blood Groups in Wales and the Marches" (1952)。

35. Hartmann et al., "The Rh Genotypes of a Series of Oslo Blood Donors" (1947); Race and Mourant, "The Rh Chromosome Frequencies in England" (1948); Mourant, "The Blood Groups of the Basques" (1947).

36. Mourant, "World Health Organization, Expert Committee on Biological Standardization: International Blood Group Reference Laboratory Proposal", 1950 年 11 月 10 日, 3, WHO/BS/111, WHO Archives, Geneva。

37. Darlington, "The Genetic Component of Language" (1947).

38. "Letter for the Nuffield Foundation, Draft Only", 1951 年 5 月 30 日, A91/2/1, RAI。

39. "Blood Groups and Anthropology: Special Meeting, March 17, 1951," 1951, 1, 91/1/7, RAI.

40. Felicia Stallman, "[Template letter Inviting Members of the New Blood Group Committee]", 1951 年 4 月 11 日, 91/1/8, RAI。

41. 弗勒的演讲有关学会的现状与未来，以及 "人类学的范畴"，尤其是它与考古学、史前史，以及增进人类福祉间的关系：Fleure, "The Institute and Its Development" (1946)。

42. Fleure, "The Institute and Its Development" (1946), 2.

43. 基金会理事珍妮特·沃恩很可能促成了纳菲尔德基金会的拨款决定，她在战时策划安排过输血服务，是数名血型研究人士的亲密同事。Zallen et al., "The Rhesus Factor and

Disease Prevention" (2004).

44. 有关此 "人类学" 测试：Mourant, "World Health Organization, Expert Committee on Biological Standardization: International Blood Group Reference Laboratory Proposal", 1950 年 11 月 10 日, 3, WHO/BS/111, WHO Archives, Geneva。

45. Mourant, *Blood and Stones* (1995), 77.

46. 科佩奇利用门罗（Monroe）计算器进行计算。在文书和统计工作之外，中心还负责向在野外和实验室内开展血型研究的工作者提供鼓励和建议。Mourant, "Nuffield Blood Group Centre, Report to Council", 1952 年 4 月 23 日, A91/2/14, RAI。

47. "Meetings of Regional Transfusion Directors: Minutes", 1951 年 10 月 3 日, BN 13/31, NAL; Mourant, "Proposal to Nuffield Foundation", 1951 年 6 月 6 日, PP/AEM/C.9, WCL。

48. Kopeć, *The Distribution of the Blood Groups in the United Kingdom* (1970), ⅶ.

49. 即便是到了 1953 年，12 个地区中心中也仅有 6 个日常遵照穆兰特的指示，这或许体现出一些中心担心献血卡会受损或遗失。穆兰特对不愿合作的输血主管加以惩罚，他也抱怨收到的部分卡片上的信息不完善。"Minutes, Regional Transfusion Officers Meeting, Ministry of Health", 1953 年 9 月 30 日, BN 13/31, NAL。

50. 梅科克致马隆（Malone）的信件，"Sheffield Regional Transfusion Laboratory", 1951 年 4 月 5 日, BN 13/31, NAL。

51. Mourant, A. E. "The Nuffield Blood Group Centre of the Royal Anthropological Institute（有关进展的备忘录）", 约 1956 年, A91/2/24, RAI。

52. Mourant, "Memorandum on the History, the Work and the Future Plans of the Centre", 约 1955 年, PP/AEM/C.11, WCL。

53. 在许多国家，输血服务由红十字会掌控，这是由于红十字会在战时积累下了征募献血者和开展采血的经验。美国拥有二元系统：1947 年，美国红十字会重新开展了全国输血项目；同年，新成立的美国血库协会在各商业血库间建立了一个联盟，在其中可以跨机构寻血。美国的占领军将这一二元系统引入日本，由此日本的输血用血可来自红十字会或商业机构。有关上述部分国家项目及红十字会项目：Kim, "The Specter of 'Bad Blood' in Japanese Blood Banks" (2018); Starr, *Blood: An Epic History* (2009); Pierce and Reid, *Bloody Brilliant!* (2016); Chauveau, "Du don à l'industrie: La transfusion sanguine en France depuis les années 1940" (2011).

54. Schneider, *The History of Blood Transfusion in Sub-Saharan Africa* (2013), 42–43.

55. 参见卫生部输血咨询顾问威廉·梅科克的文件："Correspondence: India [Ministry of Health and Department of Health and Social Security]", 1949–1978 年, BN 13/58, NAL; "Correspondence: New Zealand [Ministry of Health and Department of Health and Social Security]," 1948–1977 年, BN 13/57, NAL; "Correspondence: Canada [Ministry of Health and Department of Health and Social Security]," 1946–1955 年, BN 13/50, NAL。

56. 到了 1953 年，英国在非洲的所有主要殖民地都已经设立了有组织的输血服务。更多相关此事、比属刚果的输血史，以及 1947—1962 年英国殖民政府医疗部门和红十字会的报告中不断增加的输血统计数据，详见：Schneider, *The History of Blood Transfusion in Sub-*

*Saharan Africa* (2013), 28–64。

57. 穆兰特近期曾和哈特曼合作，共同研究挪威奥斯陆市（Oslo）献血者的 Rh 基因型，这暗示了穆兰特是此项提议的推手之一。

58. Cueto et al., *The World Health Organization: A History* (2019).

59. 专家建议小组以及技术文件的基础管理结构：Radin, "Unfolding Epidemiological Stories" (2014)。

60. Executive Board, "Biological Standardization—International Centres", 1951 年 12 月 27 日，2, EB9/50, WHO Archives, Geneva。

61. 有关国家血型鉴定实验室的磋商：ARC010-3, centralized files, 3rd generation, sub-fonds 3, 1952—1980 年, H5-286-3(A), Designation of Blood Grouping Laboratories, WHO Archives, Geneva；ARC010-3, centralized files, 3rd generation, sub-fonds 3, 1952—1980 年, H5-181-2, CTS, WHO Archives, Geneva。

62. 在对其他各种生物物质的管理中，世卫组织也应用了指定国际中心负责生物学标准的模式：Executive Board, "Biological Standardization—International Centres", 1951 年 12 月 27 日, EB9/50, WHO Archives, Geneva。

63. "试剂红细胞组"是一系列含有已知抗原的血样，可以用于检测未知血样中的抗体构成。

64. Mourant, "World Health Organization, Expert Committee on Biological Standardization: International Blood Group Reference Laboratory Proposal", 1950 年 11 月 10 日，3, WHO/BS/111, WHO Archives, Geneva。

65. 在递交给医学研究委员会的报告中，参比实验室"包含了"国际血型参比实验室——言下之意是，后者的工作是前者范围更广的活动中的一个独立部分。世卫组织估计，每年须向参比实验室拨款 2800 美元：Executive Board, "Biological Standardization—International Centres," 2。

66. 例如，劳里（Lourie）致穆兰特的信件，1954 年 3 月 15 日，ARC010-3, centralized files, 3rd generation, sub-fonds 3, 1952—1980 年, H5-286-3(A), Designation of Blood Grouping Laboratories, WHO Archives, Geneva。

67. 多年来，穆兰特一直在维护这些人脉。现存的一些信件文件夹的内容横贯二三十余年。

68. Mourant, "World Health Organization, Expert Committee on Biological Standardization: International Blood Group Reference Laboratory: Proposal", 1950 年 11 月 10 日, WHO/BS/111, WHO Archives, Geneva。

69. Mourant, "Progress Report 1949–50 of the Blood Group Reference Laboratory", 1950 年, PP/AEM/C.1, WCL。

70. 在 1994 年移交惠康图书馆的穆兰特文件收藏中，四五十年代的信件较少：他的通信大部分产生于 60 年代中期，此时他开始创作《人类血型的分布》第二版，并自参比实验室离职，去往成立的血清学群体遗传学实验室。

71. 哈彻（Hatcher）致穆兰特的信件，1968 年 10 月 15 日，PP/AEM/K.57, WCL。

72. 伊金经常测试大量人类学样本，作为合著者之一（另一位是穆兰特）发表了基于诸多国家血样的多篇论文，这些国家包括印度、西班牙、冰岛、埃及、苏丹、尼日利亚、意大利等。

73. 用于在献血者与采血者间建立互惠关系的礼物：Mauss, *The Gift* (2002), 10。

74. 例子包括：阿内奥德（Arneaud）致穆兰特的信件，1956 年 3 月 20 日，PP/AEM/K.1, WCL；伯德（Bird）致穆兰特的信件，1958 年 12 月 19 日，PP/AEM/K.6, WCL；里德致穆兰特的信件，1950 年 3 月 13 日，PP/AEM/K.114, WCL；陈培恩（音，Pei-en Chen）致穆兰特的信件，1957 年 12 月 9 日，PP/AEM/K.15, WCL。康诺特医院由康诺特公爵（Duke of Connaught）于 1912 年建立；特立尼达的大学学院成立于 1948 年，是伦敦大学下属的一个海外学院。

75. Burton, " 'Essential Collaborators' " (2018).

76. 朱利恩致穆兰特的信件，1952 年 4 月 29 日，PP/AEM/K.90, WCL。

77. 穆兰特致查普尔（Chappel）的信件，1962 年 5 月 9 日，PP/AEM/E.8, WCL。穆兰特有一个通信文件夹，其中专门存放"学生远征考察"信件（这些学生通常来自牛津和剑桥），考察目的地包括印度、巴西、埃塞俄比亚、蒙古人民共和国、不丹、马达加斯加，等等。

78. Roberts et al., "Blood Groups of the Northern Nilotes" (1955).

79. 在开展第一次远征考察前，艾利森也拜访了穆兰特的同事马歇尔·钱伯斯（Marshall Chambers），目的是接受镰状细胞"实地"测试培训。镰状细胞也成为他研究生涯早期的关注重点。日后，艾利森提出，镰状细胞等位基因之所以得到选择，是因为在疟疾频发的地区，它可以赋予携带者演化上的优势。

80. 事实证明，牛津大学探索俱乐部对穆兰特的工作帮助很大。穆兰特收藏在惠康图书馆的文件列出了该俱乐部其他的几次远征考察，此外，伯顿指出，该俱乐部在 50 年代初至少还赞助了两次采血考察，一次去往伊朗，另一次去往位于阿拉伯海的索科特拉岛（Socotra）。Burton, *Genetic Crossroads*（即将出版）。艾莉森的生平：Carroll, *Into the Jungle* (2008), 149–165。

81. 总预算约 1300 英镑，殖民部研究基金（Colonial Office Research Fund）提供了 650 英镑，其余资金支持来自牛津大学、大学内的各学院，以及俱乐部成员自身；俱乐部也自大英博物馆（British Museum）和皇家地理学学会（Royal Geographical Society）分别募集了 30 英镑和 100 英镑，后者经常资助牛津大学的远征考察。牛津大学探索俱乐部致牛津大学登记处（Oxford University Registry）的信件，1949 年 2 月 14 日，MSS Dep c. 991, University of Oxford, Special Collections。有关第二次世界大战后殖民部对科学研究的宣扬，详见：Clarke, "A Technocratic Imperial State?" (2007): 453–480。

82. 茅茅人（Mau Mau）的早期抵抗运动，以及肯尼亚境内吉库尤"保护区"和其他地区经受的不可持续的人口压力：Anderson, *Histories of the Hanged* (2005)。

83. "Alexander Allan Paton Memorial Fund: Report for 1949," n.d., 3, MSS Dep c. 991, University of Oxford, Special Collections.

84. 艾利森，同本书作者的私人电子邮件通信，2012 年 3 月 5 日。

85. Allison et al., "Blood Groups in Some East African Tribes" (1952), 55.

86. llison et al., "Blood Groups in Some East African Tribes"(1952)；艾利森，同本书作者的私人电子邮件通信，2012 年 3 月 12 日。

87. 在肯尼亚获得成功后，艾利森前往斯堪的纳维亚半岛北部测试"拉普人"的血型——在 50 年代，"拉普人"是外界对萨米人（Sami）的称呼，他们居于瑞典、挪威和芬兰的极北地区，以及俄罗斯的科拉半岛（Kola Peninsula）：Bangham, "Blood Groups and Human Groups" (2014)。

88. 人类遗传学上的"隔离群"（isolate）：Lipphardt, "From 'Races' to ' Isolates' to 'Endogamous Communities' " (2013); Lipphardt, " 'Geographical Distribution Patterns of Various Genes' " (2014); Widmer, "Making Blood 'Melanesian' " (2014); Germann, " 'Nature's Laboratories of Human Genetics' " (2017)。

89. 当地的卫生督察官是"阿尔贝廷"（Albertyn）先生：Zoutendyk et al., "The Blood Groups of the Hottentots," (1955)。

90. 到了 50 年代，南非境内几乎所有的"保护区"都在经受严重贫困之苦；有关这段历史，详见：Posel, "The Apartheid Project, 1948-1970" (2011)。

91. 地区卫生官员是维尔纳·库施克（Werner Kuschke）：Zoutendyk et al., "The Blood Groups of the Bushmen" (1953)。

92. 罗伯茨提到自己获得了"克拉克医生"（Dr. Clarke）和"贝利先生"（Mr. Bailey）的帮助：Roberts et al., "Blood Groups of the Northern Nilotes" (1955)。

93. Tilley, *Africa as a Living Laboratory* (2011); Widmer and Lipphardt, eds., Health and Difference (2016).

94. 在此处，我用"研究对象"和"献血者"指代提供血液的人；不过"献血者"也经常作为研究对象，与此同时，在这两种提供血液的过程中，几乎总会包括一名手持针头的陌生人。

95. 对人员、身体，及他们身体组织的物化，还有围绕人体组成部分开展，堪称"价值锦标赛"（tournaments of value）的拉锯与协商：Anderson, "Objectivity and Its Discontents" (2013)；以下作品全面分析了伴随科学家对细胞、血液及其他组织的获取而产生的交换：Lock, "The Alienation of Body Tissue" (2001)。

96. 医疗环境下采血活动的社会史和科学史内容分散、多样且丰富。没有针对采血或针头的专项作品，但以下作品中含有对医用放血术简短而不全面的记述：Rosenfeld, "A Golden Age of Clinical Chemistry" (2000); Parapia, "History of Bloodletting by Phlebotomy" (2008): 490-495; Schmidt and Ness, "Hemotherapy" (2006)。

97. 据艾利森回忆，他的助手都是拥有可信资质的医务工作者，"能说当地语言，对卫生的成功推广让他们广受尊重"：Allison et al., "Further Observations on Blood Groups in East African Tribes" (1954)。威廉·劳克林是穆兰特的另一名通信人，他记述了在美国俄勒冈州的巴斯克社群中采血的经历，以及他的助手安东尼·伊图里的重要性，伊图里是当地的一名"巴斯克人大学毕业生"：劳克林致穆兰特的信件，1951 年 4 月 3 日，PP/AEM/K.99, WCL。

98. 西方的人类学家习惯于略去信息提供者的姓名；以下作品翔实地记录了此类信息提供者的工作内容、行为动机和职业身份：Schumaker, *Africanizing Anthropology* (2001)。

99. Royal Anthropological Institute of Great Britain and Ireland, *Notes and Queries on Anthropology*,

6th ed. (1951), 21.

100. "小静脉抽血管"基本结构是一根玻璃管，上带有橡胶管塞，自管塞中还会伸出一个玻璃质针头。采集到的血液通常经冰镇处理，保持在将将高过 0℃的温度下（防止冻结），尽可能快地送往血型鉴定实验室。对血液的标记至关重要，若没有这一环节，血液就不具备任何用途。日后，在谈到标记这一问题时，穆兰特建议用塑料袋隔离冰块与样本，并且"应在真空采血管上留下永久编号，最好使用钻石头雕刻笔"。穆兰特致博伊德的信件，1962 年 12 月 10 日，PP/AEM/K.13, WCL。

101. Royal Anthropological Institute of Great Britain and Ireland, *Notes and Queries on Anthropology* (1951), 21.

102. Royal Anthropological Institute of Great Britain and Ireland, *Notes and Queries on Anthropology* (1951), 19.

103. Burton, "Essential Collaborators' " (2018). 其他富于见解的历史记录，讲述了研究对象如何同生物医学研究者建立关系，并利用他们获取物品与权力：Anderson, "Objectivity and Its Discontents" (2013)；Dent, "Invisible Infrastructures" (2016)；Widmer, "Making Blood 'Melanesian' " (2014)。以下作品生动记述了战后围绕人体组织采集而产生的各种交流：Anderson, *Collectors of Lost Souls* (2008)。

104. 此处引用的内容来自一篇论文，它同穆兰特对巴斯克人的研究以及其余几篇论文一起刊登于一期《美国体质人类学杂志》上：Da Silva, "Blood Groups of Indians, Whites and White-Indian Mixtures" (1949)。

105. 以下作品深入分析了穆兰特及其通信人，以及他们的研究对象三者间的权力关系：Burton, "Essential Collaborators' " (2018); Burton, *Genetic Crossroads*（即将出版）。

106. 在第二次世界大战期间，血液供应站主管珍妮特·沃恩使用了"进村采血"一词：Vaughan, "Medical Research Council Emergency Blood Transfusion Service, for London and the Home Counties," 1940, folder 13-1-C: Blood Donation, topic collection 13: Health 1939–47, Mass Observation Archive, University of Sussex Special Collections。

107. 以下作品对东非殖民地有关吸血消防员的传说进行了精彩的历史分析：White, "Cars out of Place" (1993); White, "Tsetse Visions" (1995); White, *Speaking with Vampires* (2000)。

108. 人类学家文策尔·盖斯勒（Wenzel Geissler）记述了 50 年代医学研究者在肯尼亚和乌干达的各种经历。Geissler, " 'Kachinja Are Coming!' " (2005).

109. 以下人类学作品分析了围绕血液产生的生物医学互动：Geissler et al., " 'He Is Now Like a Brother, I Can Even Give Him Some Blood' "(2008); Reddy, "Citizens in the Commons" (2013)。

110. Kohler, *Lords of the Fly*, 133–172.

111. 感谢埃莉斯·伯顿帮助完善此处对穆兰特的刻画。战后国际主义者对这一认知模式的构筑：Selcer, "The View from Everywhere" (2009)。

## 第八章

1. 是出版商约翰·格兰特（John Grant）促成了布莱克威尔科学出版社发行这三部血液著

作。他的妻子琼·马尔科姆·格兰特（Jean Malcolm Grant）曾是牛津市的输血官员：Mourant, *Blood and Stones* (1995), 68。

2. Birdsell, "Review of *The Distribution of the Human Blood Groups*" (1956); Boyd, "*The Distribution of the Human Blood Groups*" (1955); Kherumian, "Review: *The Distribution of the Human Blood Groups*" (1954).

3. 20 世纪中期遗传学中的群体类别的构筑，以及这些类别与中东、美国和欧洲的政治计划间的关系：Burton, *Genetic Crossroads*（即将发表）；Chresfield, *What Lies Between*（未发表的手稿）；Abu El-Haj, *The Genealogical Science* (2012); Kirsh, "Population Genetics in Israel in the 1950s" (2003). 以下作品详尽记述了地区行政操作如何管理殖民地内的生物、卫生和社会科学研究：Widmer and Lipphardt, eds., *Health and Difference* (2016)；对 20 世纪中期遗传学家使用的分类学类别的分析：Lipphardt, " 'Geographical Distribution Patterns of Various Genes' " (2014); Lipphardt, "From 'Races' to 'Isolates' to 'Endogamous Communities' " (2013)。

4. 以下作品更全面地讨论了"先验"（a priori）分类在早期血型地图绘制工作中的派生影响：Gannett and Griesemer, "The ABO Blood Groups" (2004), 128–139。

5. 这些有关巴斯克人的言论引用自：Araquistain, "21. Some Survivals of Ancient Iberia in Modern Spain" (1945), 33; Barandiarán, "On the Conservation of the Basque Peoples" (1946), 96; Taylor, "The Evolution and Distribution of Race, Culture, and Language" (1921), 83。

6. Morant, "A Contribution to Basque Craniometry" (1929), 67.

7. 穆兰特对于巴斯克人的兴趣也出于专业原因。从演化的角度审视 Rh 血型不合的遗传学家霍尔丹和血清学家维纳分别指出，这一情况的致命后果应该导致较为稀有的 Rh 等位基因（*Rh+* 或 *rh-*）经由选择而在人类群体中遭到淘汰；然而它们却和其他 Rh 等位基因同时存在。霍尔丹设想，如果现代欧洲人是两个祖先群体的后代，其中一个群体只携带 *Rh+* 等位基因，而另一个只携带 *rh-* 等位基因，那么这一多态现象的存在也许可以得到解释。穆兰特很少针对具体假说自行采集数据，但这次他亲自动手验证"欧洲境内本不该存在的 Rh 阴性等位基因源自巴斯克人"这一观点的真伪。Haldane, "Selection against Heterozygotes in Man" (1942); Wiener, "The Rh Factor and Racial Origins" (1942).

8. Barandiarán, "On the Conservation of the Basque Peoples" (1946), 97.

9. Chalmers et al., "The ABO, MN and Rh Blood Groups of the Basque People" (1949), 531.

10. Chalmers et al., "The ABO, MN and Rh Blood Groups of the Basque People" (1949), 531–32.

11. Mourant, *The Distribution of the Human Blood Groups* (1954), 41.

12. Chalmers et al., "The ABO, MN and Rh Blood Groups of the Basque People" (1949), 530.

13. "Rh Factor Clue to Race," *Science News-Letter* 54, no. 10 (1948): 149.

14. Allison，同本书作者的私人电子邮件通信，2012 年 3 月 23 日。

15. Allison，同本书作者的私人电子邮件通信，2012 年 3 月 12 日。

16. 劳克林致穆兰特的信件，1951 年 4 月 3 日，PP/AEM/K.99, WCL。

17. 此处，人类学上的"相关具体信息"包括：（1）一个序列号（方便穿孔卡可以关联单个献血者）；（2）献血者是在"现役"名单还是退出者名单之上（这有可能会引入统计偏差）；（3）献血者姓氏；（4）性别和婚姻状况；（5）ABO 血型；（6）献血者是 Rh 阳性还是 Rh 阴性。Fraser Roberts, "An Analysis of the ABO Blood Group Records of the North of England" (1953), 362–363.

18. Fraser Roberts, "An Analysis of the ABO Blood Group Records of the North of England" (1953), 363.

19. Fraser Roberts, "An Analysis of the ABO Blood Group Records of the North of England" (1953), 387.

20. 1959 年以前，邮局系统将大型市镇分为几个独立部分以便分拣邮件，但这些分区的粒度过高，不适合弗雷泽·罗伯茨的地图绘制项目。

21. Fraser Roberts, " The Coding of Postal Addresses", 1953 年 10 月 15 日 , A91/2/16, RAI。

22. "A Proposed Survey of the British Isles (Draft)", 约 1951 年 , A91/2/2, RAI。

23. Fraser Roberts, "An Analysis of the ABO Blood Group Records of the North of England" (1953), 363–365.

24. 卡方检验法是一种统计学方法，用于估计观测值和预期值相互显著偏离的概率。

25. Kopeć, *The Distribution of the Blood Groups in the United Kingdom* (1970), 1.

26. 英国影响深远的人口健康调查（Population Health Survey）是在战争背景下开展的，它日后成为群体健康分析的基础模板：Szreter, "The Population Health Approach in Historical Perspective" (2003)。战后英国有关公共卫生的统计学数据采集工作：Alex Mold et al., *Placing the Public in Public Health* (2019)；以下作品简短提及了对国民医疗服务体系内医院管理工作的数据采集：Rivett, *From Cradle to Grave* (1998), 97；战后的队列追踪研究，以及群体调查委员会（Population Investigation Committee）：Edmund Ramsden, "Surveying the Meritocracy" (2014)；以下作品记述了将细胞遗传学（染色体分析）研究设施引入国民医疗服务体系框架的提议，此举的目的是自公共健康角度探索细胞遗传学：de Chadarevian, "Chromosome Surveys" (2014)。

27. Blumberg, *Proceedings of the Conference on Genetic Polymorphisms* (1962).

28. 有迹象显示，血液在医院中扮演的新角色极大地提高了医院开展的血型鉴定测试质量；一篇关联分析论文的作者表示，鉴于此，他们只关注 1948 年后的治疗案例：Aird, "A Relationship between Cancer of Stomach and the ABO Blood Groups" (1953)。

29. Aird et al., "The Blood Groups in Relation to Peptic Ulceration"(1954); Grahame, "The ABO Blood Groups and Peptic Ulceration" (1961).

30. Maxwell and Maxwell, "ABO Blood Groups and Hypertension" (1955).

31. Mourant, "Memorandum on the History, the Work and the Future Plans of the Centre", 约 1955—1956 年, 3, PP/AEM/C.11, WCL。

32. 这一组卡片前不久处于剑桥大学的生物人类学系的保管之下，现在正由惠康图书馆进行编目。

33. Mourant, "Memorandum on the History, the Work and the Future Plans of the Centre", 约 1955—1956 年 , 4, PP/AEM/C.11, WCL。

34. Mourant, "Memorandum on the History, the Work and the Future Plans of the Centre", 约

1955—1956 年 , 3, PP/AEM/C.11, WCL。

35. Mourant, "Memorandum on the History, the Work and the Future Plans of the Centre", 约 1955—1956 年, 4, PP/AEM/C.11, WCL。

36. Mourant, *The Distribution of the Human Blood Groups*, 70. 穆兰特成长于宗教氛围浓厚的家庭, 他称自己对"犹太人"有一种特殊的亲近。在他 1978 年出版的著作《犹太人的遗传学》(*The Genetics of the Jews*) 中, 他将原因归结于一位对他影响深远的学校老师。作为英籍犹太人的他相信, 所有英国人, 甚至可能所有欧洲人, 都是以色列失落部族的后裔。穆兰特写道:"我相信自己, 以及我身边的所有人, 其实都是犹太人, 因而《圣经》中对自奴役中解放的预言, 以及《启示录》(Revelation) 一卷中有关犹太人的末世预言都适用于我们。"他继续道, "在性格形成的关键时期, 我认为自己是个犹太人, 在某些程度上, 这一身份认同延续至今; 与此同时, 即便找不到自己拥有任何犹太祖先的证据, 我仍旧对犹太民族怀有浓厚兴趣。"Mourant, *The Genetics of the Jews* (1978), v.

37. 对于不同血型系统而言, 将群体"血型频率"转化为"等位基因频率"所需的计算方法也不同, 而且依赖于该血型系统的遗传结构。与此同时, 用于进行此类计算的数学工具也有多种, 其中最复杂的是费希尔的"最大似然法"(maximum likelihood method)。

38. 奈莉·奥德舒恩 (Nelly Oudshoorn) 就口服避孕药测试中对女性和月经期的表述做出了类似的观察: Oudshoorn, *Beyond the Natural Body* (1994), 132。

39. 举个例子, 在书中有关中国西藏的段落, 穆兰特写道:"必须怀着相当谨慎地看待坦南特 (Tennant) 对于 187 名藏族人的分析数据, 因为他测得 24.1% 的人拥有 AB 型血, 这一频率远高于遗传学平衡的预期值": Mourant, *The Distribution of the Human Blood Groups* (1954), 117。

40. 穆兰特对似乎样本规模并不在意: Burton, *Genetic Crossroads* (即将发表)。

41. Mourant, *The Distribution of the Human Blood Groups* (1954), vii.

42. 第二次世界大战后, 有一些人利用血型维护基于种族的分类法, 以下作品记述了围绕此事产生的辩论: Silverman, "The Blood Group 'Fad'" (2000)。

43. 我在此处使用的"调整"一词的词义源自尼克·贾丁, 他利用此词解释了新的方法和标准如何能成功地替代先前的方法和标准: Jardine, *The Scenes of Inquiry*, 155–167。

44. 穆兰特没有解释为何他选择在书中添加以下等位基因的分布地图: 欧洲范围内的 *A*、*B*、*O*, 以及 Rh (*D*); 全球范围内的 *A*、*B*、Rh (*C*)、Rh (*E*), 以及 *M*。

45. 在这些档案材料之外, 第二版的制图人约翰·亨特详细讲述了他与穆兰特的合作: 班厄姆对亨特的采访, Milton Keynes, 2017。

46. 尽管穆兰特工作的不确定性要远远更高, 但这一情况仍旧符合 50 年代时科学地图的绘制依赖于"训练有素的判断"的特点。Daston and Galison, *Objectivity* (2007).

47. Dunn, "The Coming of Age of Blood Group Research" (1955), 37.

48. Mourant, "Memorandum on the History, the Work and the Future Plans of the Centre", 约 1955 年, 8, PP/AEM/C.11, WCL。

49. Mourant, *The Distribution of the Human Blood Groups* (1954), 1.

50. Mourant, *The Distribution of the Human Blood Groups* (1954), xv; Birdsell, "Review of *The*

*Distribution of the Human Blood Groups*" (1956), 208.

51. Mourant, *The Distribution of the Human Blood Groups* (1954), 148.

52. Marks, " 'We're Going to Tell These People Who They Really Are' " (2001); Marks et al., "Human Biodiversity" (1995); Silverman, "The Blood Group 'Fad' " (2000); Lipphardt, "The Jewish Community of Rome"; Lipphardt, "Isolates and Crosses in Human Population Genetics" (2012).

53. 并非所有人都认为群体分类的存在理所当然，在 20 年代，劳伦斯·斯奈德指出了自己所用的群体分类标准的随意性。但总体而言，研究者对此类分类直接默认接受。Gannett and Griesemer, "ABO Blood Groups" (2004), 130–131.

54. 对邓恩罗马之行的详细记录：Lipphardt, "Jewish Community of Rome—an Isolated Population?" (2010)。

55. Roberts et al., "Blood Groups of the Northern Nilotes" (1955), 135.

56. Kraus and White, "Microevolution in a Human Population" (1956), 1017, 1019.

57. Chown, "Problems in Blood Group Analysis" (1957), 888.

58. 以另一项留下丰富记录的遗传学实地考察为例，1962 年，遗传学家詹姆斯·尼尔（James Neel）和弗朗西斯科·萨尔扎诺（Francisco Salzano）去往巴西研究夏湾提人（Xavante）。这是他们的第一次野外远征考察，还邀请了社会人类学家戴维·梅伯里 - 刘易斯（David Maybury-Lewis）同行：Dent, *Studying Indigenous Brazil* (2017).

59. Birdsell, "The ABO Blood Groups" (1960).

60. Gannett and Griesemer, "ABO Blood Groups" (2004); Reardon, *Race to the Finish* (2004).

61. 以下作品细致分析了另一个国家（苏联）背景下的遗传学地图的绘制形式：Bauer, "Population Genetics, Cybernetics of Difference, and Pasts in the Present" (2015); Bauer, "Mutations in Soviet Public Health Science" (2014)。

## 第九章

1. 卡伦 - 苏·陶西格（Karen-Sue Taussig）评论，人类遗传学"很容易脱离其背景，作为天下大同的象征，以及无偏颇的世界主义符号"：Taussig, *Ordinary Genomes* (2009), 3。

2. 联合国及旗下专项组织的历史：Amrith and Sluga, "New Histories of the United Nations" (2008)。

3. 以下作品是对联合国历史以及矛盾进行检视的近期发表的学术研究：Amrith and Sluga, "New Histories of the United Nations" (2008)。

4. 此运动对"反种族主义"十分局限而偏颇的定义：Hazard, *Postwar Anti-racism* (2012); Amrith and Sluga, "New Histories of the United Nations" (2008)。

5. Kevles, *In the Name of Eugenics* (1995), 210；战后德国对人类遗传学的"洗白"：Weiss, "After the Fall" (2010)。

6. UNESCO, *Creation of UNESCO* (1945).

7. UNESCO, "UNESCO Constitution" (1945).

8. UNESCO, *The Race Concept* (1952), 6.

9. 联合国 "为全所有民族发声" 的抱负：Amrith, *Decolonizing International Health* (2006); Amrith and Sluga, "New Histories of the United Nations" (2008)。

10. Petitjean, "The Joint Establishment of the World Federation of Scientific Workers and of UNESCO" (2008). 英国的科学人道主义：Harman, "C. D. Darlington and the British and American Reaction to Lysenko" (2003); Mayer, "Reluctant Technocrats" (2005); Smith, "Biology and Values in Interwar Britain" (2003); Sommer, "Biology as a Technology of Social Justice" (2014)。科学与社会规划及经济规划：McGucken, "On Freedom and Planning in Science" (1978): 42–72; Werskey, *The Visible College* (1978)。

11. Sommer, *History Within* (2016), 135–248.

12. Donna Haraway, *Primate Visions* (1989), 186–230, esp. 198.

13. Hazard, *Postwar Anti-racism* (2012); Miller, " 'An Effective Instrument of Peace' " (2006). 联合国教科文组织中立的形象由其组织结构塑造和推动：Rangil, "The Politics of Neutrality" (2011); Selcer, "The View from Everywhere" (2009)。

14. In Huxley, *UNESCO* (1947). 赫胥黎的 "国际社会"（world community），及其对联合国教科文组织的影响：Sluga, "UNESCO and the (One) World of Julian Huxley" (2010)。

15. 此项计划由以下书籍代表：多布任斯基所著的《遗传学与物种起源》（*Genetics and the Origin of Species*，1937）、迈尔（Mayr）所著的《分类学与物种起源》（*Systematics and the Origin of Species*，1942），以及乔治·盖洛德·辛普森（George Gaylord Simpson）所著的《演化的节奏与模式》（*Tempo and Mode in Evolution*，1944）。

16. Mayr and Provine, eds., *The Evolutionary Synthesis* (1980); Smocovitis, "Unifying Biology" (1992).

17. Smocovitis, "Humanizing Evolution" (2012).

18. UNESCO, *Report to the United Nations* (1949), 44–45.

19. UN General Assembly, "Universal Declaration of Human Rights," General Assembly Resolution 217 A（Ⅲ），1948 年 12 月 10 日，https://www.un.org/en/ga/search/view_doc.asp?symbol=A/RES/217(Ⅲ)。联合国对于平等的关注，以及它和美国引领的现代化进程的（不）一致性：Hazard, *Postwar Anti-racism* (2012)，以及其中的参考文献。

20. "Resolution of Economic and Social Council on 'The Prevention of Discrimination and the Protection of Minorities,' " 1949 年 10 月 28 日，323.1, UNESCO Archives。

21. Brodersen and Klineberg. "Memo: Project on Dissemination of Scientific Facts Regarding Race", 1949 年 3 月 25 日，323.1, UNESCO Archives。

22. Brattain, "Race, Racism, and Antiracism" (2007); Gormley, "Scientific Discrimination and the Activist Scientist" (2009); Hazard, "A Racialized Deconstruction?" (2011); Müller-Wille, "Race et appartenance ethnique" (2007); Selcer, " The View from Everywhere" (2009).

23. 与会者阿什利·蒙塔古（Ashley Montagu）解释称，科学可以对抗导致 "骇人大战" 的不理性与无知：Reardon, *Race to the Finish* (2004), 26。

24. 美国官方对反种族歧视运动的反对：Duedahl, "UNESCO Man" (2008)；联合国教科文组织面向大众的科学宣传，以及费希尔对第二则声明的反对：Brattain, "Race, Racism, and Antiracism" (2007); Gormley, "Scientific Discrimination and the Activist Scientist" (2009)；民权活动者和评论人对种族声明的反应：Hazard, "A Racialized Deconstruction?" (2011)。以下作品分析了反种族歧视运动和殖民时期晚期、后殖民时期，以及冷战时期的社会经济发展理论间的关系：Gil-Riano, "Historicizing Anti-racism" (2014); Gil-Riano, "Relocating Anti-racist Science" (2018)。

25. 这些引语来自 1950 年的声明，并在 1951 年的声明中重申：UNESCO, "Four Statements on the Race Question" (1969), 30–35（1950 年的声明）以及 36–43（1951 年的声明）。

26. UNESCO, *What Is Race?* (1952), 6.

27. 在反种族偏见运动期间，该部门也出版了一系列由杰出学者创作的宣传册，其中包括《种族与心理学》(*Race and Psychology*，1951），奥托·克兰伯格（Otto Klineberg）著；《种族与生物学》(*Race and Biology*，1951），邓恩著；以及《种族与历史》(*Race and History*，1952），克洛德·列维－斯特劳斯（Claude Levi-Strauss）著。它们面向的是"受过教育、已经熟悉文化、科学的重要主题的公众"，这一点在宣传册简洁素淡、不含插图的设计上有所反映。以上引用自德拉弗奈（Delavenay），他自 1951 年 3 月 15 日起任大众传播部门下属文件与出版物服务（Documents and Publications Service）分部的主管, 323.1 (094.4), UNESCO Archives。

28. 蒂德选择了居住于巴黎的美国画家兼杂志插画家简·埃金为该书创作插图。

29. 两则引语均来自：UNESCO, *What Is Race?* (1952), 4。

30. 《什么是种族？》的封面内页解释称，这本小册子寻求传递"科学家目前得出的结论"，而它采取的形式是"用非专业语言，插图辅助——其中很多经过简化——方便普通大众理解"。

31. UNESCO, *What Is Race?* (1952), 5, 42.

32. UNESCO, *What Is Race?* (1952), 51.

33. 以下两部作品分析了种族层面上输血自相矛盾的文化意义：Weston, "Kinship, Controversy, and the Sharing of Substance" (2001); Chinn, *Technology and the Logic of American Racism* (2000).

34. Gilbert, *Emergency Call* (1952), 00:57:55。

35. Killens, *Youngblood* (1982), 460. 以下作品对小说中的政治与亲缘关系进行了精读分析：Weston, "Kinship, Controversy, and the Sharing of Substance" (2001)。

36. Titmuss, *The Gift Relationship* (1970), 15.

37. 在 2016 年的世界献血者日（World Blood Donor Day），世卫组织使用了"血液连接你我"（Blood Connects us All）的口号。参见：World Health Organization, "World Blood Donor Day 2016," http://www9.who.int/campaigns/world-blood-donor-day/2016/en/。

38. 穆兰特的收集计划秉持"世界不同种族内部的血型出现频率也不同"的思路，而罗伯特·雷斯对某些新血型有潜力揭示献血者的真实种族身份一事兴趣浓厚。

39. BBC 的历史：Briggs, *The BBC* (1985)。

40. BBC 和科学的关系：*Boon Films of Fact* (2008)；对了解稍后时期 BBC 和科学的关系有所帮助的作品：de Chadarevian, *Designs for Life*, 136–160; Nathoo, *Hearts Exposed* (2009)。

41. 这份题为 "科学与 BBC" （Science and the BBC）的备忘录在 1941 年由赫胥黎转交。引语来自：Boon, *Films of Fact* (2008), 186。

42. Boon, *Films of Fact* (2008), 195.

43. Cardiff and Scannell, "Broadcasting and National Unity" (1987).

44. Waters, " 'Dark Strangers' in Our Midst" (1997); Paul, *Whitewashing Britain* (1997).

45. George Noordhof, " 'Race' Programme" , 1952 年 5 月 1 日，T32/209/1, BBC Written Archives。有关这一时期 BBC 电视节目和种族的关系，详见：Newton, "Calling the West Indies" (2008); Newton, *Paving the Empire Road* (2012)。

46. George Noordhof, " 'Race' Programme", 1952 年 5 月 1 日，T32/209/1, BBC Written Archives。

47. James Bredin, "Memo: Africa Series: Scientific Programme, to Wyndham Goldie", 1952 年 10 月 15 日，T32/209/1, BBC Written Archives。

48. Bredin, "Memo: Africa Series."

49. "Race and Colour: Richie Calder and Dr. Trevor", 1952 年 11 月 9 日，T32/ 209/1, BBC Written Archives。

50. 爱登堡前不久获得了自己在 BBC 的第一份工作。《种族与肤色》的制片人在 BBC 的食堂找到他，希望他能作为 "高加索人种" 的代表加入节目：Attenborough, 2012 年 2 月 15 日，与本书作者的私人交流。

51. "Race and Colour: Draft Script (for Cameras)", 日期未注明, T32/209/1, BBC Written Archives。

52. "Unesco Radio: Science and Racial Barriers," 1951, T32/209/1, BBC Written Archives.

53. "A Viewer Research Report: 'Race and Colour' " , 1952 年 11 月 26 日，T32/ 209/1, BBC Written Archives。

54. "A Viewer Research Report," 1.

55. "A Viewer Research Report," 1.

56. Mourant, *The Distribution of the Human Blood Groups* (1954), 1.

57. Comfort, *The Science of Human Perfection* (2012); Lindee, *Suffering Made Real* (1994).

58. "Chromosomes in Medicine" (1962).

## 第十章

1. Mourant, "Blood Groups" (1961), 5.

2. Lemov, *The Database of Dreams* (2015); Erickson et al., *How Reason Almost Lost Its Mind* (2015).

3. Aronova et al., "Big Science and Big Data in Biology" (2010).

4. Radin, *Life on Ice* (2017).

5. Comfort, *The Science of Human Perfection* (2012); Lindee, *Suffering Made Real* (1994).

6. Lindee, *Moments of Truth* (2005); Hogan, *Life Histories of Genetic Disease* (2016); Comfort, *The Science of Human Perfection* (2012); Kevles, *In the Name of Eugenics* (1995).

7. Radin, "Unfolding Epidemiological Stories" (2014).

8. 以下作品精彩地记述了 20 世纪中期储存和管理数据的劳动：Lemov, *Database of Dreams* (2015)。

9. 以下作品分析了更近期的为延续血样生命力而做出的努力：Kowal, "Orphan DNA" (2013)。讨论科学收藏复杂而难以处理的命运：Jardine et al., "How Collections End" (2019)；有关政治变化和学科变化：Roque, "The Blood That Remains" (2019)；有关不断变化的学科和范式：Kakaliouras, "The Repatriation of the Palaeoamericans" (2019)；有关退休：Hopwood, "The Tragedy of the Emeritus and the Fates of Anatomical Collections" (2019)。

10. Pauling et al., "Sickle-Cell Anemia: A Molecular Disease" (1949); Neel, "The Inheritance of Sickle Cell Anemia" (1949).

11. Kay, "Laboratory Technology and Biological Knowledge" (1988); Kay, *Molecular Vision of Life* (1993).

12. Allison, "The Distribution of the Sickle-Cell Trait" (1954). 同年，艾利森在《英国医学杂志》上发表文章，通过故意感染具有和不具有镰状细胞的人员，他发现镰状细胞携带者对疟疾似乎具有抵抗力：Allison, "Protection Afforded by Sickle Cell Trait against Subtertian Malarial Infection" (1954)。

13. De Chadarevian, "Following Molecules" (1998).

14. Lehmann and Smith, "Separation of Different Haemoglobins by Paper Electrophoresis" (1954), 12; 也见 Motulsky et al., "Paper Electrophoresis of Abnormal Hemoglobins and Its Clinical Applications" (1954)。

15. 同时期的评论：Allison, "Abnormal Haemoglobins and Erythrocyte Enzyme-Deficiency Traits" (1961)；莱曼本人，以及在英国开展的镰状细胞性贫血研究：Redhead, "Histories of Sickle Cell Anaemia"；在中东开展的镰状细胞研究：Burton, "Red Crescents" (2019)。

16. Radin, *Life on Ice* (2017).

17. Smithies, "Grouped Variations in the Occurrence of New Protein Components" (1955); Barnicot, "Haptoglobins and Transferrins" (1961), 41; Giblett, "Haptoglobins and Transferrins" (1961).

18. Hockwald et al., "Toxicity of Primaquine in Negroes" (1952); Beutler, "Glucose-6-Phosphate Dehydrogenase Deficiency" (2008); Motulsky and Campbell-Kraut, "Population Genetics of Glucose-6-Phosphate Dehydrogenase Deficiency of the Red Cell" (1961), 159–191. 对美国监狱内种族遗传学研究的历史分析：Comfort, "The Prisoner as Model Organism" (2009)。

19. 日后，学界认定此论文是首篇明确提出"对药物的不同反应或许和细微的遗传差异相关"假说的作品：Motulsky, "Drug Reactions, Enzymes, and Biochemical Genetics" (1957)。

20. Motulsky et al., "Population Genetics in the Congo. I" (1966).

21. De Chadarevian, "Chromosome Surveys" (2014); de Chadarevian, "Putting Human Genetics on a Solid Basis" (2013).

22. De Chadarevian, "Chromosome Surveys" (2014); de Chadarevian, *Heredity under the Microscope* (2020).

23. 发现第一种人类白细胞抗原的殊荣属于法国国家输血中心（Centre National de

Transfusion Sanguine）的让·多塞（Jean Dausset）: Dausset, "Iso-Leuco-Anticorps" (1958); Van Rood et al., "Leucocyte Antibodies in Sera from Pregnant Women" (1958); Payne and Rolfs, "Fetomaternal Leukocyte Incompatibility" (1958)。

24. Thorsby, "A Short History of HLA" (2009).

25. Race and Sanger, *Blood Groups in Man* (1962)，前言。

26. Ceppellini et al., "Genetics of Leukocyte Antigens" (1967).

27. "我们对不同的正常个体间的生物化学构成差异了解得越多……就越有可能逐渐开始理解为什么……有些人相对于其他人更易患上特定类型的临床疾病。" "Biochemical Individuality" (1961): 650–651; Blumberg, ed., *Proceedings of the Conference on Genetic Polymorphisms* (1961).

28. 纤维蛋白是参与血液凝结过程的一种纤维状蛋白质。作为馏分的 "泡沫" 和 "薄膜" 因它们各自的独特质感而得名。到了 70 年代，这些通过血浆制备而生成的产品在全球形成了价值数百万美元的产业。对血液馏分的漫长历史的精彩记述: "Blood Cracks Like Oil," in Starr, *Blood: An Epic History*, 118–142。

29. 例如，Mollison and Sloviter, "Successful Transfusion of Previously Frozen Human Red Cells" (1951)。利用甘油成功冷冻和解冻精液、卵巢组织、细胞群落，以及血液: Landecker, "Living Differently in Biological Time" (2005); Parry, "Technologies of Immortality" (2007)。

30. Radin, *Life on Ice* (2017)；血清储存具体相关: Radin, "Latent Life" (2013)。

31. 在《人类血型》第四版（1962）的序言中，雷斯和桑格不无幽默地指出: "虽然在 50 年代，一本几乎只关于红细胞抗原的书在标题中含有 '血型' 一词是合适的，但是现在，我们觉得自己需要向一些研究者道歉，他们发现了人类体内其他可以用来将血液分成不同类型的可遗传物质，例如多种血红蛋白、结合珠蛋白、Gm 血清蛋白型，以及白细胞复杂得绝妙的抗原，本书很少提及它们。"

32. Race and Sanger, "Recent Applications of Blood Groups to Human Genetics" (1969). 在之后的一次采访中，西尔维娅·劳勒指出，所有研究者都对团队在血型和基因连锁方面的突破感到 "特别高兴": "自己能发现这么多东西，我们着实开心。" Kevles, Daniel J., Sylvia Lawler, 1982 年 6 月 29 日, 7, Daniel J. Kevles papers, Oral History Interview Transcripts, 1982–1984, box 1, folder 17, RAC。

33. Washburn, "The New Physical Anthropology" (1951); Strandskov and Washburn, "Genetics and Physical Anthropology" (1951).

34. 50 年代沃什伯恩对领域的构建，以及这一整体转变: Haraway, "Remodelling the Human Way of Life" (1988), 206–260; Smocovitis, "Humanizing Evolution" (2012); Lindee and Radin, "Patrons of the Human Experience" (2016); Lindee and Santos, "The Biological Anthropology of Living Human Populations" (2012); Little, "Human Population Biology in the Second Half of the Twentieth Century" (2012)。

35. 1957 年，韦纳和罗伯茨在伦敦召集了一场汽巴基金会（Ciba Foundation）赞助的会议，目的是讨论 "体质人类学的范畴" 以及体质人类学与其他一系列学科间的关系。对人类生物学研究协会的规划受到这场会议的影响。与会者讨论了拓展体质人类学研究以应对"实际"问题的必要性——实际问题包括衣物、工业设计，以及学校课桌椅。Weiner, "International Biological Programme (IBP) 'Biology of Human Adaptability' [ 致穆兰特的邀请信 ]"，约 1962 年，PP/AEM/K.394, WCL; Weiner, "Physical Anthropology . . . an Appraisal" (1957)。

36. 人类适应性分项：Radin, *Life on Ice* (2017), 86–117；对分项的早期概述：Weiner, "International Biological Programme (IBP) 'Biology of Human Adaptability'（致穆兰特的邀请信）"，约 1962 年，PP/AEM/K.394, WCL。

37. 这两个受数据驱动的项目间的联系，详见：Aronova et al., "Big Science and Big Data in Biology" (2010)。

38. 皇家学会是国际科学联盟理事会的英国分部——该理事会致力于促进推动科学进步的国际合作；自英国视角看此组织的战后地位：Stratton, "International Council of Scientific Unions" (1946)。

39. Clapham, "A Review of the United Kingdom Contribution to the International Biological Programme: Introductory Remarks" (1976); Mourant, "Some Aspects of the International Biological Programme"，约 1968 年，（未编目，box "Subject R-W + Misc"），Division of Biological Anthropology（现由伦敦的惠康图书馆收藏）。

40. Mourant, "Some Aspects of the International Biological Programme"，约 1968 年，（未编目，box "Subject R-W + Misc"），Division of Biological Anthropology（现由伦敦的惠康图书馆收藏）。

41. 国际生物学计划涉及的其他领域：陆栖群落保护（Conservation of Terrestrial Communities）、淡水群落生产率（Productivity of Freshwater Communities）、海洋群落生产率（Productivity of Marine Communities）、生产过程（Production Processes）、陆栖群落生产率（Productivity of Terrestrial Communities）、生物资源的利用和管理（Use and Management of Biological Resources）。首个人类适应性分项目标概要：Weiner, "International Biological Programme (IBP) 'Biology of Human Adaptability'（致穆兰特的邀请信）"，约 1962 年，PP/AEM/K.394, WCL。

42. 以下作品深入记述了国际生物学计划在订立数据采集标准时面临的困难：Aronova et al., "Big Science and Big Data in Biology" (2010)。

43. 1966 年，国际生物学计划的科学主管下发了一份备忘录，它定义了该计划的"研究站"（"国际生物学计划重要研究团队所在的……一个既有或计划中的研究机构"）和"中心"（"既有的杰出研究机构，负责为国际生物学计划的目标采集、处理、储存，以及寻回材料或数据"）：Worthington, "IBP Centres and Stations（Definitions and Criteria）", 1966 年 8 月 10 日，PP/AEMK.396, WCL。

44. "ICSU—International Biological Programme, Report of Conference Project D—Human Adaptability, Section on Population Genetics", 约 1963 年，PP/ AEM/K.394, WCL。

45. Weiner, "ICSU—International Biological Programme Conference on Project D— 'Human Adaptability,' London, December 4–6, 1962," 1962, PP/AEM/K.394, WCL. 在韦纳的会议的前一天，日内瓦的世卫组织总部召开了一场会议，它将会对国际生物学计划下属的人类适应性分项造成深刻影响：穆兰特致韦纳的信件，1962 年 10 月 26 日，PP/AEM/K.394,

WCL。世卫组织的会议基于几年前的讨论，提出目前需要建立一个全面的人类遗传学和体质学研究项目，以大型人类血清库为基础。国际生物学计划／人类适应性项目效仿了世卫组织，对"原始群体"投入了关注，这一关注点也成了二者合作的基础。引语来自：*Research in Population Genetics of Primitive Groups* (1964)。世卫组织的血清库项目与拯救人类学形象之间的关系，以及此项目与国际生物学计划之间的关系，详见：Radin, *Life on Ice* (2017), 55–117; on the WHO technical reports: Radin, "Latent Life" (2013); Radin, "Unfolding Epidemiological Stories" (2014)。

46. Mourant, "The International Biological Programme" (1964).

47. 韦纳也于 1963—1965 年任职皇家人类学学会主席。

48. Mourant, "No Title（穆兰特对韦纳的皇家学会会员资格的提名）", 1970 年, PP/AEM/K.398, WCL。

49. 穆兰特致希姆斯沃思（Himsworth）的信件，1964 年 6 月 24 日, PP/AEM/D.2, WCL。

50. 穆兰特致韦纳的信件，1959 年 1 月 22 日,, PP/AEM/K.392, WCL；穆兰特致韦纳的信件，1961 年 8 月 3 日, PP/AEM/K.393, WCL。

51. Mourant, "Proposal for the Foundation of a New Unit for Research in Serological Population Genetics", 约 1965 年, PP/AEM/D.2, WCL。

52. 在参比实验室建立之时，"群体样本测试通常用到 9 或 10 种特异性抗血清"；现在，"普遍做法是使用约 25 种，如果试剂不足，还会补充更多种类。" Mourant, "A Unit for Research in Serological Population Genetics," 约 1962 年, 7, PP/AEM/D.1, WCL。

53. Mourant, "A Unit for Research in Serological Population Genetics"，约 1962 年, 7, PP/AEM/D.1, WCL。

54. 有关新研究小组的通信：PP/AEM/D.2, WCL。

55. 穆兰特之所以选择用"血清学"一词，是因为当时已经有太多名称以"血型"开头的实验室，并且"在既有的实验室间已经发生了太多起样本误寄"。穆兰特致邦耶（Bunjé）的信件，1965 年 1 月 27 日, PP/AEM/D.2, WCL。位于牛津的小组：Harper et al., *Clinical Genetics in Britain* (2010)。牛津小组对世卫组织的新生儿染色体组型计划的参与：de Chadarevian, "Putting Human Genetics on a Solid Basis" (2013)。

56. Maycock, "Kenneth Leslie Grant Goldsmith" (1976)；德鲁里致穆兰特的信件，1964 年 3 月 17 日, PP/AEM/D.2, WCL。有关参比实验室此后的历史，详见：Gunson and Dodsworth, "The International Blood Group Reference Laboratory" (1996)。

57. 他们最新的作品是《ABO 血型：其世界分布的详尽表格与地图》(*The ABO Blood Groups: Comprehensive Tables and Maps of World Distribution*, 1958)，该书综合了截至 1957 年底的 600 万项 ABO 血型频率数据——这是四年前穆兰特无法在《人类血型的分布》中做到的。《ABO 血型》为 A4 大小，为方便展示地图而采取横向列印，文字很少。作为补遗的它也包括有威廉·博伊德提供给穆兰特的数据，博伊德于 1939 年发表了自己的最后一部血型数据汇编。Mourant et al., *The ABO Blood Groups: Comprehensive Tables and Maps of World Distribution* (1958); Lehmann, "Blood Groups（对穆兰特等所著《ABO 血型》的书评）" (1959)。

58. 文书办公室位于伦敦商业区腹地；房间由伦敦市市政委员会（Corporation of the City of London）转租给医学研究委员会，前者自大教堂寿险有限公司（Abbey Life Assurance Company Limited）处租用它们。穆兰特致勒什（Lush）的信件，1970 年 4 月 20 日，PP/AEM/D.15, WCL。此时，穆兰特有足够的资金雇用另一名女性员工西尔维娅·希斯（Sylvia Heath）。

59. 此处提及的大量通信：PP/AEM/K.395, K.396, and K.397, WCL。穆兰特也就血型实验室间的政治态势提供建议，在韦纳的联系人有犯错的危险——例如将在他国采集的血液寄往关系紧张的相关国家测试——时提醒韦纳。穆兰特致韦纳的信件，1961 年 1 月 20 日，PP/AEM/K.392, WCL。

60. 尽管穆兰特的兴趣核心始终是血型，但他也向身边的研究者提供其他测试的建议，其中包括葡萄糖－6－磷酸脱氢酶实地测试。他支持国际生物学计划时刻关注基因多态性的新发现。1968 年，他亲自建议韦纳，国际生物学计划的基因相关工作应拓展至进展迅速的血小板和白细胞抗原研究，"眼下它们正作为组织移植相容性的指标"。穆兰特致韦纳的信件，1968 年 11 月 14 日，PP/AEM/K.397, WCL; Mourant, "Unit for Research in Serological Population Genetics", 约 1964 年，PP/AEM/D.1, WCL。

61. Mourant and Tills, "The International Biological Programme with Particular Reference to the Human Adaptability Section" (1967).

62. 韦纳致穆兰特的信件，1967 年 7 月 31 日，PP/AEM/K.397, WCL。

63. "血液的采集与细分"（Blood Collection and Subdivision）章节解释了该如何获取样本，才能将它们细分成供不同测试所用的部分：Weiner and Lourie, eds., *Human Biology* (1969), 80–81。

64. 穆兰特致邦耶的信件，1971 年 2 月 4 日，PP/AEM/D.18, WCL; Radin, "Unfolding Epidemiological Stories" (2014)。

65. 对此项工作最早的简要概述：Edwards, "Studying Human Evolution by Computer" (1966); 对卡瓦利－斯福尔扎和爱德华兹所开展研究的详细历史记录：Sommer, *History Within* (2016), 257–284。

66. 穆兰特致希姆斯沃思的信件，1964 年 6 月 10 日，PP/AEM/D.2, WCL。

67. Edwards, "Blood Group Tabulation System（未发表的手稿）", 1966 年 11 月 24 日，A. W. F. Edwards，私人收藏。

68. 爱德华兹的提议详细记录了对（记录了"参考文献""群体与血清"，以及"表现型"的）穿孔卡高效的整理。他的报告由博士生克里斯托弗·坎宁斯（Christopher Cannings）和安·艾兰（Ann Eyland），以及程序员阿格尼斯·科菲尔德（Agnes Corfield）协助准备。美国遗传学家詹姆斯·尼尔（James Neel）也对爱德华兹的系统兴趣极浓，希望爱德华兹可以拓展系统用于其他标记。尼尔致爱德华兹的信件，1965 年 8 月 11 日，James V. Neel papers, MS coll. 96, series I, Edwards A. W. F. 1995–1993, folder 10, box 20, APS。

69. 爱德华兹致尼尔的信件，1967 年 1 月 11 日，James V. Neel papers, MS coll. 96, series I, Edwards A. W. F. 1995–1993, folder 10, box 20, APS。

70. 为了进行这些转化工作，穆兰特和同事联系了爱德华兹的兄弟、医学遗传学家约翰·爱德华兹（John Edwards）。他之前在伯明翰大学（University of Birmingham）开发了一些软件，适用于计算较为复杂的血型数据，得出基因频率：Mourant et al., *Distribution of the Human Blood Groups and Other Polymorphisms* (1976), xiii。科佩奇针对这些血型数据制表、编码，之后将其送至医学研究委员会的计算机服务中心（Computer Services Centre）转写到穿孔卡上，接着再寄往伯明翰。约翰将打印输出的结果分批寄回给伦敦的穆兰特，科佩奇再手工制表：穆兰特致奥斯蒙森（Osmundsen）的信件，1970 年 11 月 13 日，PP/AEM/D.43, WCL。

71. 穆兰特对他定下的截止日期的解释颇为拗口："在自文献提取数据的过程中，我们最初计划以 1968 年发表的材料作为结尾，但之后延长到了 1969 年。自 1970 年初起，我们只收录易于获取，或对已知的世界分布规律产生可观影响的数据，尤其是针对新发现因子的数据。"Mourant et al., *Distribution of the Human Blood Groups and Other Polymorphisms* (1976), xiii.

72. 以下作品更为总体地分析了生物学数据采集和传递工作领域不断变化的技术和基础结构，尤其是 70 年代及之后的情况：Strasser, "Genbank: Natural History in the 21st Century?"(2008); Strasser, "Collecting, Comparing, and Computing Sequences" (2010)。

73. Edwards, "（无标题），" 1963 年 7 月 16 日，A. W. F. Edwards, 私人收藏。

74. 穆兰特致邦耶的信件，1971 年 2 月 4 日，PP/AEM/D.18, WCL。

75. 此时，致力于统计学工作的新血清学群体遗传学研究室的年预算约为 13 500 英镑，雇用了五名全职工作人员。穆兰特起初希望医学研究委员会再多划拨给他一年的资金，支持实验室运转至 1972 年中旬。在请求医学研究委员会支持完成著作时，穆兰特算出，截至 1971 年，医学研究委员会已经"在收集工作和数据计算上投入了至少 50 000 英镑"。Mourant, "Draft Grant Proposal: Preparation of a Second Edition of 'The Distribution of the Human Blood Groups' ", 约 1971 年，PP/AEM/D.15, WCL。

76. 有关新血清学群体遗传学研究室未来的文件：PP/AEM/D.15, WCL。美国陆军的欧洲研究办公室：梅（May）致霍伊特（Hoyt）的信件，1970 年 10 月 23 日，PP/AEM/D.26, WCL；穆兰特致利尔蒙思（Learmonth）的信件，1970 年 10 月 6 日，PP/AEM/D.26, WCL。

77. 勒什致穆兰特的信件，1970 年 7 月 21 日，PP/AEM/D.16, WCL。

78. Kopeć, *The Distribution of the Blood Groups in the United Kingdom* (1970)。

79. 蒂尔斯致比德莫尔（Beardmore）的信件，1984 年 3 月 29 日，DF140/5/2, NHM；蒂尔斯致比德莫尔的信件，1984 年 5 月 14 日，DF140/5/2, NHM。

80. 鲍尔（Ball）致穆兰特的信件，1977 年 2 月 5 日，DF/140/5, NHM。

81. 穆兰特致邦耶的信件，1971 年 2 月 4 日，PP/AEM/D.18, WCL。

82. 蒂尔斯致雷斯与桑格的信件，1973 年 10 月 4 日，DF/140/5, NHM。

83. 鲍尔致穆兰特的信件，1977 年 1 月 31 日，DF/140/5, NHM。

84. 也许是因为自然历史博物馆愿意接手穆兰特的收藏，所以苦恼于如何处置英国其他实验室的国际生物学计划 / 人类适应性数据的各方也将它视作答案。自然历史博物馆起先不愿接手人类适应性的数据，但作为中间人的英国皇家学会最终促成了一项协议：所有源自英国的"基础"人类适应性数据都将存放于博物馆。皇家学会指示全国各地的国际生物学计划 / 人类适应性领导者将各自的数据副本寄送至博物馆的人类学分部，数据应为"计算机卡片或磁带的形式……编码符合标准"。Martin to "All UK IBP/HA Project Leaders", 1975 年 2 月 12 日, DF140/5, NHM。国际生物学计划在试图建立长期数据中心时面对的困难：Aronova, Baker, and Oreskes, "Big Science and Big Data in Biology" (2010)。

85. 蒂尔斯致比德莫尔的信件，1984 年 5 月 14 日, DF140/5/2, NHM；蒂尔斯致比德莫尔的信件，1984 年 3 月 29 日, DF140/5/2, NHM。

86. 穆兰特致邦耶的信件，1971 年 2 月 4 日, PP/AEM/D.18, WCL。

87. 对此类冷冻收藏的全面分析：Radin, "Latent Life" (2013); Radin, *Life on Ice* (2017); Radin and Kowal, "A Comparative Study" (2015); Radin and Kowal, eds., *Cryopolitics* (2017)。

88. Livingstone, *Abnormal Hemoglobins in Human Populations* (1967); Steinberg and Cook, *The Distribution of the Human Immunoglobulin Allotypes* (1981).

89. Cavalli-Sforza, "The DNA Revolution in Population Genetics" (1998).

90. 人类基因组多样性计划：Reardon, *Race to the Finish* (2004); M'charek, *The Human Genome Diversity Project* (2005)。

## 结　论

1. 另外一则讲述不同社会和职业背景的人影响人类基因学研究的故事：Lindee, *Moments of Truth* (2005)。

2. Lindee, "Scaling up" (2014); Bangham and de Chadarevian, "Human Heredity After 1945" (2014); Lindee and Santos, "The Biological Anthropology of Living Human Populations" (2012).

3. Fortun, *Promising Genomics* (2008).

4. 引用自：Reardon, *Race to the Finish* (2004), 1。

5. 例如，Macintyre, "Opening the Book of Life"(2000)。

6. Abu-El Haj, *The Genealogical Science* (2012); Reardon, *The Postgenomic Condition* (2017); Burton, *Genetic Crossroads*（即将发表）; Schwartz-Marín and Silva-Zolezzi, " 'The Map of the Mexican's Genome' " (2010)。

7. Reardon and TallBear, " 'Your DNA Is Our History' " (2012).

8. 23andMe 网站，https://www.23andme.com/dna-ancestry/；参阅时间：2019 年 11 月 15 日。

9. 优兔网（YouTube）上的"摩蒙多——DNA 之旅"（Momondo—the DNA Journey）是溯源基因（AncestryDNA）产品和摩蒙多（Momondo）旅游公司共同制作的营销视频。这一营销活动邀请参与者录制得知自己 DNA 鉴定结果时的反应，并提交视频以参与评选——获胜者会赢得一场前往其 DNA 来源地国家的免费旅行。这段视频的点击量已超过千万次：https://www.youtube.com/watch?v=tyaEQEmt5ls/；参阅时间：2020 年 2 月 22 日。

10. 因为受到多个原住民权益保护组织的抗议，所以人类基因组多样性计划戛然而止。以下作品精彩地分析了此事为何发生，以及参与项目的科学家为何完全没有预料到这场争议的出现：Reardon, *Race to the Finish* (2004)。

11. 以下的同时期作品批判了在遗传学研究中利用种族的做法，其中很多深入分析了遗传学指标的构建技术细节：Bolnick et al., "The Science and Business of Genetic Ancestry Testing" (2007); Duster, "Medicalisation of Race" (2007); Kahn, "How Not to Talk about Race and Genetics" (2018)。大信息量的脉络分析：Duster, *Backdoor to Eugenics* (2003); Wailoo and Pemberton, *The Troubled Dream of Genetic Medicine* (2006); Fujimura et al., "Introduction: Race, Genetics, and Disease" (2008); El-Haj, "The Genetic Reinscription of Race" (2007)。

12. 对 "生物地理祖先"（biogeographic ancestry, BGA）的分析：Gannett, "Biogeographical Ancestry and Race" (2014)；对 "祖先信息位点"（ancestry-informative markers, AIMs）的分析：Fullwiley, "The Biologistical Construction of Race" (2008)；对 "单核苷酸多态性"（single nucleotide polymorphisms, SNPs）的分析：Rajagopalan and Fujimura, "Variations on a Chip" (2018)。

13. Fullwiley, "The Biologistical Construction of Race" (2008); Gannett, "Biogeographical Ancestry and Race" (2014); Sommer, "History in the Gene" (2008).

14. Kakaliouras and Radin, "Archiving Anthropos" (2014).

15. Daston, "The Sciences of the Archive" (2012).

16. 自然历史博物馆的一份报告解释称，全部血样收藏由 80 组独立收藏构成，它们形式是血浆馏分或溶血液（含有溶解红细胞的全血）。

17. 例如：Monsalve and Hagelberg, "Mitochondrial DNA Polymorphisms in Carib People of Belize" (1997); Ricaut et al., "Mitochondrial DNA Variation in Karkar Islanders" (2008)。

18. Kivisild, "Mourant Collection: Draft of the Report, September 2016," Leverhulme Centre for Human Evolutionary Studies，私人收藏。

19. 以下作品详尽记述了这些收藏的历史，包括它们为何以及如何得到保存，以备将来使用：Radin, *Life on Ice* (2017)。

20. Radin and Kowal, "A Comparative Study" (2015).

21. World Health Organization Department of Vaccines and Biologicals, *WHO Global Action Plan for Laboratory Containment of Wild Polioviruses* (2004).

22.《人类组织法案》规定，组织 "由人类细胞组成，或包含人类细胞"。储存在剑桥的许多样本是血清，或含有冷冻全血，而冷冻处理会令血液中的细胞发生溶解。"达克沃斯收藏" 是一组重要的人类学收藏，据其网站形容，它 "只作为科学研究材料"。收藏包括剑桥大学从约 18 000 具人体处获取的遗骸。Leverhulme Centre for Human Evolutionary Studies, "The Duckworth Laboratory," http://www.human-evol.cam.ac.uk/duckworth.html.

23. 一些国际生物学计划研究者在知情同意方面的操作：Radin, *Life on Ice* (2017), 121–152；知情同意规程的历史概述：Radin and Kowal, "A Comparative Study" (2015)。

24. Radin and Kowal, "A Comparative Study" (2015).

25. 我与之交谈过的那名研究者担忧，如果群体基因组研究分辨出了高风险基因标记，那么整个社群在寻求获取医疗服务时就都可能受到影响。

26. 艾玛·科瓦尔形容和捐献者文件记录脱离的冷冻血液就是 "孤儿"。若想延续陈年冷冻血液的科学研究价值，需要在血液、血液的"监护人"，以及献血者之间维持有效的行政管理纽带：Kowal, "Orphan DNA" (2013)。

27. 伦理道德制度：Radin, *Life on Ice* (2017); Kowal, "Orphan DNA" (2013)；不断变化的管理系统：Reardon, *Race to the Finish* (2004); Reardon, *The Postgenomic Condition* (2017)；交流和信息公开方面不断变化的习惯做法：Reardon et al., "Bermuda 2.0" (2016)。

28. 以下作品记述了另外一批生物学血液与纸品收藏——吸收了血液的纸质卡片——的结局与后续命运：Roque, "The Blood That Remains" (2019)。

29. 影响科学记录转化为历史研究材料的过程中承载着感情的信任关系：Radin, "Collecting Human Subjects" (2014)。

30. 影响冷冻血液和其他材料的意义和应用且在不断发展的社会制度和技术制度：Kowal et al., "Indigenous Body Parts, Mutating Temporalities, and the Half-Lives of Postcolonial Technoscience" (2013)。

# 参考文献

Abu El-Haj, Nadia. *The Genealogical Science: Genetics, the Origins of the Jews, and the Politics of Epistemology.* Chicago: University of Chicago Press, 2012.

Abu El-Haj, Nadia. "The Genetic Reinscription of Race." *Annual Review of Anthropology* 36 (2007): 283–300.

Adam, Alison. *A History of Forensic Science: British Beginnings in the Twentieth Century.* New York: Routledge, 2015.

Aird, Ian, H. H. Bentall, and John A. Fraser Roberts. "A Relationship between Cancer of Stomach and the ABO Blood Groups." *British Medical Journal* 4814 (1953): 799–801.

Aird, Ian, H. H. Bentall, J. A. Mehigan, and John A. Fraser Roberts. "The Blood Groups in Relation to Peptic Ulceration and Carcinoma of Colon, Rectum, Breast, and Bronchus." *British Medical Journal* 4883 (1954): 315–21.

Allison, Anthony C. "Abnormal Haemoglobins and Erythrocyte Enzyme-Deficiency Traits." In *Genetical Variation in Human Populations*, edited by G. A. Harrison, 16–40. Oxford: Pergamon Press, 1961.

Allison, Anthony C. "The Distribution of the Sickle-Cell Trait in East Africa and Elsewhere, and Its Apparent Relationship to the Incidence of Subtertian Malaria." *Transactions of the Royal Society of Tropical Medicine and Hygiene* 48, no. 4 (1954): 312–18.

Allison, Anthony C. "Protection Afforded by Sickle-Cell Trait against Subtertian Malarial Infection." *British Medical Journal* 4857 (1954): 290–94.

Allison, Anthony C., Elizabeth W. Ikin, and Arthur E. Mourant. "Further Observations on Blood Groups in East African Tribes." *Journal of the Royal Anthropological Institute of Great Britain and Ireland* 84 (1954): 158–62.

Allison, Anthony C., Elizabeth W. Ikin, Arthur E. Mourant, and A. B. Raper. "Blood Groups in Some East African Tribes." *Journal of the Royal Anthropological Institute of Great Britain and Ireland* 82 (1952): 55–61.

Amrith, Sunil S. *Decolonizing International Health: India and Southeast Asia, 1930–65.* London:

Palgrave Macmillan, 2006.

Amrith, Sunil S., and Glenda Sluga. "New Histories of the United Nations." *Journal of World History* 19, no. 3 (2008): 251–74.

Anderson, David. *Histories of the Hanged: Britain's Dirty War in Kenya and the End of Empire.* London: Weidenfeld & Nicolson, 2005.

Anderson, Warwick. *Collectors of Lost Souls: Turning Kuru Scientists into Whitemen.* Baltimore: Johns Hopkins University Press, 2008.

Anderson, Warwick. *The Cultivation of Whiteness: Science, Health, and Racial Destiny in Australia.* New York: Basic Books, 2003.

Anderson, Warwick. "Objectivity and Its Discontents." *Social Studies of Science* 43, no. 4 (2013): 557–76.

Araquistáin, Luis. "Some Survivals of Ancient Iberia in Modern Spain." *Man* 45 (1945): 30–38.

Armstrong, J. S., and Farquhar Matheson. "Blood Groups among Samoans." *British Medical Journal* 3326 (1924): 575.

Aronova, Elena. "The Missing Link: Nikolai Vavilov, Genogeography, and History's Past Future." Paper presented at History of Science Society annual meeting, Utrecht, July 2019.

Aronova, Elena, Karen S. Baker, and Naomi Oreskes. "Big Science and Big Data in Biology: From the International Geophysical Year through the International Biological Program to the Long Term Ecological Research (LTER) Network, 1957–Present." *Historical Studies in the Natural Sciences* 40, no. 2 (2010): 183–224.

Bangham, Jenny. "Blood Groups and Human Groups: Collecting and Calibrating Genetic Data after World War Two." *Studies in History and Philosophy of Biological and Biomedical Sciences* 47, part A (2014): 74–86.

Bangham, Jenny. "What Is Race? UNESCO, Mass Communication and Human Genetics in the Early 1950s." *History of the Human Sciences* 28, no. 5 (2015): 80–107.

Bangham, Jenny. "Writing, Printing, Speaking: Rhesus Blood-Group Genetics and Nomenclatures in the Mid-Twentieth Century." *British Journal for the History of Science* 47, no. 2 (2014), 335–61.

Bangham, Jenny, and Soraya de Chadarevian, "Human Heredity after 1945: Moving Populations Centre Stage." *Studies in History and Philosophy of Biological and Biomedical Sciences*, 47, part A (2014): 45–49.

Bangham, Jenny, and Judith Kaplan, eds., *Invisibility and Labour in the Human Sciences*, preprint 484. Berlin: Max Planck Institute for the History of Science, 2016.

Barandiarán, J. M. de. "On the Conservation of the Basque Peoples." *Man* 46 (1946): 96–97.

Barany, Michael, and Donald MacKenzie. "Chalk: Materials and Concepts in Mathematics Research." In *Representation in Scientific Practice Revisited*, edited by Catelijne Coopmans, Michael Lynch, Janet Vertesi, and Steve Woolgar, 107–29. Boston: MIT Press, 2014.

Barkan, Elazar. *The Retreat of Scientific Racism: Changing Concepts of Race in Britain and the United States Between the World Wars.* Cambridge: Cambridge University Press, 1992.

Barnicot, Nigel A. "Haptoglobins and Transferrins." In *Genetical Variation in Human Populations*, edited by G. A. Harrison, 41–61. Oxford: Pergamon Press, 1961.

Bashford, Alison. *Global Population: History, Geopolitics and Life on Earth*. New York: Columbia University Press, 2014.

Bashford, Alison. "Population, Geopolitics, and International Organizations in the Mid Twentieth Century." *Journal of World History* 19, no. 3 (2008): 327–47.

Bashford, Alison, and Philippa Levine. "Introduction: Eugenics and the Modern World." In *Oxford Handbook of the History of Eugenics*, edited by Alison Bashford and Philippa Levine. 3–26. Oxford: Oxford University Press, 2010.

Bashford, Alison, and Philippa Levine, eds. *Oxford Handbook of the History of Eugenics*. Oxford: Oxford University Press, 2010.

Bauer, Susanne. "Mutations in Soviet Public Health Science: Post-Lysenko Medical Genetics, 1969–1991." *Studies in History and Philosophy of Biological and Biomedical Sciences* 47, part A (2014): 163–72.

Bauer, Susanne. "Population Genetics, Cybernetics of Difference, and Pasts in the Present: Soviet and Post-Soviet Maps on Human Variation." *History of the Human Sciences* 28, no. 5 (2015): 146–67.

Bauer, Susanne. "Virtual Geographies of Belonging: The Case of Soviet and Post-Soviet Human Genetic Diversity Research." *Science, Technology, & Human Values* 39, no. 4 (2014): 511–37.

Beattie, John, L. H. Dudley Buxton, R. A. Fisher, Herbert J. Fleure, Cyril Fox, R. Ruggles Gates, R. A. Gregory, Julian S. Huxley, Arthur Keith, Alex Low, Meston, Geoffrey M. Morant, John L. Myers, Onslow, Raglan, R. U. Sayce, Henry Wellcome, Matthew Young, and Edwin W. Smith. "Racial History of Great Britain: An Anthropometric Survey." *Times*, March 13, 1935, 10.

Bell, Morag. "Reshaping Boundaries: International Ethics and Environmental Consciousness in the Early Twentieth Century." *Transactions of the Institute of British Geographers* 23, no. 2 (1998): 151–75.

Bennett, Brett M., and Joseph M. Hodge, eds. *Science and Empire: Knowledge and Networks of Science across the British Empire, 1800–1970*. Basingstoke: Palgrave Macmillan, 2011.

Bennett, J. H., and C. B. V. Walker. "Fertility and Blood Groups of Some East Anglian Blood Donors." *Annals of Human Genetics* 20, no. 4 (1956): 299–308.

Bennett, Jeffrey A. *Banning Queer Blood: Rhetorics of Citizenship, Contagion, and Resistance*. Tuscaloosa: University of Alabama Press, 2009.

Bernheim, Bertram M. *Blood Transfusion, Hemorrhage and the Anaemias*. Philadelphia: Lippincott, 1917.

Bernstein, Felix. "Ergebnisse einer biostatischen zusammenfassenden Betrachtungüber die erblichen Blutstrukturen des Menschen." *Klinische Wochenschrift* 3 (1924): 1495–97.

Beutler, Ernest. "Glucose-6- Phosphate Dehydrogenase Deficiency: A Historical Perspective." *Blood* 111, no. 1 (2008): 16–24.

Bhende, Y. M., C. K. Deshpande, H. M. Bhatia, Ruth Sanger, Robert R. Race, W. T. J. Morgan, and W. M. Watkins. "A 'New' Blood-Group Character Related to the ABO System." Lancet 259, no. 6714 (1952): 903–4.

Biale, David. *Blood and Belief: The Circulation of a Symbol between Jews and Christians.* Berkeley: University of California Press, 2007.

Bildhauer, Bettina. *Medieval Blood.* Cardiff: University of Wales Press, 2010.

Billing, Edward. "Racial Origins from Blood Groupings." *British Medical Journal* 4108 (1939): 712.

"Biochemical Individuality." *Lancet* 277, no. 7178 (1961): 650–51.

Birdsell, Joseph B. "The ABO Blood Groups [Review]." *American Journal of Physical Anthropology* 18, no. 1 (1960), 75.

Birdsell, Joseph B. "Review of The Distribution of the Human Blood Groups." *American Anthropologist* 58, no. 1 (1956): 206–8.

Biss, Eula. *On Immunity: An Innoculation.* London: Fitzcarraldo, 2015.

Bittel, Carla, Elaine Leong, and Christine von Oertzen. *Working with Paper: Gendered Practices in the History of Knowledge.* Pittsburgh: University of Pittsburgh Press, 2019.

Bivins, Roberta. *Contagious Communities: Medicine, Migration, and the NHS in Post War Britain.* Oxford: Oxford University Press, 2015.

Bivins, Roberta. "Picturing Race in the British National Health Service, 1948–1988." *Twentieth Century British History* 28, no. 1 (2017): 83–109.

Blacker, Carlos P. "Medical Genetics." *Lancet* 256, no. 6623 (1950), 221–22.

Bland, Lucy. "British Eugenics and "Race Crossing": An Interwar Investigation."*New Formations* 60 (2007): 66–78.

Bland, Lucy, and Lesley Hall. "Eugenics in Britain: The View from the Metropole."In *The Oxford Handbook of the History of Eugenics,* edited by Alison Bashford and Philippa Levine, 213–27. Oxford: Oxford University Press, 2010.

Blaxill, Alec E. "Blood for Transfusion." *Lancet* 252, no. 6534 (1948): 828. "A Blood Transfusion Depot at Work." *British Medical Journal* 4109 (1939): 730.

"Blood Transfusion Service for War." *British Medical Journal* 4095 (1939), 35.

Blumberg, Baruch S., ed. *Proceedings of the Conference on Genetic Polymorphisms and Geographic Variations in Disease.* New York: Grune and Stratton, 1962.

Boaz, Rachel E. *In Search of "Aryan Blood": Serology in Interwar and National Socialist Germany.* New York: Central European University Press, 2012.

Bolnick, Deborah A., et al. "The Science and Business of Genetic Ancestry Testing," *Science* 318, no. 5849 (2007): 399–400.

Boon, Tim. *Films of Fact.* London: Wallflower Press, 2008.

Boyd, William C. *Blood Groups.* The Hague: W. Junk, 1939.

Boyd, William C. "The Distribution of the Human Blood Groups by A. E. Mourant."*American Journal of Physical Anthropology* 13, no. 1 (1955): 153–58.

Boyd, William C., and F. Schiff. *Blood Grouping Technic: A Manual for Clinicians, Serologists, Anthropologists and Students of Legal and Military Medicine.* New York: Interscience, 1942.

Box, Joan Fisher. *R. A. Fisher: The Life of a Scientist.* New York: Wiley, 1978.

Brattain, Michelle. "Race, Racism, and Antiracism: UNESCO and the Politics of Presenting Science to the Postwar Public." *American Historical Review* 112, no. 5 (2007), 1386–1413.

Breckenridge, Keith, and Simon Szreter. *Registration and Recognition: Documenting the Person in World History.* Oxford: Oxford University Press, 2012.

Bristow, Adrian F., Trevor Barrowcliffe, and Derek R. Bangham. "Standardization of Biological Medicines: The First Hundred Years, 1900–2000." *Notes and Records of the Royal Society* 60, no. 3 (2006): 271–89.

British Medical Association. *Clinical Pathology in General Practice.* London: British Medical Association, 1955.

Brittain, Marcus. "Herbert Fleure and the League of Nations' (1919) Minorities Treaties: A Study in Archaeology and Post-Conflict Reconstruction after WWI." Paper presented at Histories of Archaeology Research Network conference, Cambridge, UK, March 14, 2009.

Brittain, Marcus. "World War I and the Contribution of Herbert Fleure & Harold Peake to Post-War Reconstruction & Urban Planning." Paper presented at Theoretical Anthropology Group conference, Southampton, UK, December 15–17, 2008.

Brøgger, A. W. *Ancient Emigrants: A History of the Norse Settlements of Scotland.* Oxford: Clarendon, 1929.

Buchanan, Tom. *Britain and the Spanish Civil War.* Cambridge: Cambridge University Press, 1997.

Bucur, Maria. "Eugenics in Eastern Europe, 1870s–1945." In *The Oxford Handbook of the History of Eugenics,* edited by Alison Bashford and Philippa Levine, 258–73. Oxford: Oxford University Press, 2010.

*Bulletin de la société française de la transfusion sanguine: IIe congrès international de la transfusion sanguine.* Paris: Baillère, 1939.

Burton, Elise, K. "'Essential Collaborators': Locating Middle Eastern Geneticists in the Global Scientific Infrastructure, 1950s–1970s." *Comparative Studies in Society and History* 60, no. 1 (2018): 119–49.

Burton, Elise, K. *Genetic Crossroads: The Middle East and the Science of Human Heredity.* Stanford, CA: Stanford University Press, forthcoming.

Burton, Elise K. "Red Crescents: Race, Genetics, and Sickle Cell Disease in the Middle East." *Isis* 110, no. 2 (2019): 250–69.

Bynum, Caroline Walker. *Wonderful Blood: Theology and Practice in Late Medieval Northern Germany and Beyond.* Philadelphia: University of Pennsylvania Press, 2007.

Cain, Joe. "Julian Huxley, General Biology and the London Zoo, 1935–42." *Note and Records of the Royal Society of London* 64 (2010): 359–78.

Cain, Joe, and Michael Ruse, eds. *Descended from Darwin: Insights into the History of Evolutionary*

*Studies, 1900–1970*. Philadelphia: American Philosophical Society, 2009.

Callender, Sheila, and Z. V. Payko?. "Irregular Haemagglutinins after Transfusion." *British Medical Journal* 4438 (1946): 119–21.

Callender, Sheila, and Robert R. Race. "A Serological and Genetical Study of Multiple Antibodies Formed in Response to Blood Transfusion by a Patient with Lupus Erythematosus Diffusus." *Annals of Eugenics* 13 (1946): 102–17.

Callender, Sheila, Robert R. Race, and Zafer V. Payko?. "Hypersensitivity To Transfused Blood." *British Medical Journal* 4411 (1945): 83–84.

Caplan, Jane, and John Torpey, eds. *Documenting Individual Identity: The Development of State Practices in the Modern World*. Princeton, NJ: Princeton University Press, 2001.

Cappell, D. F. "The Blood Group Rh. Part I. A Review of The Antigenic Structure and Serological Reactions of the Rh Subtypes." *British Medical Journal* 4477 (1946): 601–5.

Cardiff, David, and Paddy Scannell. "Broadcasting and National Unity." In *Impacts and Influences: Essays on Media Power in the Twentieth Century*, edited by James Curran, Anthony Smith, and Pauline Wingate, 157–73. London: Routledge, 1987.

Carlson, Elof Axel. *The Gene: A Critical History*. Philadelphia: W. B. Saunders, 1966.

Carroll, Sean B. *Into the Jungle: Great Adventures in the Search for Evolution*. San Francisco: Pearson Education, 2008.

Carsten, Janet. *Blood Work: Life and Laboratories in Penang*. Durham, NC: Duke University Press, 2019.

Casper, Monica, and Adele Clarke. "Making the Pap Smear into the 'Right Tool' for the Job: Cervical Cancer Screening in the USA, circa 1940–95." *Social Studies of Science* 28, no. 2 (1998): 255–90.

Castle, William B., Maxwell M. Wintrobe, and Laurence H. Snyder. "On the Nomenclature of the Anti-Rh Typing Serums: Report of the Advisory Review Board." *Science* 107, no. 2767 (1948): 27–31.

Cavalli-Sforza, Luca L. "The DNA Revolution in Population Genetics." *Trends in Genetics* 14, no. 2 (1998): 60–65.

Ceppellini, R., E. S. Curtoni, P. L. Mattiuz, V. Miggiano, G. Scudeller, and A. Serra. "Genetics of Leukocyte Antigens: A Family Study of Segregation and Linkage." In *Histocompatibility Testing 1967*, 149–87. Copenhagen: Munksgaard, 1967.

Chauveau, Sophie. "Du don à l'industrie: La transfusion sanguine en France depuis les années 1940." *Terrain: Anthropologie & sciences humaines* 56 (2011): 74–89.

Chinn, Sarah E. *Technology and the Logic of American Racism*. London: Continuum, 2000.

Chown, Bruce. "Problems in Blood Group Analysis." *American Anthropologist* 59, no. 5 (1957): 885–88.

Chresfield, Michell. *What Lies Between: Race, Science, and the Prehistory of Multiracial America*. Unpublished manuscript.

"Chromosomes in Medicine." *British Medical Journal* 5317 (1962): 1453–54.

Clapham, A. R. "A Review of the United Kingdom Contribution to the International Biological Programme: Introductory Remarks." *Philosophical Transactions of the Royal Society of London, Series B* 274 (1976): 277–81.

Clark, Ronald W. *J.B.S.: The Life and Work of J.B.S. Haldane.* Oxford: Oxford University Press, 1984.

Clarke, Adele E., and Joan H. Fujimura, eds. *The Right Tools for the Job: At Work in Twentieth-Century Life Sciences.* Princeton, NJ: Princeton University Press, 1992.

Clarke, Cyril. "Robert Russell Race: 28 November 1907–15 April 1984." *Biographical Memoirs of Fellows of the Royal Society* 31 (1985): 455–92.

Clarke, Sabine. "A Technocratic Imperial State? The Colonial Office and Scientific Research, 1940–1960." *Twentieth Century British History* 18, no. 4 (2007): 453–80.

Clever, Iris. "The Lives and Afterlives of Skulls: The Development of Biometric Methods of Measuring Race (1880–1950)." PhD diss., University of California, Los Angeles, 2020.

Coca, Arthur F., and Olin Deibert. "A Study of the Occurrence of the Blood Groups among the American Indians." *Journal of Immunology* 8, no. 6 (1923): 487–91.

Collier, L. H. *The Lister Institute of Preventive Medicine: A Concise History.* Bushey Heath, UK: Lister Institute of Preventive Medicine, 2000.

Comfort, Nathaniel. "The Prisoner as Model Organism: Malaria Research at Stateville Penitentiary." *Studies in History and Philosophy of Biological and Biomedical Sciences* 40, no. 3 (2009): 190–203.

Comfort, Nathaniel. *The Science of Human Perfection: How Genes Became the Heart of American Medicine.* New Haven, CT: Yale University Press, 2012.

Contreras, M. "Thomas Edward Cleghorn." *British Medical Journal* 305 (1992): 580.

Coombs, Robert R. A. "Detection of Weak and 'Incomplete' Rh Agglutinins: A New Test." *Lancet* 246, no. 6358 (1945): 15–16.

Coombs, Robert R. A., Arthur E. Mourant, and Robert R. Race. "In-Vivo Isosensitization of Red Cells in Babies with Haemolytic Disease." *Lancet* 247, no. 6391 (1946): 264–66.

Cooter, Roger, and John V. Pickstone, eds. *Medicine in the Twentieth Century.* Amsterdam: Harwood Academic, 2000.

Cooter, Roger, Steve Sturdy, and Mark Harrison, eds. *War, Medicine and Modernity.* Stroud: Sutton, 1998.

Copeman, Jacob, *Veins of Devotion: Blood Donation and Religious Experience in North India.* New Brunswick, NJ: Rutgers University Press, 2009.

Cox, D. R. "Biometrika: The First 100 Years." *Biometrika* 88, no. 1 (2001): 3–11.

Creager, Angela N. H. "Biotechnology and Blood: Edwin Cohn's Plasma Fractionation Project, 1940–1953." In *Private Science: Biotechnology and the Rise of the Molecular Sciences*, edited by Arnold Thackray, 39–62. Philadelphia: University of Pennsylvania Press, 1998.

Creager, Angela N. H. *Life Atomic: A History of Radioisotopes in Science and Medicine*. Chicago: University of Chicago Press, 2013.

Creager, Angela N. H. "Producing Molecular Therapies from Human Blood: Edwin Cohn's Wartime Enterprise." In *Molecularizing Biology and Medicine: New Practices and Alliances, 1910s–1970s*, edited by Soraya de Chadarevian and Harmke Kamminga, 107–38. Amsterdam: Harwood, 1998.

Creager, Angela N. H. "'What Blood Told Dr. Cohn': World War II, Plasma Fractionation, and the Growth of Human Blood Research." *Studies in History and Philosophy of Biological and Biomedical Sciences* 30, no. 3 (1999): 377–405.

Creager, Angela N. H., and Hannah Landecker. "Technical Matters: Method, Knowledge and Infrastructure in Twentieth-Century Life Science." *Nature Methods* 6, no. 10 (2009): 701–5.

Crook, David P. *Grafton Elliot Smith, Egyptology & the Diffusion of Culture: A Biographical Perspective*. Brighton: Sussex Academic Press, 2012.

Crook, Tom, and Glen O'Hara, eds. *Statistics and the Public Sphere in Modern Britain, c. 1800–2000*. New York: Routledge, 2011.

Cueto, Marcos, Theodore M. Brown, and Elizabeth Fee. *The World Health Organization: A History*. Cambridge, UK: Cambridge University Press, 2019.

Cutbush, Marie, Patrick L. Mollison, and Dorothy M. Parkin. "A New Human Blood Group." *Nature* 165 (February 4, 1950): 188–89.

Cyril Jenkins Productions Ltd. *Blood Grouping*. 20:33 min, sound, color. Imperial Chemical Industries Limited, 1955.

Daniel, Reginald G. *More Than Black? Multiracial Identity and the New Racial Order*. Philadelphia: Temple University Press, 2002.

Darlington, Cyril. "The Genetic Component of Language." *Heredity* 1 (1947): 269–86.

Da Silva, E. M. "Blood Groups of Indians, Whites and White-Indian Mixtures in Southern Mato Grosso, Brazil." *American Journal of Physical Anthropology* 7 no. 4 (1949): 575–86.

Daston, Lorraine. "The Sciences of the Archive." *Osiris* 27 (2012): 156–87.

Daston, Lorraine, ed. *Science in the Archives: Pasts, Presents, Futures*. Chicago: University of Chicago Press, 2017.

Daston, Lorraine, and Peter Galison. *Objectivity*. New York: Zone Books, 2007.

Dausset, J. "Iso-Leuco- Anticorps." *Acta Haematology* 20 (1958): 156–66.

Davies, Elwyn, and Herbert J. Fleure. "A Report on an Anthropometric Survey of the Isle of Man." *Journal of the Royal Anthropological Institute of Great Britain and Ireland* 66 (1936): 129–87.

Davies, Peter. "Patrick Mollison: A Pioneer in Transfusion Medicine." *British Medical Journal* 344, no. 7845 (2012): e1233.

Davis, F. James. *Who Is Black? One Nation's Definition*. University Park: Pennsylvania State University Press, 2001 [1991].

de Chadarevian, Soraya. "Chromosome Surveys of Human Populations: Between Epidemiology and Anthropology." *Studies in History and Philosophy of Biological and Biomedical Sciences* 47, part A (2014): 87–96.

de Chadarevian, Soraya. *Designs for Life: Molecular Biology after World War II.* Cambridge: Cambridge University Press, 2002.

de Chadarevian, Soraya. "Following Molecules: Hemoglobin between the Clinic and the Laboratory." In *Molecularizing Biology and Medicine: New Practices and Alliances, 1910s–1970s,* edited by Soraya de Chadarevian and Harmke Kamminga, 171–201. Amsterdam: Harwood, 1998.

de Chadarevian, Soraya. "The Future Historian: Reflections on the Archives of Contemporary Sciences." *Studies in History and Philosophy of Biological and Biomedical Sciences* 55 (2016): 54–60.

de Chadarevian, Soraya. *Heredity under the Microscope: Chromosomes and the Study of the Human Genome.* Chicago: University of Chicago Press, 2020.

de Chadarevian, Soraya. "Putting Human Genetics on a Solid Basis: Human Chromosome Research, 1950s–1970s." In *Human Heredity in the Twentieth Century,* edited by Bernd Gausemeier, 141–52. London: Pickering & Chatto, 2013.

DeGowin, Elmer Louis. *Blood Transfusion.* Philadelphia: W. B. Saunders, 1949.

Delbourgo, James, and Staffan Müller-Wille. "Listmania: How Lists Can Open up Fresh Possibilities for Research in the History of Science." *Isis* 103, no. 4 (2012): 710–15.

Dent, Rosanna. "Invisible Infrastructures: Xavante Strategies to Enrol and Manage Warazú Researchers." In *Invisibility and Labour in the Human Sciences,* edited by Jenny Bangham and Judith Kaplan, 65–74. Berlin: Max Planck Institute for the History of Science, 2016.

Dent, Rosanna. "Kinship and Care: Social Infrastructures for Maintaining Research in Terra Indígena Xavante." Paper presented at International Congress of History of Science and Technology, Rio de Janeiro, 2017.

Dent, Rosanna. "Studying Indigenous Brazil: The Xavante and the Human Sciences, 1958–2015." PhD diss., University of Pennsylvania, 2017.

Discombe, George. "Blood Transfusion Accidents." *British Medical Journal* 4835 (1953): 569.

Dobzhansky, Theodosius Grigorievich. *Genetics and the Origin of Species.* New York: Columbia University Press, 1941.

"Doctors in Time of War: Scales of Pay for a National Emergency Medical Service."*British Medical Journal* 4099 (1939): 238–39.

Drummond, R. "Blood Grouping in Tubes." *British Medical Journal* 4307 (1943): 118.

Drummond, R. "A Simple Blood-Grouping Method." *British Medical Journal* 4952 (1955): 1388–89.

Drummond, R. "Simple Blood-Grouping Methods." *British Medical Journal* 4965 (1956): 514–15.

Ducey, Edward F., and Robert I. Modica. "On the Amendment of the Nomenclature of the Rh-CDE System." *Science* 111, no. 2887 (1950): 466–67.

Duedahl, Poul. "UNESCO Man: Changing the Concept of Race, 1945–65. "Paper presented at American Anthropological Association 107th annual meeting, San Francisco, 2008.

Dukepoo, Frank C. "It's More Than the Human Genome Diversity Project." *Politics and the Life Sciences* 18, no. 2 (1999): 293–97.

Dunn, C. L. *The Emergency Medical Services*, vol. 1, *England and Wales*. London: Her Majesty's Stationary Office, 1952.

Dunn, Leslie C. "The Coming of Age of Blood Group Research." *American Naturalist* 89, no. 884 (1955): 55–60.

Dunn, Leslie C. *Race and Biology*. Paris: UNESCO, 1951.

Dunsford, Ivor, and C. Christopher Bowley. *Techniques in Blood Grouping*. Edinburgh: Oliver and Boyd, 1955.

Duster, Troy. *Backdoor to Eugenics*, 2nd ed. New York: Routledge, 2003.

Duster, Troy. "Medicalisation of Race." *Lancet* 369, no. 9562 (2007): 702–4.

"Editorial: The Scope of Biometrika." *Biometrika* 1, no. 1 (1901): 1–2.

Edwards, Anthony W. F. "Mendelism and Man 1918–1939." In *A Century of Mendelism in Human Genetics*, edited by W. Milo Keynes, Anthony W. F. Edwards, and Robert Peel, 33–46. Boca Raton, FL: CRC Press, 2004.

Edwards, Anthony W. F. "R. A. Fisher's 1943 Unravelling of the Rhesus Blood-Group System." *Genetics* 175, no. 2 (2007): 471–76.

Edwards, Anthony W. F. "Studying Human Evolution by Computer." *New Scientist* 30 (May 19, 1966): 438–40.

Efron, John M. *Defenders of the Race: Jewish Doctors and Race Science in Fin-de-Siècle Europe*. New Haven, CT: Yale University Press, 1994.

Epstein, Steven. *Inclusion: The Politics of Difference in Medical Research*. Chicago: University of Chicago Press, 2007.

Erickson, Paul, Judy L. Klein, Lorraine Daston, Thomas Sturm, and Michael Gordin. *How Reason Almost Lost Its Mind: The Strange Career of Cold War Rationality*. Chicago: University of Chicago Press, 2015.

Evans, D. F. T. "Le Play House and the Regional Survey Movement in British Sociology 1920–1955." MPhil thesis, City of Birmingham Polytechnic, 1986, http://www.dfte.co.uk/ios.

Fabian, Ann. *The Skull Collectors: Race, Science, and America's Unburied Dead*. Chicago: University of Chicago Press, 2010.

Fisher, R. A. "'The Coefficient of Racial Likeness' and the Future of Craniometry." *Journal of the Royal Anthropological Institute of Great Britain and Ireland* 66 (1936): 57–63.

Fisher, R. A. *The Genetical Theory of Natural Selection*. Oxford: Clarendon Press, 1930.

Fisher, R. A. "To the Editor of The Times: London University; Plight of the Galton Laboratory." *Times*, October 3, 1939, 6.

Fisher, R. A. "The Rhesus Factor: A Study in Scientific Method." *American Scientist* 35, no. 1 (1947): 95–103.

Fisher, R. A., and John A. Fraser Roberts. "A Sex Difference in Blood-Group Frequencies." *Nature*

151 ( June 5, 1943): 640–41.

Fisher, R. A., and George L. Taylor. "Blood Groups in Great Britain." *British Medical Journal* 4111 (1939): 826.

Fisher, R. A., and George L. Taylor. "Scandinavian Influence in Scottish Ethnology." *Nature* 145 (April 13, 1940): 590–92.

Fisher, R. A., and Janet M. Vaughan. "Surnames and Blood-Groups." *Nature* 144, no. 3660 (December 23, 1939): 1047–1048.

Fitzgerald, J. G. "The Work of the Health Organisation of the League of Nations."*Canadian Public Health Journal* 24, no. 8 (1933): 368–72.

Fleck, Ludwik. *Genesis and Development of a Scientific Fact*, translated by Frederick Bradley and Thaddeus J. Trenn. Chicago: University of Chicago Press, 1979. First published by Schwabe & Co. as *Entstehung and Entwicklung einer wissenschaftlichen Tatsache: Einführung in die Lehre vom Denkstil und Denkkollektiv*, 1935.

Fleure, Herbert J. "The Institute and Its Development." *Journal of the Royal Anthropological Institute of Great Britain and Ireland* 76 (1946): 1–4.

Fleure, Herbert J. "Some Aspects of Race Study." *Eugenics Review* 14, no. 2 (1922): 93–102.

Fleure, Herbert J., and T. C. James. "Geographical Distribution of Anthropological Types in Wales." *Journal of the Royal Anthropological Institute of Great Britain and Ireland* 46 (1916): 35–153.

Ford, E. B. *Genetics for Medical Students*. London: Methuen, 1942.

Ford, E. B. "A Uniform Notation for the Human Blood Groups." *Heredity* 9 (1955): 135–42.

"Foreword." *Annals of Eugenics*, 1 (1925), 1–4.

Fortun, Michael. *Promising Genomics: Iceland and DeCODE Genetics in a World of Speculation*. Berkeley: University of California Press, 2008.

Foster, William Derek. *A Short History of Clinical Pathology*. Edinburgh: E&S Livingstone, 1961.

Foucault, Michel. *Discipline and Punish: The Birth of the Prison*, translated by Alan Sheridan. London: Allen Lane, 2012 [1977].

Franklin, Sarah, and Susan McKinnon, eds. *Relative Values: Refiguring Kinship Studies*. Durham, NC: Duke University Press, 2001.

Fraser Roberts, John A. "An Analysis of the ABO Blood-Group Records of the North of England." *Heredity* 7 (1953): 361–88.

Fraser Roberts, John A. "Blood Group Frequencies in North Wales." *Annals of Eugenics* 11 (1942): 260–71.

Fraser Roberts, John A. "The Frequencies of the ABO Blood Groups in South-Western England." *Nature* 14, no. 2 (1948): 109–16.

Fraser Roberts, John A. "History in Your Blood." *Eugenics Review* 44 (1952): 28–30.

Fraser Roberts, John A. *An Introduction to Medical Genetics*. London: Oxford University Press, 1940.

Fraser Roberts, John A. "Surnames and Blood Groups, with a Note on a Probable Remarkable

Difference between North and South Wales." *Nature* 149 (1942): 138.

Fujimura, Joan H., Troy Duster, and Ramya Rajagopalan, "Introduction: Race, Genetics, and Disease: Questions of Evidence, Matters of Consequence." *Social Studies of Science* 38 (2008): 643–56

Fullwiley, Duana. "The Biologistical Construction of Race: 'Admixture' Technology and the New Genetic Medicine." *Social Studies of Science* 38, no. 5 (2008): 695–735.

Gannett, Lisa, "Biogeographical Ancestry and Race." *Studies in History and Philosophy of Biological and Biomedical Sciences* 47, part A (2014): 173–84.

Gannett, Lisa, and James R. Griesemer. "The ABO Blood Groups: Mapping the History and Geography of Genes in Homo Sapiens." In *Classical Genetic Research and Its Legacy: The Mapping Cultures of Twentieth-Century Genetics*, edited by Hans-Jörg Rheinberger and Jean-Paul Gaudillière, 119–72. London: Routledge, 2004.

Gannett, Lisa, and James R. Greisemer. "Classical Genetics and the Geography of Genes." In *Classical Genetic Research and Its Legacy: The Mapping Cultures of Twentieth-Century Genetics*, edited by Hans-Jörg Rheinberger and Jean-Paul Gaudillière, 57–88. London: Routledge, 2004.

Gaudillière, Jean-Paul, and Hans-Jörg Rheinberger, eds. *Classical Genetic Research and Its Legacy: The Mapping Cultures of Twentieth Century Genetics*. London: Routledge, 2004.

Gausemeier, Bernd, Staffan Müller-Wille, and Edmund Ramsden, eds. *Human Heredity in the Twentieth Century*. London: Pickering & Chatto, 2013.

Geissler, P. Wenzel. "'Kachinja Are Coming!' Encounters around Medical Research Work in a Kenyan Village." *Africa* 75, no. 2 (2005): 173–202.

Geissler, P. Wenzel, Ann Kelly, Babatunde Imoukhuede, and Robert Pool. "'He Is Now Like a Brother, I Can Even Give Him Some Blood': Relational Ethics and Material Exchanges in a Malaria Vaccine 'Trial Community' in the Gambia." *Social Science & Medicine* 67 (2008): 696–707.

Germann, Pascal. "'Nature's Laboratories of Human Genetics': Alpine Isolates, Hereditary Diseases and Medical Genetic Fieldwork, 1920–1970." In *History of Human Genetics: Important Discoveries and Global Perspectives*, edited by Heike I. Petermann, Peter S. Harper, and Susanne Doetz, 145–66. Cham, Switzerland: Springer, 2017.

Giblett, Eloise, R., "Haptoglobins and Transferrins." In *Proceedings of the Conference on Genetic Polymorphisms and Geographic Variations in Disease*, edited by Baruch S. Blumberg, 132–58. New York: Grune and Stratton, 1961.

Giblett, Eloise, R., "Philip Levine, 1900–1987." *National Academy of Sciences*, 1994, http://www.nasonline.org/publications/biographical-memoirs/memoir-pdfs/levine-philip.pdf.

Gilbert, Lewis, dir. *Emergency Call*. Nettlefold Films, 1952.

Gil-Riano, Sebastián. "Historicizing Anti-racism: UNESCO's Campaigns against Race Prejudice in the 1950s." PhD diss., University of Toronto, 2014.

Gil-Riano, Sebastián. "Relocating Anti-racist Science: The 1950 UNESCO Statement on Race and Economic Development in the Global South." *British Journal for the History of Science* 51, no. 2

(2018): 281–303.

Gitelman, Lisa. *Paper Knowledge: Toward a Media History of Documents*. Durham: Duke University Press, 2014.

Goodwin, Michele. *Black Markets: The Supply and Demand of Body Parts*. Cambridge: Cambridge University Press, 2013.

Gormley, Melinda. "Scientific Discrimination and the Activist Scientist: L. C. Dunn and the Professionalization of Genetics and Human Genetics in the United States." *Journal of the History of Biology* 42, no. 1 (2009): 33–72.

Gradmann, Christoph, and Jonathan Simon, eds. *Evaluating and Standardizing Therapeutic Agents, 1890–1950*. London: Palgrave Macmillan, 2010.

Grahame, Ernest W. "The ABO Blood Groups and Peptic Ulceration: A Survey of 1,080 Cases on South Tees-Side." *British Medical Journal* 5219 (1961): 95–96.

Gruffudd, Pyrs. "Back to the Land: Historiography, Rurality and the Nation in Interwar Wales." *Transactions of the Institute of British Geographers* 19 (1994): 61–77.

Guglielmo, Thomas A. "'Red Cross, Double Cross': Race and America's World War II-Era Blood Donor Service." *Journal of American History* 97, no. 1 (2010): 63–90.

Gunson, Harold H., and Helen Dodsworth. "The Drying and Fractionation of Plasma, 1935–55." *Transfusion Medicine* 6, suppl. 1 (1996): 37–41.

Gunson, Harold H., and Helen Dodsworth. "The National Blood Transfusion Service (NBTS), 1946–1988." *Transfusion Medicine* 6, suppl. 1 (1996): 17–24.

Gunson, Harold H., and Helen Dodsworth. "Towards a National Blood Transfusion Service in England and Wales, 1900–1946." *Transfusion Medicine* 6, suppl. 1 (1996): 4–16.

Haberman, Sol, and Joseph M. Hill. "Verbal Usage of the CDE Notation for Rh Blood Groups." *British Medical Journal* 4736 (1952): 851.

Haldane, J. B. S. "Anthropology and Human Biology." *Man* 34 (1934): 142–43.

Haldane, J. B. S. "The Blood Groups in Genetics and Anthropology." *British Medical Journal* 3730 (1932): 26–27.

Haldane, J. B. S. *New Paths in Genetics*. London: Allen & Unwin, 1941.

Haldane, J. B. S. "Prehistory in the Light of Genetics." *Proceedings of the Royal Institution of Great Britain* 26 (1931): S355–70.

Haldane, J. B. S. "Selection against Heterozygosis in Man." *Annals of Eugenics* 11 (1941): 333–40.

Haldane, J. B. S. "Two New Allelomorphs for Heterostylism in Primula." *American Naturalist* 67 (1933): 559–60.

Haldane, J. B. S., and William C. Boyd. "The Blood-Group Frequencies of European Peoples, and Racial Origins." *Human Biology* 12 (1940): 457–80.

Haraway, Donna. *Modest_Witness@Second_Millenium.FemaleMan._Meets_Onco-Mouse™*. New York: Routledge, 1997.

Haraway, Donna. *Primate Visions: Gender, Race and Nature in the World of Modern Science*. New

York: Routledge, 1989.

Haraway, Donna. "Remodelling the Human Way of Life: Sherwood Washburn and the New Physical Anthropology, 1950–1980." In *Bones, Bodies and Behavior: Essays in Behavioral Anthropology*, edited by George W. Stocking Jr., 206–60. Madison: University of Wisconsin Press, 1988.

Haraway, Donna. "Universal Donors in a Vampire Culture: It's All in the Family: Biological Kinship Categories in the Twentieth-Century United States." In *Uncommon Ground: Toward Reinventing Nature*, edited by William Cronon, 321–66. New York: W. W. Norton, 1995.

Harman, Oren Solomon. "C. D. Darlington and the British and American Reaction to Lysenko and the Soviet Conception of Science." *Journal of the History of Biology* 36, no. 2 (2003): 309–52.

Harper, Peter S. "Julia Bell and the Treasury of Human Inheritance." *Human Genetics* 116, no. 5 (2005): 422–32.

Harper, Peter S. *A Short History of Medical Genetics*. Oxford: Oxford University Press, 2008.

Harper, Peter S., L. A. Reynolds, and E. M. Tansey. *Clinical Genetics in Britain: Origins and Development*. Witness Seminar Held by the Wellcome Trust Centre for the History of Medicine at University College London, 2010.

Harris, Harry. "Lionel Sharples Penrose. 1898–1972." *Biographical Memoirs of Fellows of the Royal Society* 19 (1973): 521–61.

Hart, Mitchell. *Jewish Blood: Reality and Metaphor in History, Religion and Culture*. London: Routledge, 2013.

Hartmann, Otto, Arthur E. Mourant, and Robert R. Race. "The Rh Genotypes of a Series of Oslo Blood Donors." *Acta Pathologica et Microbiologica Scandinavica* 24 (1947): 330–33.

Hazard, Anthony Q., Jr. *Postwar Anti-racism: The U.S., UNESCO, and "Race," 1945–1968*. London: Palgrave Macmillan, 2012.

Hazard, Anthony Q., Jr. "A Racialized Deconstruction? Ashley Montagu and the 1950 UNESCO Statement on Race." *Transforming Anthropology* 19, no. 2 (2011): 174–86.

Healy, K. *Last Best Gifts: Altruism and the Market for Human Blood and Organs*. Chicago: University of Chicago Press, 2006.

Heinbecker, Peter, and Ruth H. Pauli. "Blood Grouping of the Polar Eskimo." *Journal of Immunology* 13, no. 4 (1927): 279–83.

Hernandez, Raymond. "Donations: Getting Too Much of a Good Thing." *New York Times*. Monday, November 12, 2001, sec. G, 3.

Hirschfeld [Hirszfeld], Ludwik, and Hanka Hirschfeld [Hirszfeld]. "Serological Differences between the Blood of Different Races: The Result of Researches on the Macedonian Front." *Lancet* 194, no. 5016 (1919): 675–79.

Hirszfeld, Hanna, and Ludwik Hirszfeld. "Essai d'application des méthodes sérologiques au problème des races." *L'Anthropologie* 29 (1919): 505–37.

Hirszfeld, Ludwik. *The Story of One Life*, edited by William H. Schneider and translated by Marta A.

Bali ń ska. Rochester, NY: University of Rochester Press, 2010.

Hoare, Edward D. "Occurrence of the Rh Antigen in the Population: Notes on 5 Cases of Erythroblastosis Foetalis." *British Medical Journal* 4313 (1943): 297–98.

Hockwald, Robert S., John Arnold, Charles B. Clayman, and Alf S. Alving. "Toxicity of Primaquine in Negroes." *Journal of the American Medical Association* 149, no. 17 (1952): 1568–70.

Hogan, Andrew J. *Life Histories of Genetic Disease: Patterns and Prevention in Postwar Medical Genetics.* Baltimore: Johns Hopkins University Press, 2016.

Hogan, Andrew J. "Medical Eponyms: Patient Advocates, Professional Interests and the Persistence of Honorary Naming." *Social History of Medicine* 29 (2016): 534–56.

Hogben, Lancelot. *Genetic Principles in Medicine and Social Science.* London: Williams and Norgate, 1931.

Hogben, Lancelot, and Ray Pollack. "A Contribution to the Relation of the Gene Loci Involved in the Isoagglutinin Reaction, Taste Blindness, Friedreich's Ataxia and Major Brachydactyly of Man." *Journal of Genetics* 31, no. 3 (1935): 353–62.

Hopwood, Nick. "Producing Development: The Anatomy of Human Embryos and the Norms of William His." *Bulletin of the History of Medicine* 74 (2000): 29–79.

Hopwood, Nick. "The Tragedy of the Emeritus and the Fates of Anatomical Collections: Alfred Benninghoff's Memoir of Ferdinand Count Spee." *BJHS Themes* 4 (2019): 169–94.

Hughes-Jones, Nevin, and Patricia Tippett. "Ruth Ann Sanger: 6 June 1918–4 June 2001." *Biographical Memoirs of Fellows of the Royal Society* 49 (2003): 461–73.

Hull, Matthew. *Government of Paper: The Materiality of Bureaucracy in Urban Pakistan.* Berkeley: University of California Press, 2014.

Huxley, Julian S. *Evolution: The Modern Synthesis.* London: Allen & Unwin, 1942.

Huxley, Julian S. *UNESCO: Its Purpose and Its Philosophy.* Washington, DC: Public Affairs Press, 1947.

Huxley, Julian S., Alfred C. Haddon, and Alexander M. Carr-Saunders. *We Europeans: A Survey of "Racial" Problems.* London: Jonathan Cape, 1935.

Hyam, Ronald. *Britain's Declining Empire: The Road to Decolonisation, 1918–1968.* Cambridge: Cambridge University Press, 2006.

Ikin, Elizabeth W., Aileen M. Prior, Robert R. Race, and George L. Taylor. "The Distribution of the A1A2BO Blood Groups in England." *Annals of Eugenics* 9 (1939): 409–11.

Jacob, Marie-Andrée. *Matching Organs with Donors: Legality and Kinship in Transplants.* Philadelphia: University of Pennsylvania Press, 2012.

Jardine, Boris. "State of the Field: Paper Tools." *Studies in History and Philosophy of Science* 64 (2017): 53–63.

Jardine, Boris, and Matthew Drage. "The Total Archive: Data, Subjectivity, Universality." *History of the Human Sciences* 31, no. 5 (2018): 3–22.

Jardine, Boris, Emma Kowal, and Jenny Bangham. "How Collections End: Objects, Meaning and

Loss in Laboratories and Museums." *BJHS Themes* 4 (2019): 1–27.

Jardine, Nicholas. *The Scenes of Inquiry*, 2nd ed. Oxford: Oxford University Press, 2000.

Jones, Greta. "Bell, Julia (1879–1979)." In *Oxford Dictionary of National Biography* online, https://www.oxforddnb.com/view/10.1093/ref:odnb/9780198614128.001.0001/odnb-9780198614128-e-38514.

Kahn, Jonathan, et al. "How Not to Talk about Race and Genetics." *Buzzfeed News*, March 30, 2018, https://www.buzzfeednews.com/article/bfopinion/race-genetics-david-reich.

Kaiser, David. "Stick-Figure Realism: Conventions, Reification, and the Persistence of Feynman Diagrams, 1948–1964." *Representations* 70 (2000): 49–86.

Kakaliouras, Ann M., and Joanna Radin. "Archiving Anthropos: Tracking the Ethics of Collections across History and Anthropology." *Curator: The Museum Journal* 57 (2014): 147–51.

Kay, Lily E. "Laboratory Technology and Biological Knowledge: The Tiselius Electrophoresis Apparatus, 1930–1945." *History and Philosophy of the Life Sciences* 10, no. 1 (1988): 51–72.

Kay, Lily E. *Molecular Vision of Life: Caltech, the Rockefeller Foundation and the Rise of the New Biology*. New York: Oxford University Press, 1993.

Keating, Peter. "Holistic Bacteriology: Ludwick Hirszfeld's Doctorine of Serogenesis between the Two World Wars." In *Greater than the Parts: Holism in Biomedicine, 1920–1950*, edited by Christopher Lawrence and George Weisz, 283–302. New York: Oxford University Press, 1998.

Keating, Peter, and Alberto Cambrosio. *Biomedical Platforms: Realigning the Normal and the Pathological in Late-Twentieth Century Medicine*. Cambridge, MA: MIT Press, 2003.

Kekwick, Ralph A. "Alan Nigel Drury. 3 November 1889–2 August 1980." *Biographical Memoirs of Fellows of the Royal Society* 27 (1981): 173–98.

Kendrick, Douglas B. *Blood Program in World War II*. Washington, DC: Office of the Surgeon General, 1964.

Kendrick, T. D. *A History of the Vikings*. London: Methuen, 1930.

Keuck, Lara. "Thinking with Gatekeepers: An Essay on Psychiatric Sources." In *Invisibility and Labour in the Human Sciences*, edited by Jenny Bangham and Judith Kaplan, 107–16. Berlin: Max Planck Institute for the History of Science, 2016.

Kevles, Daniel. *In the Name of Eugenics: Genetics and the Uses of Human Heredity*. 2nd ed. Cambridge, MA: Harvard University Press, 1995 [1985].

Keynes, Geoffrey. *Blood Transfusion*. London: Henry Frowde, 1922.

Kherumian, R. "Review: The Distribution of the Human Blood Groups." *Man* 54 (1954): 156–57.

Kidd, P. "Simple Blood-Grouping Methods." *British Medical Journal* 4958 (1956), 114–15.

Killens, John Oliver. *Youngblood*. Athens: University of Georgia Press, 1982.

Kim, Jieun. "The Specter of 'Bad Blood' in Japanese Blood Banks." *New Genetics and Society* 37 (2018): 296–318.

Kirsh, Nurit. "Population Genetics in Israel in the 1950s: The Unconscious Internalization of Ideology." *Isis* 94 (2003): 631–55.

Klein, Ursula. *Experiments, Models, Paper Tools: Cultures of Organic Chemistry in the Nineteenth Century*. Stanford, CA: Stanford University Press, 2003.

Klugman, Matthew. *Blood Matters: A Social History of the Victorian Red Cross Blood Transfusion Service*. Melbourne: Australian Scholarly Publishing, 2004.

Knight, Robert L. *Dictionary of Genetics, Including Terms Used in Cytology, Animal Breeding and Evolution*. Waltham, MA: Chronica Botanica, 1948.

Kohler, Robert E. *Lords of the Fly: Drosophila Genetics and the Experimental Life*. Chicago: University of Chicago Press, 1994.

Kopeć, Ada C. *The Distribution of the Blood Groups in the United Kingdom*. London: Oxford University Press, 1970.

Kowal, Emma. "Orphan DNA: Indigenous Samples, Ethical Biovalue and Postcolonial Science." *Social Studies of Science* 43, no. 4 (2013): 577–97.

Kowal, Emma, Joanna Radin, and Jenny Reardon. "Indigenous Body Parts, Mutating Temporalities, and the Half-Lives of Postcolonial Technoscience." *Social Studies of Science* 43, no. 4 (2013): 465–83.

Kraus, Bertram S., and Charles B. White. "Microevolution in a Human Population: A Study of Social Endogamy and Blood Type Distributions among the Western Apache." *American Anthropologist* 58 (1956): 1017–43.

Krementsov, Nikolai. "Eugenics in Russia and the Soviet Union." In *The Oxford Handbook of The History of Eugenics*, edited by Alison Bashford and Philippa Levine, 413–29. Oxford: Oxford University Press, 2010.

Krementsov, Nikolai. *A Martian Stranded on Earth: Alexander Bogdanov, Blood Transfusions, and Proletarian Science*. Chicago: University of Chicago Press, 2011.

Kushner, Tony. *We Europeans? Mass-Observation, "Race" and British Identity in the Twentieth Century*. Aldershot: Ashgate, 2004.

Lachmann, Peter. "Robert Royston Amos (Robin) Coombs: 9 January 1921–25 January 2006." *Biographical Memoirs of Fellows of the Royal Society* 55 (2009): 45–58.

Landecker, Hannah. "Living Differently in Biological Time: Plasticity, Temporality, and Cellular Biotechnologies." In *Technologized Images, Technologized Bodies: Anthropological Approaches to a New Politics of Vision*, edited by Jeanette Edwards, Penny Harvey, and Peter Wade, 211–33. New York: Berghahn Books, 2005.

Landsteiner, Karl, and C. Philip Miller. "Serological Studies on the Blood of the Primates: I. The Differentiation of Human and Anthropoid Bloods." *Journal of Experimental Medicine* 42, no. 6 (1925): 841–52.

Landsteiner, Karl, and C. Philip Miller. "Serological Studies on the Blood of the Primates: III. Distribution of Serological Factors Related to Human Isoagglutinins in the Blood of Lower Monkeys," *Journal of Experimental Medicine* 42, no. 6 (1925): 863–77.

Landsteiner, Karl, and Alexander Wiener. "An Agglutinable Factor in Human Blood Recognised by Immune Sera for Rhesus Blood." *Proceedings of the Society for Experimental Biology and Medicine* 43 (1940): 223.

Landsteiner, Karl, and Alexander Wiener. "Studies on an Agglutinogen (Rh) in Human Blood Reacting with Anti-Rhesus Sera and with Human Isoantibodies." *Journal of Experimental Medicine* 74 (1941): 309–20.

Landsteiner, Karl, Alexander S. Wiener, and G. Albin Matson. "Distribution of the Rh Factor in American Indians." *Journal of Experimental Medicine* 76 (1942): 73–78.

Latour, Bruno. "Drawing Things Together." In *Representation in Scientific Practice*, edited by Michael Lynch and Steve Woolgar, 19–68. Cambridge, MA: MIT Press, 1990.

Latour, Bruno. *Science in Action: How to Follow Scientists and Engineers through Society*. Cambridge, MA: Harvard University Press, 1987.

Lattes, Leone. *Individuality of the Blood in Biology and in Clinical and Forensic Medicine*, translated by L. W. Howard Bertie. London: Oxford University Press, 1932.

Law, Jules. *The Social Life of Fluids: Blood, Milk, and Water in the Victorian Novel*. Ithaca, NY: Cornell University Press, 2010.

Lawler, Sylvia D. "Family Studies Showing Linkage between Elliptocytosis and the Rhesus Blood Group System." *Caryologia* 6, suppl. (1954): 26.

Lawler, Sylvia D., and M. Sandler. "Data on Linkage in Man: Elliptocytosis and Blood Groups: IV. Families 5, 6 and 7." *Annals of Eugenics* 18 (1954): 328–34.

Lederer, Susan E. "Bloodlines: Blood Types, Identity, and Association in Twentieth-Century America." *Journal of the Royal Anthropological Institute* 19 (2013): S118–29.

Lederer, Susan E. *Flesh and Blood: Organ Transplantation and Blood Transfusion in 20th Century America*. Oxford: Oxford University Press, 2008.

Lederer, Susan E., and Naomi Rogers. "Media." In *Companion to Medicine in the Twentieth Century*, edited by Roger Cooter and John Pickstone, 487–502. London: Routledge, 2013.

Lehmann, Hermann. "Blood Groups [Review of The ABO Blood Groups, Mourant et al.]." *Eugenics Review* 51 (1959): 108–9.

Lehmann, Hermann, and Elspeth B. Smith. "Separation of Different Haemoglobins by Paper Electrophoresis." *Transactions of the Royal Society of Tropical Medicine and Hygiene* 48 (1954): 12.

Lemov, Rebecca. *The Database of Dreams: The Lost Quest to Catalog Humanity*. Chicago: University of Chicago Press, 2015.

Levine, Philip, Peter Vogal, E. M. Katzin, and Lyman Burnham. "The Role of Isoimmunization in the Pathogenesis of Erythroblastosis Fetalis." *American Journal of Obstetrics and Gynacology* 42, no. 6 (1941): 925–37.

Lewis, D. "Cyril Dean Darlington. 19 December 1902–26 March 1981." *Biographical Memoirs of Fellows of the Royal Society* 29 (1983): 113–26.

Lindee, M. Susan. "Human Genetics after the Bomb: Archives, Clinics, Proving Grounds and Board Rooms." *Studies in History and Philosophy of Biological and Biomedical Sciences* 55 (2016):

45–53.

Lindee, M. Susan. "Scaling Up: Human Genetics as a Cold War Network." *Studies in History and Philosophy of Biological and Biomedical Sciences* 47, part A (2014): 185–90.

Lindee, M. Susan. *Moments of Truth in Genetic Medicine*. Baltimore: Johns Hopkins University Press, 2005.

Lindee, M. Susan. *Suffering Made Real: American Science and the Survivors at Hiroshima*. Chicago: University of Chicago Press, 1994.

Lindee, M. Susan, and Joanna Radin. "Patrons of the Human Experience: A History of the Wenner-Gren Foundation for Anthropological Research, 1941–2016." *Current Anthropology* 57, suppl. 14 (2016): S218–301.

Lindee, Susan, and Ricardo Ventura Santos. "The Biological Anthropology of Living Human Populations: World Histories, National Styles, and International Networks: An Introduction to Supplement 5." *Current Anthropology* 53, suppl. 5 (2012): S3–16.

Linehan, Denis. "Regional Survey and the Economic Geographies of Britain 1930–1939." *Transactions of the Institute of British Geographers* 28 (2003): 96–122.

Lipphardt, Veronika. "From 'Races' to 'Isolates' to 'Endogamous Communities': Human Genetics and the Notion of Human Diversity in the 1950s." In *Human Heredity in the Twentieth Century*, edited by Bernd Gausemeier, Staffan Müller-Wille, and Edmund Ramsden, 55–68. London: Pickering & Chatto, 2013.

Lipphardt, Veronika. "'Europeans' and 'Whites.' Biomedical Knowledge about the 'European Race' in Early Twentieth Century Colonial Contexts." *Comparativ* 25 (2015): 137–46.

Lipphardt, Veronika. "'Geographical Distribution Patterns of Various Genes': Genetic Studies of Human Variation after 1945." *Studies in History and Philosophy of Biological and Biomedical Sciences* 47, part A (2014): 50–61.

Lipphardt, Veronika. "Isolates and Crosses in Human Population Genetics; or, A Contextualization of German Race Science." *Current Anthropology* 53, Suppl. 5 (2012): S69–82.

Lipphardt, Veronika. "The Jewish Community of Rome—an Isolated Population? Sampling Procedures and Biohistorical Narratives in Genetic Analysis in the 1950s." *BioSocieties* 5 (2010): 306–29.

Lipphardt, Veronika. "Knowing Europe, Europeanizing Knowledge: The Making of 'Homo Europaeus' in the Life Sciences." In *Europeanization in the Twentieth Century: Historical Approaches*, edited by M. Conway and K. K. Patel, 64–83. London: Palgrave Macmillan, 2010.

Little, Michael A. "Human Population Biology in the Second Half of the Twentieth Century." *Current Anthropology* 53, suppl. 5 (2012): S126–38.

Little, Michael A., and Kenneth J. Collins. "Joseph S. Weiner and the Foundation of Post-WWII Human Biology in the United Kingdom." *Yearbook of Physical Anthropology* 55 (2012): 114–31.

Livingstone, F. B. *Abnormal Hemoglobins in Human Populations*. Chicago: Aldine, 1967.

Lock, Margaret. "The Alienation of Body Tissue and the Biopolitics of Immortalized Cell Lines."

*Body and Society* 7, nos. 2–3 (2001): 63–91.

Loughlin, Kelly. "Networks of Mass Communication: Reporting Science, Health and Medicine in the 1950s and '60s." *Clio Medica* 75 (2005): 295–322.

Love, Spencie. *One Blood: The Death and Resurrection of Charles R. Drew*. Chapel Hill: University of North Carolina Press, 1996.

Löwy, Ilana. *Between Bench and Bedside: Science, Healing and Interleukin-2 in a Cancer Ward*. Cambridge, MA: Harvard University Press, 1996.

Löwy, Ilana. "'A River That Is Cutting Its Own Bed': The Serology of Syphilis between Laboratory, Society and Law." *Studies in History and Philosophy of Biological and Biomedical Sciences* 35, no. 3 (2004): 509–24.

Macintyre, Ben. "Opening the Book of Life." *Times*, June 27, 2000, 1.

MacKenzie, Donald A. *Statistics in Britain, 1865–1930: The Social Construction of Scientific Knowledge*. Edinburgh: Edinburgh University Press, 1981.

Magnello, Eileen, and Anne Hardy, eds. *The Road to Medical Statistics*. Amsterdam: Rodopi, 2002.

Marks, Jonathan. *Human Biodiversity: Genes, Race and History*. New York: Aldine de Gruyter, 1995.

Marks, Jonathan. "The Legacy of Serological Studies in American Physical Anthropology." *History and Philosophy of the Life Sciences* 18, no. 3 (1996): 345–62.

Marks, Jonathan. "The Origins of Anthropological Genetics," *Current Anthropology* 53 (2012): S161–72.

Marks, Jonathan. "'We're Going to Tell These People Who They Really Are': Science and Relatedness." In *Relative Values*, edited by Sarah Franklin and Susan McKinnon, 355–83. Durham, NC: Duke University Press, 2001.

Matless, David. "Regional Surveys and Local Knowledges: The Geographical Imagination in Britain, 1918–39." *Transactions of the Institute of British Geographers* 17 (1992): 464–80.

Mauss, Marcel. *The Gift: The Form and Reason for Exchange in Archaic Societies*, translated by W. D. Halls. London: Routledge, 2002.

Maxson Jones, Kathryn, Rachel A. Ankeny, and Robert Cook-Deegan. "The Bermuda Triangle: The Pragmatics, Policies and Principles for Data Sharing in the History of the Human Genome Project." *Journal for the History of Biology* 51, no. 4 (2018): 693–805.

Maxwell, Roy D. H., and Katharine N. Maxwell. "ABO Blood Groups and Hypertension."*British Medical Journal* 2, no. 4932 (1955): 179–80.

Maycock, William d'A. "Kenneth Leslie Grant Goldsmith." *Lancet* 2, no. 308 (1976): 212.

Mayer, Anna-K. "Reluctant Technocrats: Science Promotion in the Neglect-of-Science Debate of 1916–1918." *History of Science* 43, no. 2 (2005): 139–59.

Mayr, Ernst. *Systematics and the Origin of Species from the Viewpoint of a Zoologist*. New York: Columbia University Press, 1942.

Mayr, Ernst, and William B. Provine, eds. *The Evolutionary Synthesis: Perspectives on the Unification of Biology*. Cambridge, MA: Harvard University Press, 1980.

Mazumdar, Pauline. "Blood and Soil: The Serology of the Aryan Racial State." *Bulletin of the History of Medicine* 64, no. 2 (1990): 186–219.

Mazumdar, Pauline. *Eugenics, Human Genetics and Human Failings: The Eugenics Society, Its Sources and Its Critics in Britain*. London: Routledge, 1992.

Mazumdar, Pauline. "The Purpose of Immunity: Landsteiner's Interpretation of the Human Isoantibodies." *Journal of the History of Biology* 8, no. 1 (1975): 115–33.

Mazumdar, Pauline. *Species and Specificity: An Interpretation of the History of Immunology*. Cambridge, UK: Cambridge University Press, 1995.

Mazumdar, Pauline. "Two Models for Human Genetics: Blood Grouping and Psychiatry in Germany between the World Wars." *Bulletin of the History of Medicine* 70, no. 4 (1996): 609–57.

McGucken, William. "On Freedom and Planning in Science: The Society for Freedom in Science, 1940–46." *Minerva* 16, no. 1 (1978): 42–72.

M'charek, Amade. "Contrasts and Comparisons: Three Practices of Forensic Investigation." *Comparative Sociology* 7, no. 3 (2008): 387–412.

M'charek, Amade. *The Human Genome Diversity Project: An Ethnography of Scientific Practice*. Cambridge, UK: Cambridge University Press, 2005.

M'charek, Amade, Rob Hagendijk, and Wiebe de Vries. "Equal before the Law: On the Machinery of Sameness in Forensic DNA Practice." *Science, Technology & Human Values* 38, no. 4 (2013): 542–65.

M'charek, Amade, Katharina Schramm, and David Skinner. "Technologies of Belonging: The Absent Presence of Race in Europe." *Science, Technology and Human Values* 38, no. 4 (2013).

McKay, Richard A. *Patient Zero and the Making of the AIDS Epidemic*. Chicago: University of Chicago Press, 2017.

McLearn, Ida, Geoffrey M. Morant, and Karl Pearson. "On the Importance of the Type Silhouette for Racial Characterisation in Anthropology." *Biometrika* 20B, nos. 3–4 (1928): 389–400.

Medical Research Council Blood Transfusion Research Committee. "The Determination of Blood Groups," General Medical Council War Memorandum no. 9. London: His Majesty's Stationary Office, 1943. Available in the Wellcome Library, shelf mark WH420 1943M49d.

Middell, Matthias, ed. "The Invention of the European." *Special issue, Comparativ* 25, nos. 5–6 (2015): 7–228.

Miles, A. Ashley. "International Standards for Anti-A and Anti-B Blood-Grouping Sera." *Bulletin of the World Health Organization* 3 (1950): 301–8.

Miller, Clark A. "'An Effective Instrument of Peace': Scientific Cooperation as an Instrument of U.S. Foreign Policy, 1938–1950." *Osiris* 21 (2006): 133–60.

Misson, Gary P., A. Clive Bishop, and Winifred M. Watkins. "Arthur Ernest Mourant. 11 April 1904–29 August 1994." *Biographical Memoirs of Fellows of the Royal Society* 45 (1999): 331–48.

Mitchell, Robert, and Catherine Waldby. *Tissue Economies: Blood, Organs, and Cell Lines in Late Capitalism*. Durham, NC: Duke University Press, 2006.

Mol, Annemarie. *The Body Multiple: Ontology in Medical Practice*. Durham, NC: Duke University Press, 2002.

Mold, Alex, Peder Clark, Gareth Millward and Daisy Payling. *Placing the Public in Public Health in Post-War Britain, 1948–2012*. Cham, Germany: Springer, 2019.

Mollison, Patrick L. "Blood Groups." *British Medical Journal* 4697 (1951): 75.

Mollison, Patrick L. *Blood Transfusion in Clinical Medicine*. Oxford: Blackwell Scientific, 1951.

Mollison, Patrick L., Arthur E. Mourant, and Robert R. Race. "The Rh Blood Groups and Their Clinical Effects," Medical Research Council memorandum no. 19. London: His Majesty's Stationary Office, 1948. Available in the Wellcome Library, shelf mark WH420 1954M72r.

Mollison, Patrick L., and H. A. Sloviter. "Successful Transfusion of Previously Frozen Human Red Cells." *Lancet* 258, no. 6689 (1951): 862–64.

Mollison, Patrick L., and George L. Taylor. "Wanted: Anti-Rh Sera." *British Medical Journal* 4243 (1942): 561–62.

Monsalve, M. V., and E. Hagelberg. "Mitochondrial DNA Polymorphisms in Carib People of Belize." *Proceedings of the Royal Society of London. Series B: Biological Sciences* 264, no. 1385 (1997): 1217–24.

Morant, Geoffrey M. "A Contribution to Basque Craniometry." *Biometrika* 21, nos. 1–4 (1929): 67–84.

Moreau, Philippe. "The Bilineal Transmission of Blood in Ancient Rome." In *Blood and Kinship: Matter for Metaphor from Ancient Rome to the Present*, ed. Christopher Johnson, Bernhard Jussen, David Warren Sabean, and Simon Teuscher, 40–60. New York: Berghahn Books, 2013.

Motulsky, Arno G. "Drug Reactions, Enzymes, and Biochemical Genetics," *Journal of the American Medical Association* 165, no. 7 (1957), 835–37.

Motulsky, Arno G., and Jean M. Campbell-Kraut. "Population Genetics of Glucose-6-Phosphate Dehyrogenase Deficiency of the Red Cell." In *Proceedings of the Conference on Genetic Polymorphisms and Geographic Variations in Disease*, edited by Baruch S. Blumberg, 159–91. New York: Grune and Stratton, 1961.

Motulsky, Arno G., Milton H. Paul, and E. L. Durrum. "Paper Electrophoresis of Abnormal Hemoglobins and Its Clinical Applications." *Blood* 9, no. 9 (1954): 897–910.

Motulsky, Arno G., J. Vandepitte, and G. R. Fraser, "Population Genetics in the Congo. I: Glucose-6- Phosphate Dehydrogenase Deficiency, Hemoglobin S and Malaria," *American Journal of Human Genetics* 18, no. 6 (1966): 514–37.

Mourant, Arthur E. *Blood and Stones: An Autobiography*. La Haule, Jersey: La Haule Books, 1995.

Mourant, Arthur E. "Blood Groups." In *Genetical Variation in Human Populations*, edited by G. A. Harrison, 1–15. New York: Pergamon, 1961.

Mourant, Arthur E. "Blood Groups and Anthropology." *Nature* 167 (May 5, 1951): 705–6.

Mourant, Arthur E. "The Blood Groups of the Basques." *Nature* 160 (October 11, 1947): 505–6.

Mourant, Arthur E. *The Distribution of the Human Blood Groups*. Oxford: Blackwell Scientific,

1954.

Mourant, Arthur E. "The Establishment of an International Panel of Blood Donors of Rare Types." *Vox Sanguinis* 10, no. 2 (1965): 129–32.

Mourant, Arthur E. *The Genetics of the Jews*. Oxford: Clarendon Press, 1978.

Mourant, Arthur E. "The International Biological Programme." *Eugenics Review* 55 (1964): 201–2.

Mourant, Arthur E. "A 'New' Human Blood Group Antigen of Frequent Occurrence."*Nature* 158 (August 17, 1946): 237–8.

Mourant, Arthur E. "A New Rhesus Antibody." *Nature* 155 (May 5, 1945): 542.

Mourant, Arthur E., Ada C. Kopeć, and Kazimiera Domaniewska-Sobczak. *The ABO Blood Groups: Comprehensive Tables and Maps of World Distribution*. London: Blackwell Scientific, 1958.

Mourant, Arthur E., Ada C. Kopeć, and Kazimiera Domaniewska-Sobczak. *Distribution of the Human Blood Groups and Other Polymorphisms*. London: Oxford University Press, 1976.

Mourant, Arthur E., and Donald Tills. "The International Biological Programme with Particular Reference to the Human Adaptability Section." *Institute of Biology Journal* 14 (1967): 24–27.

Mukharji, Projit Bihari. "From Serosocial to Sanguinary Identities: Caste, Transnational Race Science and the Shifting Metonymies of Blood Group B, India c. 1918–1960." *Indian Economic and Social History Review* 51, no. 2 (2014): 143–76.

Müller-Wille, Staffan. "Early Mendelism and the Subversion of Taxonomy: Epistemological Obstacles as Institutions." *Studies in History and Philosophy of Biological and Biomedical Sciences* 36, no. 3 (2005): 465–87.

Müller-Wille, Staffan. "Race et appartenance ethnique: La diversité humaine et l'UNESCO déclarations sur la race (1950 et 1951)." In *60 Ans d'histoire de l'UNESCO*, 211–20. Paris: UNESCO, 2007.

Müller-Wille, Staffan, and Hans-Jörg Rheinberger. *A Cultural History of Heredity*. Chicago: Chicago University Press, 2012.

Murphy, Michelle. *The Economization of Life*. Durham, NC: Duke University Press, 2017.

Murray, John. "A Nomenclature of Subgroups of the Rh Factor." *Nature* 154, no. 3918 (December 2, 1944): 701–2.

Mutch, J. R. "Hereditary Corneal Dystrophy." *British Journal of Ophthalmology* 28 (1944): 49–86.

Nash, Catherine. *Genetic Geographies: The Trouble with Ancestry*. Minneapolis: University of Minnesota Press, 2015.

Nathoo, Ayesha. *Hearts Exposed: Transplants and the Media in 1960s Britain*. London: Palgrave Macmillan, 2009.

Neel, James V. "The Inheritance of Sickle Cell Anemia." *Science* 110, no. 2846 (July 15, 1949): 64–66.

Nelkin, Dorothy, and M. Susan Lindee. *The DNA Mystique: The Gene as a Cultural Icon*. Ann Arbor: University of Michigan Press, 2004.

"A New Blood-Donor Service." *Lancet* 260, no. 6736 (1952): 670.

Newton, Darrell. "Calling the West Indies: The BBC World Service and Caribbean Voices," *Historical Journal of Film, Radio and Television* 28, no. 4 (2008): 489–97.

Newton, Darrell M. *Paving the Empire Road: BBC Television and Black Britain*. Manchester: Manchester University Press, 2012.

Nieter, H. M., dir. *Blood Transfusion Service*. 1941. Paul Rotha Productions. UK Ministry of Information.

Nye, Robert A. "Kinship, Male Bonds, and Masculinity in Comparative Perspective."*American Historical Review* 105, no. 5 (2000): 1656–66.

Oertzen, Christine von. "Hidden Helpers: Gender, Skill, and the Politics of Workforce Management for Census Compilation in Late Nineteenth-Centur Prussia." In *Invisibility and Labour in the Human Sciences*, edited by Jenny Bangham and Judith Kaplan, 47–50. Berlin: Max Planck Institute for the History of Science, 2016.

Okroi, Mathias. "Der Blutgruppenforscher Fritz Schiff (1889–1940): Leben, Werk und Wirkung eines jüdischen Deutschen." PhD diss., University of Lübeck, 2004.

Okroi, Mathias, and Peter Voswinckel. "'Obviously Impossible'—The Application of the Inheritance of Blood Groups as a Forensic Method: The Beginning of Paternity Tests in Germany, Europe and the USA." *International Congress Series* 1239 (2003): 711–14.

Olszynko-Gryn, Jesse. *A Woman's Right to Know: Pregnancy Testing in Twentieth-Century Britain*. Berkeley: University of California Press, forthcoming.

Ottenberg, Reuben. "Studies in Isoagglutination: I. Transfusion and the Question of Intravascular Agglutination." *Journal of Experimental Medicine* 13 (1911): 425–38.

Oudshoorn, Nelly. *Beyond the Natural Body: An Archaeology of Sex Hormones*. London: Routledge, 1994.

Owen, Maureen. "Dame Janet Maria Vaughan, D. B. E. 18 October 1899–9 January 1993." *Biographical Memoirs of Fellows of the Royal Society* 41 (1995): 483–98.

Packard, Randall M. *A History of Global Health: Interventions into the Lives of Other Peoples*. Baltimore: Johns Hopkins University Press, 2016.

Palfreeman, Linda. *Spain Bleeds: The Development of Battlefield Blood Transfusion during the Civil War*. Brighton: Sussex Academic Press, 2015.

Parapia, Liakat Ali. "History of Bloodletting by Phlebotomy." *British Journal of Haematology* 143, no. 4 (2008): 490–95.

Parke, Davis & Co. *Biological Therapy: Including Vaccine Therapy, Serum Therapy, Phylacogen Therapy, Gland Therapy, Diagnostic Proteins*. London: Parke, Davis & Co., 1926.

Parolini, Giuditta. "The Emergence of Modern Statistics in Agricultural Science: Analysis of Variance, Experimental Design and the Reshaping of Research at Rothamsted Experimental Station, 1919–1933." *Journal of the History of Biology* 48, no. 2 (2014): 301–35.

Parolini, Giuditta. *"Making Sense of Figures": Statistics, Computing and Information Technologies in Agriculture and Biology in Britain, 1920s–1960s*. PhD diss., University of Bologna, 2013.

Parry, Bronwyn. "Technologies of Immortality: The Brain on Ice." *Studies in History and Philosophy of Biological and Biomedical Sciences*, 35, no. 2 (2004): 391–413.

Paul, Diane B. *The Politics of Heredity: Essays on Eugenics, Biomedicine, and the Nature-Nurture Debate*. Albany: State University of New York Press, Press, 1998.

Paul, Kathleen. *Whitewashing Britain: Race and Citizenship in the Postwar Era*. Ithaca, NY: Cornell University Press, 1997.

Pauling, Linus, Harvey A. Itano, S. J. Singer, and Ibert C. Wells. "Sickle-Cell Anemia: A Molecular Disease." *Science* 110, no. 2865 (November 25, 1949): 543.

Payne, Rose, and Mary R. Rolfs. "Fetomaternal Leukocyte Incompatibility." *Journal of Clinical Investigation* 37, no. 12 (1958): 1756–62.

Pearson, Karl, ed. *Treasury of Human Inheritance*. London: Dulau, 1912.

Pelis, Kim. "'A Band of Lunatics down Camberwell Way': Percy Oliver and Voluntary Blood Donation in Interwar Britain." In *Medicine, Madness and Social History: Essays in Honour of Roy Porter*, edited by Roberta Bivins and John V. Pickstone, 148–58. London: Palgrave Macmillan, 2007.

Pelis, Kim. "Blood Standards and Failed Fluids: Clinic, Lab and Transfusion Solutions in London, 1868–1916." *History of Science* 39, no. 124 (2001): 185–213.

Pelis, Kim. "Taking Credit: The Canadian Army Medical Corps and the British Conversion to Blood Transfusion in WWI." *Journal of the History of Medicine & Allied Sciences* 56, no. 3 (2001): 238–77.

Penrose, Lionel S. *Mental Defect*. New York: Farrar and Rinehart, 1934.

Penrose, Margaret, and Lionel S. Penrose. "The Blood Group Distribution in the Eastern Counties of England." *British Journal of Experimental Pathology* 14, no. 3 (1933): 160.

Petitjean, Patrick. "The Joint Establishment of the World Federation of Scientific Workers and of UNESCO after World War II." *Minerva* 46, no. 2 (2008): 247–70.

Pickles, M. M. "Simple Blood-Grouping Method," *British Medical Journal* 4955 (1955): 1561.

Pierce, Stephen, and Marion Reid. *Bloody Brilliant! A History of Blood Groups and Blood Groupers*. Bethesda, MD: AABB Press, 2016.

Pinkerton, J. R. H. "Simple Blood-Grouping Methods." *British Medical Journal* no. 4961 (1956): 289.

Plaut, G., M. Leitch Barrow, and J. M. Abbott. "The Results of Routine Investigation for Rh Factor at the N.W. London Depot." *British Medical Journal* 2, no. 4417 (1945): 273–81.

Polani, P. E. "John Alexander Fraser Roberts. 8 September 1899–15 January 1987."*Biographical Memoirs of Fellows of the Royal Society* 38 (1992): 307–22.

Porter, Theodore M. *Genetics in the Madhouse: The Unknown History of Human Heredity*. Princeton, NJ: Princeton University Press, 2018.

Porter, Theodore M. *Karl Pearson: The Scientific Life in a Statistical Age*. Princeton, NJ: Princeton University Press, 2004.

Porter, Theodore M. *Trust in Numbers: The Pursuit of Objectivity in Science and Public Life*. Princeton, NJ: Princeton University Press, 1995.

Posel, Deborah. "The Apartheid Project, 1948–1970." In *The Cambridge History of South Africa*, edited by Robert Ross, 319–68. Cambridge, UK: Cambridge University Press, 2011.

Proctor, Tammy M. *On My Honour: Guides and Scouts in Interwar Britain*. Philadelphia: American Philosophical Society, 2002.

Proctor, Tammy M. "(Uni)Forming Youth: Girl Guides and Boy Scouts in Britain, 1908–39." *History Workshop Journal* 45 (1998): 103–34.

Proger, L. W. "Development of the Emergency Blood Transfusion Scheme." *British Medical Journal* 4260 (1942): 252–53.

Provine, William B. *The Origins of Theoretical Population Genetics*. Chicago: University of Chicago Press, 1971.

Quirke, Viviane, and Jean-Paul Gaudillière. "The Era of Biomedicine: Science, Medicine, and Public Health in Britain and France after the Second World War." *Medical History* 52, no. 4 (2008): 441–52.

Rabinow, Paul. *French DNA: Trouble in Purgatory*. Chicago: University of Chicago Press, 1999.

Race, Robert R. "An 'Incomplete' Antibody in Human Serum." *Nature* 153 (June 24, 1944): 771–72.

Race, Robert R. "A Summary of Present Knowledge of Human Blood Groups, with Special Reference to Serological Incompatibility as a Cause of Congenital Disease." *British Medical Bulletin* 4, no. 3 (1946), 188–93.

Race, Robert R., and Arthur E. Mourant. "The Rh Chromosome Frequencies in England." *Blood* 3 (1948): 689–95.

Race, Robert R., Arthur E. Mourant, and Sheila Callender. "Rh Antigens and Antibodies in Man." *Nature* 157 (1946): 410.

Race, Robert R., and Ruth Sanger. *Blood Groups in Man*. 1st ed. Oxford: Blackwell Scientific, 1950.

Race, Robert R., and Ruth Sanger. *Blood Groups in Man*. 3rd ed. Oxford: Blackwell Scientific, 1958.

Race, Robert R., and Ruth Sanger. *Blood Groups in Man*. 4th ed. Oxford: Blackwell Scientific, 1962.

Race, Robert R., George L. Taylor, Daniel F. Cappell, and M. N. McFarlane. "The Rh Factor and Erythroblastosis Foetalis." *British Medical Journal* 4313 (1943): 289–93.

Race, Robert R., George L. Taylor, and J. Murray. "Serological Reactions Caused by the Rare Human Gene Rhz." *Nature* 155 (1945): 112–14.

Radin, Joanna. "Collecting Human Subjects: Ethics and the Archive in the History of Science and the Historical Life Sciences." *Curator: The Museum Journal* 57 (2014): 249–58.

Radin, Joanna. "Ethics in Human Biology: A Historical Perspective on Present Challenges." *Annual Review of Anthropology* 47 (2018): 263–78.

Radin, Joanna. "Latent Life: Concepts and Practices of Human Tissue Preservation in the International Biological Program." *Social Studies of Science* 43, no. 4 (2013): 484–508.

Radin, Joanna. *Life on Ice: The History of New Uses for Cold Blood*. Chicago: University of Chicago Press, 2017.

Radin, Joanna. "Unfolding Epidemiological Stories: How the WHO Made Frozen Blood into a

Flexible Resource for the Future." *Studies in History and Philosophy of Biological and Biomedical Sciences* 47, part A (2014): 62–73.

Radin, Joanna, and Emma Kowal. "A Comparative Study of Indigenous Blood Samples and Ethical Regimes in the United States and Australia Since the 1960s." *American Ethnologist* 42, no. 4 (2015): 749–65.

Radin, Joanna, and Emma Kowal, eds. *Cryopolitics: Frozen Life in a Melting World*. Cambridge, MA: MIT Press, 2017.

Rajagopalan, Ramya M., and Joan H. Fujimura. "Variations on a Chip: Technologies of Difference in Human Genetics Research." *Journal of the History of Biology* 51, no. 4 (2018): 841–73

Ramsden, Edmund. "Carving up Population Science: Eugenics, Demography and the Controversy over the 'Biological Law' of Population Growth." *Social Studies of Science* 32, nos. 5–6 (2002): 857–99.

Ramsden, Edmund. "Surveying the Meritocracy: The Problems of Intelligence and Mobility in the Studies of the Population Investigation Committee." *Studies in History and Philosophy of Biological and Biomedical Sciences* 47, part A (2014): 130–41.

Rangil, Teresa Tomas. "The Politics of Neutrality: UNESCO's Social Science Department, 1946–1956." Center for the History of Political Economy at Duke University (CHOPE) working paper no. 2011-08, April 2011, https://hope.econ.duke.edu/sites/hope.econ.duke.edu/files/ The%20politics%20of%20neutrality-Teresa%20Tomas.pdf.

Reardon, Jenny. *The Postgenomic Condition: Ethics, Justice, and Knowledge after the Genome*. Chicago: University of Chicago Press, 2017.

Reardon, Jenny. *Race to the Finish: Identity and Governance in an Age of Genomics*. Princeton: Princeton University Press, 2004.

Reardon, Jenny, Rachel A. Ankeny, Jenny Bangham, Katherine W. Darling, Stephen Hilgartner, Kathryn Maxson Jones, Beth Shapiro, and Hallam Stevens. "Bermuda 2.0: Reflections from Santa Cruz." *GigaScience* 5, no. 1 (2016): 1–4.

Reardon, Jenny, and Kim TallBear. " 'Your DNA Is Our History': Genomics, Anthropology, and the Construction of Whiteness as Property." *Current Anthropology* 53, suppl. 5 (2012): S233–45.

Reddy, Deepa S. "Citizens in the Commons: Blood and Genetics in the Making of the Civic." *Contemporary South Asia* 21, no. 3 (2013): 275–90.

Redhead, Grace O. "Histories of Sickle Cell Anaemia in Postcolonial Britain, 1948–1997." PhD diss., University College London, 2019.

Redman, Samuel J. *Bone Rooms: From Scientific Racism to Human Prehistory in Museums*. Cambridge, MA: Harvard University Press, 2016.

Rees, Amanda. "Doing 'Deep Big History': Race, Landscape and the Humanity of H J Fleure (1877–1969)." *History of the Human Sciences* 32, no. 1 (2019): 99–120.

Reginald, Daniel G. *More Than Black? Multiracial Identity and the New Racial Order*. Philadelphia: Temple University Press, 2002.

Reid, Marion E. "Alexander S. Wiener: The Man and His Work." *Transfusion Medicine Reviews* 22, no. 4 (2008): 300–316.

Renwick, Chris. *British Sociology's Lost Biological Roots: A History of Futures Past.* London: Palgrave Macmillan, 2012.

Renwick, Chris. "Completing the Circle of the Social Sciences? William Beveridge and Social Biology at London School of Economics during the 1930s." *Philosophy of the Social Sciences* 44, no. 4 (2014): 478–96.

*Research in Population Genetics of Primitive Groups: Report of a WHO Scientific Group.* World Health Organization Technical Report Series no. 279. Geneva: World Health Organization, 1964.

Rheinberger, Hans-Jörg. "Scrips and Scribbles." *MLN* 118, no. 3 (2003): 622–36.

Rheinberger, Hans-Jörg. *Toward a History of Epistemic Things: Synthesizing Proteins in the Test Tube.* Stanford, CA: Stanford University Press, 1997.

Ricaut, F. X., T. Thomas, C. Arganini, J. Staughton, M. Leavesley, M. Bellatti, R. Foley, and M. Mirazon Lahr. "Mitochondrial DNA Variation in Karkar Islanders." *Annals of Human Genetics* 72, no. 3 (2008): 349–67.

Rice-Edwards, John T. "A Simple Blood-Grouping Method." *British Medical Journal* 4940 (1955): 681.

Richmond, Marsha L. "Opportunities for Women in Early Genetics." *Nature Reviews Genetics* 8 (2007): 897–902.

Richmond, Marsha L. "Women in the Early History of Genetics: William Bateson and the Newnham College Mendelians, 1900–1910." *Isis* 92, no. 1 (2001): 55–90.

Riddell, Horsley. *Blood Transfusion.* London: Oxford University Press, 1939.

Riddell, W. J. B. "A Pedigree of Blue Sclerotics, Brittle Bones, and Deafness, with Colour Blindness." *Annals of Eugenics* 10 (1940): 1–13.

Rivett, Geoffrey. *From Cradle to Grave: Fifty Years of the NHS.* London: Kings Fund, 1998.

Roberts, Derek F., Elizabeth W. Ikin, and Arthur E. Mourant. "Blood Groups of the Northern Nilotes." *Annals of Human Genetics* 20, no. 2 (1955): 135–54.

Roberts, Derek F., and Joseph S. Weiner. "Preface." In *The Scope of Physical Anthropology and its Place in Academic Studies: A Symposium Held at the Ciba Foundation, 6th November 1957.* Oxford: Wenner-Gren Foundation for Anthropological Research, 1958.

Robertson, Jennifer. "Biopower: Blood, Kinship, and Eugenic Marriage." In *A Companion to the Anthropology of Japan*, edited by Jennifer Robertson, 329–54. Oxford: Blackwell, 2005.

Robertson, Jennifer. "Blood Talks: Eugenic Modernity and the Creation of New Japanese." *History and Anthropology* 13, no. 3 (2002): 191–216.

Robertson, Jennifer. "Eugenics in Japan: Sanguinous Repair." In *The Oxford Handbook of the History of Eugenics*, edited by Alison Bashford and Philippa Levine, 431–48. Oxford: Oxford University Press, 2010.

Robertson, Jennifer. "Hemato-Nationalism: The Past, Present, and Future of 'Japanese Blood.'" *Medical Anthropology* 31, no. 2 (2012): 93–112.

Robson, Betty. "Sylvia Lawler." *British Medical Journal* 7035 (1996): 906.

Rood, J. J. van, J. G. Eernisse, and A. van Leeuwen. "Leucocyte Antibodies in Sera from Pregnant Women." *Nature* 181 (1958): 1735–36.

Roque, Ricardo. "The Blood That Remains: Card Collections from the Colonial Anthropological Missions." *BJHS Themes* 4 (2019): 29–53.

Roque, Ricardo. *Headhunting and Colonialism: Anthropology and the Circulation of Human Skulls in the Portuguese Empire, 1870–1930*. Basingstoke: Macmillan, 2010.

Rose, Nikolas. "Calculable Minds and Manageable Individuals." *History of the Human Sciences* 1, no. 2 (1988): 179–200.

Rosenfeld, L. "A Golden Age of Clinical Chemistry: 1948–1960." *Clinical Chemistry* 46, no. 10 (2000): 1705–14.

Roxby, P. M. "The Conference on Regional Survey at Newbury." *Geographical Teacher* 9, no. 2 (1917): 94–98.

Royal Anthropological Institute and Institute of Sociology. *Race and Culture*. London: Le Play House Press, 1936.

Royal Anthropological Institute of Great Britain and Ireland. *Notes and Queries on Anthropology*. 6th ed. London: Routledge, 1951.

Rucart, M. Marc. "Séance solenelle d'ouvertue." In *Bulletin de la société française de la transfusion sanguine: IIe congrès international de la transfusion sanguine*, 19–21. Paris: Baillère, 1939.

Rudavsky, Shari. "Blood Will Tell: The Role of Science and Culture in Twentieth Century Paternity Disputes." PhD diss., University of Pennsylvania, 1996.

Russell, N. C., E. M. Tansey, and P. V. Lear. "Missing Links in the History and Practice of Science: Teams, Technicians and Technical Work." *History of Science* 38, no. 2 (2000): 237–41.

Rymer, M. R. "The Editor's Page." *AABB Bulletin* 12 (1959): 484.

Saxon, R. S. "Towards Cadaver Blood Transfusions in War." *Lancet* 231, no. 5977 (1938), 693–94.

Sayers, Dorothy L. "Blood Sacrifice." In *In the Teeth of the Evidence*, 153–76. London: New English Library, 1970.

Schaffer, Gavin. "'Like a Baby with a Box of Matches': British Scientists and the Concept of 'Race' in the Inter-War Period." *British Journal for the History of Science* 38, no. 3 (2005): 307–24.

Schaffer, Gavin. *Racial Science and British Society, 1930–62*. Basingstoke: Palgrave Macmillan, 2008.

Schiff, Fritz. "The Medico-legal Significance of Blood Groups." *Lancet* 214, no. 5540 (1929): 921–22.

Schmidt, Paul J. "Blood and Disaster: Supply and Demand." *New England Journal of Medicine* 346, no. 8 (2002): 617–20.

Schmidt, Paul J. "Rh-Hr: Alexander Wiener's Last Campaign." *Transfusion* 34, no. 2 (1994): 180–82.

Schmidt, Paul J., and Paul M. Ness. "Hemotherapy: From Bloodletting Magic to Transfusion Medicine." *Transfusion* 46, no. 2 (2006): 166–68.

Schmuhl, Hans-Walter. *The Kaiser Wilhelm Institute for Anthropology, Human Heredity, and Eugenics,*

*1927–1945: Crossing Boundaries.* Dordrecht: Springer, 2008.

Schneider, David M. *American Kinship: A Cultural Account.* Chicago: University of Chicago Press, 1968.

Schneider, David M. "Kinship and Biology." In *Aspects of the Analysis of Family Structure*, edited by Ansley J. Coale, 83–101. Princeton: Princeton University Press, 1965.

Schneider, William H. "Blood Group Research in Great Britain, France and the United States Between the World Wars." *Yearbook of Physical Anthropology* 38 (1995): 87–114.

Schneider, William H. "Blood Transfusion Between the Wars." *Journal for the History of Medicine* 58, no. 2 (2003): 187–224.

Schneider, William H. "Chance and Social Setting in the Application of the Discovery of Blood Groups." *Bulletin of the History of Medicine* 57, no. 4 (1983): 545.

Schneider, William H. *The History of Blood Transfusion in Sub-Saharan Africa.* Athens: Ohio University Press, 2013.

Schneider, William H. "The History of Research on Blood Group Genetics: Initial Discovery and Diffusion." *History and Philosophy of the Life Sciences* 18, no. 3 (1996): 277–303.

Schneider, William H. "Introduction to 'The First Genetic Marker' Special Issue." *History and Philosophy of the Life Sciences* 18, no. 3 (1996): 273–76.

Schumaker, Lyn. *Africanizing Anthropology: Fieldwork, Networks, and the Making of Cultural Knowledge in Central Africa.* Durham: Duke University Press, 2001.

Schwartz-Marín, Ernesto and Irma Silva-Zolezzi. "'The Map of the Mexican's Genome': Overlapping National Identity, and Population Genomics." *Identity in the Information Society* 3, no. 3 (2010): 489–514.

Secord, James A. "Knowledge in Transit." *Isis* 95, no. 4 (2004): 654–72.

Selcer, Perrin. "Patterns of Science: Developing Knowledge for a World Community at Unesco." PhD diss., University of Pennsylvania, 2011.

Selcer, Perrin. "The View from Everywhere: Disciplining Diversity in Post-World War II International Social Science." *Journal of the History of the Behavioral Sciences* 45, no. 4 (2009): 309–29.

Sellen, Abigail J., and Richard H. R. Harper. *The Myth of the Paperless Office.* Cambridge, MA: MIT Press, 2001.

Shaw, Jennifer. "Documenting Genomics: Applying Archival Theory to Preserving the Records of the Human Genome Project." *Studies in History and Philosophy of Biological and Biomedical Sciences* 55 (2016): 61–69.

"Shortage of Rh Testing Sera." *British Medical Journal* 1, no. 4645 (1950): 108–9.

Silverman, Rachel. "The Blood Group 'Fad' in Post-War Racial Anthropology." In *Racial Anthropology: Retrospective on Carleton Coon's The Origin of Races (1962)*, edited by Jonathan Marks, 11–27. Berkeley: Kroeber Anthropological Society, 2000.

Silverstein, Arthur M. *A History of Immunology.* 2nd ed. Cambridge, MA: Academic Press, 2009.

Simon, Jonathan. "Emil Behring's Medical Culture: From Disinfection to Serotherapy." *Medical*

*History* 51, no. 2 (2007): 201–18.

Simpson, George Gaylord. *Tempo and Mode in Evolution.* New York: Columbia University Press, 1944.

Sluga, Glenda. "UNESCO and the (One) World of Julian Huxley." *Journal of World History* 21, no. 3 (2010): 393–418.

Smith, Roger. "Biology and Values in Interwar Britain: C. S. Sherrington, Julian Huxley and the Vision of Progress." *Past & Present* 178, no. 1 (2003), 210–42.

Smithies, Oliver. "Grouped Variations in the Occurrence of New Protein Components in Normal Human Serum." *Nature* 175, no. 4450 (February 12, 1955): 307–8.

Smocovitis, Vassiliki Betty. "Unifying Biology: The Evolutionary Synthesis and Evolutionary Biology." *Journal of the History of Biology* 25, no. 1 (1992): 1–65.

Smocovitis, Vassiliki Betty. "Humanizing Evolution: Anthropology, the Evolutionary Synthesis, and the Prehistory of Biological Anthropology, 1927–1962." *Current Anthropology* 53, suppl. 5 (2012): S108–25.

Snape, Robert. *Leisure, Voluntary Action and Social Change in Britain, 1880–1939.* London: Bloomsbury Academic, 2018.

Snyder, Laurence H. *Blood Grouping in Relation to Clinical and Legal Medicine.* Baltimore: Williams and Wilkins, 1929.

Snyder, Laurence H. "The 'Laws' of Serologic Race-Classification Studies in Human Inheritance IV." *Human Biology* 2 (1930): 128–33.

Solomon, Susan Gross, Lion Murard, and Patrick Zylberman, eds. *Shifting Boundaries of Public Health: Europe in the Twentieth Century.* Rochester: University of Rochester Press, 2008.

Sommer, Marianne. "Biology as a Technology of Social Justice in Interwar Britain: Arguments from Evolutionary History, Heredity, and Human Diversity." *Science, Technology, & Human Values* 39, no. 4 (2014): 561–86.

Sommer, Marianne. "DNA and Cultures of Remembrance: Anthropological Genetics, Biohistories and Biosocialities." *BioSocieties* 5, no. 3 (2010): 366–90.

Sommer, Marianne. "History in the Gene: Negotiations Between Molecular and Organismal Anthropology." *Journal of the History of Biology* 41, no. 3 (2008): 473–528.

Sommer, Marianne. *History Within: The Science, Culture and Politics of Bones, Organisms, and Molecules.* Chicago: University of Chicago Press, 2016.

Spörri, Myriam. *Reines und Gemischtes Blut: Zur Kulturgeschichte der Blutgruppenforschung, 1900–1933.* University of Bielefeld: Verlag Bielefeld, 2013.

Stanton, Jenny. "Blood Brotherhood: Techniques, Expertise and Sharing in Hepatitis B Research in the 1970s." In T*echnologies of Modern Medicine*, edited by Ghislaine Lawrence. London: Science Museum, 1994.

Star, Susan Leigh, and Karen Ruhleder. "Steps toward an Ecology of Infrastructure: Design and Access for Large Information Spaces." *Information Systems Research* 7, no. 1 (1996): 111–34.

Stark, Laura. *Behind Closed Doors: IRBs and the Making of Ethical Research.* Chicago: University of Chicago Press, 2012.

Stark, Laura. "The Bureaucratic Ethic and the Spirit of Bio-Capitalism." In *Invisibility and Labour in the Human Sciences,* edited by Jenny Bangham and Judith Kaplan, 13–24. Berlin: Max Planck Institute for the History of Science, 2016.

Starr, Douglas. *Blood: An Epic History of Medicine and Commerce.* New York: Harper Perennial, 2009. Originally published in 1998.

Steinberg, Arthur G., and Charles E. Cook. *The Distribution of the Human Immunoglobulin Allotypes.* Oxford: Oxford University Press, 1981.

Stepan, Nancy. *The Idea of Race in Science: Great Britain, 1800–1960.* London: Macmillan, 1982.

Stocking, George W. Jr., ed. *Bones, Bodies, Behavior: Essays in Biological Anthropology.* Madison: University of Wisconsin Press, 1988.

Stone, Dan. "Race in British Eugenics." *European History Quarterly* 31, no. 3 (2001): 397–425.

Strandskov, Herluf H. "Blood Group Nomenclature." *Journal of Heredity* 39, no. 4 (1948): 108–12.

Strandskov, Herluf H., and Sherwood L. Washburn. "Genetics and Physical Anthropology." *American Journal of Physical Anthropology* 9, no. 3 (1951): 261–64.

Strasser, Bruno J. "Collecting, Comparing, and Computing Sequences: The Making of Margaret O. Dayhoff's Atlas of Protein Sequence and Structure, 1954–1965." *Journal for the History of Biology* 43, no. 4 (2010): 623–60.

Strasser, Bruno J. "Genbank: Natural History in the 21st Century?" *Science* 322, no. 5901 (October 24, 2008): 537–38.

Strasser, Bruno J. "Laboratories, Museums, and the Comparative Perspective: Alan A. Boyden's Quest for Objectivity in Serological Taxonomy, 1924–1962." *Historical Studies in the Natural Sciences* 40, no. 2 (2010): 149–82.

Stratton, Frederick J. M. "International Council of Scientific Unions." *Notes and Records of the Royal Society* 4 (1946): 168–73.

Stratton, F., F. A. Langley, and U. Lister. "Haemolytic Disease of the Newborn in One of Dizygotic Twins." *British Medical Journal* 4387 (1945): 151–52.

Sturdy, Steve. "Reflections: Molecularization, Standardization and the History of Science." In *Molecularizing Biology and Medicine: New Practices and Alliances, 1910s—1970s,* edited by Soraya de Chadarevian and Harmka Kamminga, 254–71. Amsterdam: Harwood, 1998.

Sturdy, Steve, and Roger Cooter. "Science, Scientific Management and the Transformation of Medicine in Britain c. 1870–1950." *History of Science* 36, no. 114 (1998): 421–66.

Suárez, Edna. "Models and Diagrams as Thinking Tools: The Case of Satellite-DNA." *History and Philosophy of the Life Sciences* 29, no. 2 (2007): 177–92.

Sunseri, Thaddeus. "Blood Trials: Transfusions, Injections, and Experiments in Africa, 1890–1920." *Journal of the History of Medicine and Allied Sciences* 71, no. 3 (2016): 293–321.

Swanson, Kara W. *Banking on the Body: The Market in Blood, Milk and Sperm in Modern America.*

Cambridge, MA: Harvard University Press, 2014.

Szreter, Simon. "The Population Health Approach in Historical Perspective." *American Journal of Public Health* 93, no. 3 (2003), 421–31.

TallBear, Kim. *Native American DNA: Tribal Belonging and the False Promise of Genetic Science.* Minneapolis: University of Minnesota Press, 2013.

Tapper, Melbourne. *In the Blood: Sickle Cell Anemia and the Politics of Race.* Philadelphia: University of Pennsylvania Press, 1999.

Taussig, Karen-Sue. *Ordinary Genomes: Science, Citizenship, and Genetic Identities.* Durham: Duke University Press, 2009.

Taylor, George L., and Aileen M. Prior. "Blood Groups in England, I: Examination of Family and Unrelated Material." *Annals of Eugenics* 8 (1938): 343–55.

Taylor, George L., and Aileen M. Prior. "Blood Groups in England, II: Distribution in the Population." *Annals of Eugenics* 8 (1938): 358–61.

Taylor, George L., and Aileen M. Prior. "Blood Groups in England, III: Discussion of the Family Material." *Annals of Eugenics* 9 (1939): 18–44.

Taylor, Griffith. "The Evolution and Distribution of Race, Culture, and Language." *Geographical Review* 11, no. 1 (1921): 54–119.

Teslow, Tracy. *Constructing Race: The Science of Bodies and Cultures in American Anthropology.* Cambridge, UK: Cambridge University Press, 2014.

Thackeray, Anne I. "Leakey, Louis Seymour Bazett (1903–1972)." In *Oxford Dictionary of National Biography.* Oxford University Press, 2004, https://doi.org/10.1093/ref:odnb/31343. Accessed June 8, 2020.

Thomson, Arthur Landsborough. *Half a Century of Medical Research.* London: Medical Research Council, 1987.

Thorsby, E. "A Short History of HLA." *Tissue Antigens* 74 (2009): 101–16.

Tilley, Helen. *Africa as a Living Laboratory.* Chicago: University of Chicago Press, 2011.

Tilley, Helen. "Racial Science, Geopolitics, and Empires: Paradoxes of Power." *Isis* 105 (2014): 773–81.

Titmuss, Richard M. *The Gift Relationship: From Human Blood to Social Policy.* London: Allen & Unwin, 1970.

Turda, Marius. "From Craniology to Serology: Racial Anthropology in Interwar Hungary and Romania." *Journal of the History of Behavioural Sciences* 43, no. 4 (2007): 361–77.

Turda, Marius. "The Nation as Object: Race, Blood, and Biopolitics in Interwar Romania." *Slavic Review* 66, no. 3 (2007): 413–41.

Turda, Marius, and Paul Weindling, eds. *"Blood and Homeland": Eugenics and Racial Nationalism in Central and Southeast Europe, 1900–1940.* Budapest: Central European University Press, 2007.

Turda, Marius, and Paul Weindling. "Eugenics, Race and Nation in Central and Southeast Europe, 1900–1940: A Historiographic Overview." In *"Blood and Homeland": Eugenics and Racial*

*Nationalism in Central and Southeast Europe, 1900–1940*, edited by Marius Turda and Paul Weindling, 1–20. Budapest: Central European University Press, 2006.

Turton, Keren. "Films and Blood Donation Publicity in Mid-Twentieth Century Britain." MPhil diss., University of Cambridge, 2019.

UNESCO. *Creation of UNESCO*. Video. London: UNESCO TV, 1945, http://www.unesco.org/archives/multimedia/index.php?s=films_details&pg=33&id=15.

UNESCO. "Four Statements on the Race Question." Paris: UNESCO, 1969, https://unesdoc.unesco.org/ark:/48223/pf0000122962.

UNESCO. *The Race Concept: Results of an Inquiry*. Paris: UNESCO, 1952, https://unesdoc.unesco.org/ark:/48223/pf0000073351.

UNESCO. *What Is Race? Evidence from Scientists*. Paris: UNESCO, 1952.

UNESCO. "UNESCO Constitution," November 16, 1945, http://portal.unesco.org/en/ev.php-URL_ID=15244&URL_DO=DO_TOPIC&URL_SECTION=201.html.

Vaughan, Janet M., and Philip N. Panton. "The Civilian Blood Transfusion Service."In *The Emergency Medical Services*, vol. 1, edited by C. L. Dunn, 334–55.London: Her Majesty's Stationary Office, 1952.

Vavilov, Nikolai I. "The Problem of the Origin of the World's Agriculture in the Light of the Latest Investigations." In *Science at the Crossroads: Papers Presented to the International Congress of the History of Science and Technology 1931*, edited by N. I. Bukharin, 97–106. London: Kniga, 1931.

von Dungern, Emil, and Ludwik Hirszfeld. "über Vererbung gruppenspezifischer Strukturen des Blutes, II." *Zeitschrift für Immunitätsforschung und experimentelle Therapie* 6 (1910): 284–92.

Wailoo, Keith. *Drawing Blood: Technology and Disease Identity in Twentieth-Century America*. Baltimore: Johns Hopkins University Press, 1999.

Wailoo, Keith. *Dying in the City of the Blues: Sickle Cell Anemia and the Politics of Race and Health*. Chapel Hill: University of North Carolina Press, 2001.

Wailoo, Keith, Alondra Nelson, and Catherine Lee, eds. *Genetics and the Unsettled Past: The Collision of DNA, Race, and History*. New Brunswick, NJ: Rutgers University Press, 2012.

Wailoo, Keith, and Stephen Pemberton. *The Troubled Dream of Genetic Medicine: Ethnicity and Innovation in Tay-Sachs, Cystic Fibrosis, and Sickle Cell Disease*. Baltimore: Johns Hopkins University Press, 2006.

Waldby, Catherine, and Melinda Cooper. *Clinical Labor: Tissue Donors and Research Subjects in the Global Bioeconomy*. Durham, NC: Duke University Press, 2014.

Walker, C. B. V., and H. G. Dennis. "Anti-A Haemolysin in Group O Blood Donors: An East Anglian Survey." *British Medical Journal* 2, no. 5162 (1959): 1303–5.

Walker, William. "Refresher Course for General Practitioners: Haemolytic Disease of the Newborn." *British Medical Journal* 2, no. 4740 (1951): 1142–46.

Washburn, Sherwood L. "The New Physical Anthropology." *Transactions of the New York Academy of Sciences* 13, no. 7 (1951): 298–304.

Washburn, Sherwood L. "Physical Anthropology . . . an Appraisal." *American Scientist* 45, no. 1 (1957): 79–87.

Waters, Chris. "'Dark Strangers' in Our Midst: Discourses of Race and Nation in Britain, 1947–1963." *Journal of British Studies* 36, no. 2 (1997): 207–38.

Watkin, I. Morgan. "Blood Groups in Wales and the Marches." *Man* 52, no. 6 (1952), 83–86.

Webster, Charles. *The National Health Service: A Political History.* 2nd ed. Oxford: Oxford University Press, 2002 [1998].

Webster, Charles. *Problems of Health Care: The National Health Service before 1957.* London: Her Majesty's Stationary Office, 1988.

Weiner, Joseph S. "Physical Anthropology . . . an Appraisal." *American Scientist* 45, no. 1 (1957): 79–87.

Weiner, Joseph S., and E. M. Lourie. *Human Biology: A Guide to Field Methods.* Great Britain: International Biological Programme, 1969.

Weiss, Sheila Faith. "After the Fall: Political Whitewashing, Professional Posturing, and Personal Refashioning in the Postwar Career of Otmar Freiherr von Verschuer." *Isis* 101, no. 4 (2010): 722–58.

Werskey, Gary. *The Visible College.* London: Allen Lane, 1978.

Weston, Kath. "Kinship, Controversy, and the Sharing of Substance: The Race/Class Politics of Blood Transfusion." In *Relative Values: Reconfiguring Kinship Studies,* edited by Sarah Franklin and Susan McKinnon, 147–74. Durham, NC: Duke University Press, 2001.

Whitby, L. E. H. "The Hazards of Transfusion." *Lancet* 239 (1942): 581–85.

White, Luise. "Cars out of Place: Vampires, Technology, and Labor in East and Central Africa." *Representations* 43 (1993): 27–50.

White, Luise. *Speaking with Vampires: Rumor and History in Colonial Africa.* Berkeley: University of California Press, 2000.

White, Luise. "Tsetse Visions: Narratives of Blood and Bugs in Colonial Northern Rhodesia." *Journal of African History* 36, no. 2 (1995): 219–45.

Whitfield, Nicholas. "A Genealogy of the Gift: Blood Donation in London, 1921–1946." PhD diss., University of Cambridge, 2011.

Whitfield, Nicholas. "Who Is My Donor? The Local Propaganda Techniques of London's Emergency Blood Transfusion Service, 1939–45." *Twentieth Century British History* 24, no. 4 (2013): 542–72.

Whitfield, Nicholas. "Who Is My Stranger? Origins of the Gift in Wartime London, 1939–45." *Journal of the Royal Anthropological Institute* 19, (2013): S95–117.

Widmer, Alexandra. "Making Blood 'Melanesian': Fieldwork and Isolating Techniques in Genetic Epidemiology (1963–1976)." *Studies in History and Philosophy of Biological and Biomedical Sciences* 47, part A (2014): 118–29.

Widmer, Alexandra, and Veronika Lipphardt, eds. *Health and Difference: Rendering Human*

*Variation in Colonial Engagements*. New York: Berghahn Books, 2016.

Wiener, Alexander S. "George Lees Taylor." *Science* 102, no. 2638 ( July 20, 1945): 55.

Wiener, Alexander S. "The Rh Factor and Racial Origins." *Science* 96, no. 2496 (October 30, 1942): 407–8.

Wiener, Alexander S. "Theory and Nomenclature of the Hr Blood Factors." *Science* 102, no. 2654 (November 9, 1945): 479–82.

Wilson, Duncan. *The Making of British Bioethics*. Manchester: Manchester University Press, 2014.

Wilson, G. S. "The Public Health Laboratory Service: Origin and Development of Public Health Laboratories." *British Medical Journal* 4553 (1948): 677–82.

Winlow, Heather. "Anthropometric Cartography: Constructing Scottish Racial Identity in the Early Twentieth Century." *Journal of Historical Geography* 27 (2001), 507–28

Winlow, Heather. "Cartographic Representations of Race: c.1850–1930." PhD diss., Queen's University of Belfast, 1999.

Wolfe, Audra J. "The Cold War Context of the Golden Jubilee, or, Why We Think of Mendel as the Father of Genetics." *Journal of the History of Biology* 45, no. 3 (2012): 389–414.

World Health Organization. *The First Ten Years of the World Health Organization*. Geneva: World Health Organization, 1958.

World Health Organization Department of Vaccines and Biologicals. *WHO Global Action Plan for Laboratory Containment of Wild Polioviruses*, 2nd ed.

World Health Organization, 2003, https://apps.who.int/iris/bitstream/handle/10665/68205/WHO_V-B_03.11_eng.pdf.

Wright, S. "Evolution in Mendelian Populations." *Genetics* 16, no. 2 (1931): 97–159.

Wyman, Leland C., and William C. Boyd. "Human Blood Groups and Anthropology."*American Anthropologist* 37, no. 2 (1935): 181–200.

Yates, F., and K. Mather. "Ronald Aylmer Fisher: 1890–1962." *Biographical Memoirs of Fellows of the Royal Society* 9 (1963): 91–129.

Zallen, Doris T., D. A. Christie, and E. M. Tansey, eds. "The Rhesus Factor and Disease Prevention." London: Wellcome Trust, 2004.

Zallen, Doris T. "From Butterflies to Blood: Human Genetics in the United Kingdom." In *The Practices of Human Genetics*, edited by Michael Fortun and Everett Mendelsohn, 197–216. Kluwer Academic, 1997.

Zeitlin, R. A. "A Simple Blood-Grouping Method." *British Medical Journal* 4945 (1955): 970–71.

Zimmerman, Andrew. *Anthropology and Antihumanism in Imperial Germany*. Chicago: University of Chicago Press, 2001.

Zoutendyk, A., "The Blood Groups of the Hottentots." *American Journal of Physical Anthropology* 13, no. 4 (1955): 691–97.

Zoutendyk, A., Ada C. Kopeć, and Arthur E. Mourant. "The Blood Groups of the Bushmen." *American Journal of Physical Anthropology* 11, no. 3 (1953): 361–68.